U0143172

临床常用评分系统

第2版

主编　王忠锁　杜铁宽　于铁峰

科学出版社

北京

内 容 简 介

临床评分系统对于临床工作意义重大，不仅可以客观评估疾病严重程度，预测预后，还可以对治疗措施、资源利用情况、质量控制作出评价，对医疗和护理工作量进行评估。本书共 18 章，所列出的评分系统涉及临床医学的多个专科，书中对每项评分系统进行了详细解读，为医护人员理解和应用评分系统提供了极大的方便。

本书可供广大医护人员参考使用，可帮助医务人员规范医疗行为，为建立标准化、程序化的数字诊疗平台提供基础。

图书在版编目（CIP）数据

临床常用评分系统 / 王忠锁，杜铁宽，于铁峰主编. —2 版. —北京：科学出版社，2024.1

ISBN 978-7-03-077118-6

Ⅰ.①临… Ⅱ.①王… ②杜… ③于… Ⅲ.①临床医学-评分 Ⅳ.① R4

中国国家版本馆 CIP 数据核字（2023）第 219770 号

责任编辑：丁慧颖　杨小玲 / 责任校对：张小霞
责任印制：肖　兴 / 封面设计：龙　岩

科 学 出 版 社 出版

北京东黄城根北街 16 号
邮政编码：100717
http://www.sciencep.com

三河市春园印刷有限公司　印刷
科学出版社发行　各地新华书店经销

*

2013 年 8 月第　一　版　由辽宁科学技术出版社出版
2024 年 1 月第　二　版　开本：787×1092　1/16
2024 年 1 月第一次印刷　印张：19 1/2
字数：460 000
定价：135.00 元
（如有印装质量问题，我社负责调换）

《临床常用评分系统》第2版
编写人员

主　编　王忠锁　杜铁宽　于铁峰

副主编　黄琳娟　张雅楠　李元军　王美霓　王美璇

编　者（按姓氏汉语拼音排序）

安　毅　柴继宇　丁宝纯　侯立成　胡慈恒

李　铁　李树艳　刘　杰　刘　宇　申　爽

佟　鹏　宛佳勇　王浩然　许丽华　徐铭晨

赵　磊　张秋楠　周彩云　朱　屹

第1版序

随着现代医学的进步，人类对疾病的认识不断深化，规范医疗行为，如何建立标准的程序化、数字化诊断和治疗体系是医疗工作给我们提出的又一现实问题。

大多数疾病，特别是一些慢性疾病往往已经有比较完整的诊断标准，而一些综合病症则需要从实践中总结的评分系统来进行判定，如急性生理学和慢性健康状况评价Ⅱ（APACHE-Ⅱ）与脓毒症相关性器官功能衰竭评价系统（sepsis-related organ failure assessment，SOFA）。当然也有一些用于临床干预程度和效果的评分，如 Ramsay 镇静评分。标准评分系统的建立对于临床患者的诊断、病情的判断及预后的评估无疑是非常必要的。

目前，临床上许多评分系统，内容涉及多种疾病，也比较繁杂，医护人员记忆起来有诸多困难。王忠锁医生从自身的临床实践中体会并感悟到标准化诊疗的重要性，查阅了大量资料完成了《临床常用评分系统》一书，涉及临床医学的多个专科，对每一项临床评分系统进行了详细的解读，为医护人员的理解和运用提供极大的方便。该书正是医护人员所急需的临床工具书。希望该书能帮助临床工作者理解疾病的诊疗规范和流程，更好地服务于患者，同时也感谢王忠锁医生所做的辛勤工作。

马晓春

2013 年 7 月 20 日

前　言

　　临床评分系统是对患者的主要症状、体征和生理参数等进行加权或赋值，从而量化、评价疾病的一种临床手段，具有客观性、简便性等特征。其不仅可以客观评估疾病严重程度，预测预后，还可对治疗措施、资源利用情况、质量控制作出评价，对医疗和护理工作进行评估。目前一些临床评分系统已在相关专科系统被普遍使用，有些已经纳入临床常规工作。随着诊疗日益规范化及现代医学的发展，建立标准化、程序化的数字诊疗平台成为必然趋势，临床评分系统为之提供了基础。

　　笔者从事急诊临床工作二十余载，深刻体会了临床评分系统的重要性，以疾病严重程度评分为例，归纳总结出以下几方面。

　　1. 在临床实践上，可以客观评估疾病严重程度。常规的以"轻、中、重"作为评价疾病严重程度的指标比较粗糙，不能够及时、准确地反映疾病的严重程度。另外，对于同一患者，不同医护人员的判断结果可能存在很大差别，而应用危重症评分可对疾病的严重程度进行量化，从而帮助临床医生对个体患者的治疗作出决定。

　　2. 在临床研究中，可以控制实验组和对照组之间的可比性。无论是回顾性研究还是前瞻性研究，纳入研究的个体存在年龄、性别、基础疾病、当前疾病的不同，故对于实验组和对照组之间疾病的严重程度的标准很难把控，通过采用危重症评分则可以解决这个问题，使得组间具有可比性。

　　3. 评分的动态变化可以较为客观地评价救治水平，并对疾病的预后进行准确评估和预测。

　　总之，临床评分系统对于临床工作意义重大，不仅能够帮助临床医生对疾病进行评价，从而使治疗更加精确和迅速，还可以规范基层医院的诊疗常规，为全面提高整体医疗水平提供便利。

　　自 1948 年，Kanofsky 等提出了著名的卡诺夫斯凯评分（Kanofsky performance score，KPS）量表以来，临床评分系统在较长一段时间内被不断补充和完善。20 世纪 70 年代初，经典的格拉斯哥昏迷评分（Glasgow coma score）被提出；1981 年 Knaus 推出了急性生理学和慢性健康状况评价 Ⅰ（APACHE-Ⅰ），并于 1985 年在此基础上推出 APACHE-Ⅱ，至 2005 年已更新至第 4 版。不难看出医学界对于临床评分系统的研究从未停止过，它随着医学的发展在不断进步。笔者通过长期的临床观察及资料查阅，依据弗雷明汉风险评分（Framingham risk score）研创了 PPCE（primary prevention of cardiovascular events）临床评分系统，主要用于心血管事件的一级预防。如果积分≥3 分，需长期口服阿司匹林进行心血管事件的一级预防。目前此评分系统已进入大样本临床实验研究阶段，需待结果以明确 PPCE 临床评分系统的价值，并为后期完善及推行提供依据。

　　本书所列出的临床评分系统几乎涵盖了所有医学专业，力求"常用"，方便各专业医护人员查找，力求打造成一本临床医务人员、临床研究人员的工具书。

　　本次再版时诚挚邀请了北京协和医院急诊科杜铁宽副教授共同编写，借鉴北京协和医院的宝贵经验，提升了本书的质量和内涵；还邀请黄琳娟老师编写了部分章节。向两位老师表示衷心的感谢！

　　我院急诊医学科、麻醉科、肿瘤科、骨外科、重症医学科、儿童重症科及康复医学科多位基层医生参与了本书的编写，在此深表感谢！

　　中国医科大学附属第一医院重症医学科主任、中华医学会重症医学分会副主任委员马晓春教授曾对本书予以充分肯定并作序，这也是对基层医院医生的鞭策。

　　能完成自己所钟爱的作品，将《临床常用评分系统》第2版图书呈现给读者，在此向张旭军夫妇表示最诚挚的谢意！

　　鉴于笔者水平有限，书中不妥之处恳请同道给予批评指正。

王忠锁

2020.2.20

目　录

第一章

危重症评分

面对危重症患者，医生需要在短时间内迅速对病情作出判断评估。临床判断主要依据患者的一般状况和生命体征，采集病史和查体要同时进行。检查重点明确，即使在病因并不完全清楚的情况下，也需要作出初步诊断，注意哪些生理指标是首先要被纠正的，判断危及生命的异常情况，并给予紧急处理，如补液、吸氧等，有助于改善病情，为下一步检查争取时间。

早期发现危及生命的情况对赢得救治时间、明确诊断、早期给予干预治疗非常重要。但有些危重症患者难以识别，例如，对于年轻、多发创伤患者，不易发现危重问题，还有一些疾病如严重心律失常等，可能突然加重，事先很难预测。因此，由专业的重症监护病房（intensive care unit，ICU）医生对病情进行判断，采用临床评分系统对于早期发现重症患者非常重要。

危重症患者评分系统可以提供量化、客观的指标，用以评价疾病严重程度，评价不同ICU单位之间的治疗效果，评价临床研究中不同组别的病情危重程度，评价新药及新治疗措施的有效性，也可以用来进行质量控制，有助于资源分配。

近期有研究发现，采用预后评分系统动态观察患者的临床变化能更好地预测其预后。在ICU治疗的最初24小时内，若患者评分得以改善，与评分恶化的患者相比较，存活的机会显然更大。对于许多临床医生而言，有关预后评分系统最重要的问题是如何使用这些系统，在这些系统的帮助下对个体患者的治疗作出决策。预后评分系统在医疗资源分配方面的应用不局限于对患者危险性的评价，ICU住院时间及对治疗的需求也可以作为评估治疗效果的指标。

本章简列临床常用急危重症评分，主要适用于ICU、呼吸重症监护病房（respiratory intensive care unit，RICU）和急诊重症监护病房（emergency intensive care unit，EICU）医护人员。

一、急性生理学和慢性健康状况评价Ⅱ（APACHE-Ⅱ）

（一）APACHE-Ⅱ评分（acute physiology and chronic health evaluation-Ⅱ score）方法

1. APACHE-Ⅱ组成

（1）急性生理学评分（acute physiology score，APS）见表1.1。

（2）年龄评分（age points）见表 1.2。

（3）慢性健康状况评分（chronic health score，CHS）见表 1.3。

2. 数据采集说明

（1）急性生理学评分数据采集时间为进入 ICU 后第一个 24 小时。

（2）生理数据应取最差值。

表 1.1　APACHE-Ⅱ：急性生理学评分

参数	范围	计分
直肠温度（C°）	≥41	+4
	39～40.9	+3
	38.5～38.9	+1
	36～38.4	0
	34～35.9	+1
	32～33.9	+2
	30～31.9	+3
	≤29.9	+4
平均动脉压（mmHg）	≥160	+4
	130～159	+3
	110～129	+2
	70～109	0
	50～69	+2
	≤49	+4
心率（次/分）	≥180	+4
	140～179	+3
	110～139	+2
	70～109	0
	55～69	+2
	40～54	+3
	≤39	+4
呼吸频率（次/分）	≥50	+4
	35～49	+3
	25～34	+1
	12～24	0
	10～11	+1
	6～9	+2
	≤5	+4

续表

参数	范围	计分
氧合 A-aDO$_2$=（713×FiO$_2$）−PaCO$_2$−PaO$_2$	A-aDO$_2$≥500 和 FiO$_2$≥0.5	+4
	A-aDO$_2$ 350~499 和 FiO$_2$≥0.5	+3
	A-aDO$_2$ 200~349 和 FiO$_2$≥0.5	+2
	A-aDO$_2$<200 和 FiO$_2$≥0.5	0
	PaO$_2$>70 和 FiO$_2$<0.5	0
	PaO$_2$ 61~70 和 FiO$_2$<0.5	+1
	PaO$_2$ 55~60 和 FiO$_2$<0.5	+3
	PaO$_2$<55 和 FiO$_2$<0.5	+4
动脉血 pH	≥7.7	+4
	7.6~7.69	+3
	7.5~7.59	+1
	7.33~7.49	0
	7.25~7.32	+2
	7.15~7.24	+3
	<7.15	+4
血清钠（mmol/L）	≥180	+4
	160~179	+3
	155~159	+2
	150~154	+1
	130~149	0
	120~129	+2
	111~119	+3
	≤110	+4
血清钾（mmol/L）	≥7.0	+4
	6.0~6.9	+3
	5.5~5.9	+1
	3.5~5.4	0
	3.0~3.4	+1
	2.5~2.9	+2
	<2.5	+4
血清肌酐（mg/dl）（1mg/dl=88.4μmol/L）	≥3.5（无急性肾衰竭）	+4
	2.0~3.4（无急性肾衰竭）	+3
	1.5~1.9（无急性肾衰竭）	+2
	0.6~1.4（无急性肾衰竭）	0
	<0.6（无急性肾衰竭）	+2

续表

参数	范围	计分
血清肌酐（mg/dl）（1mg/dl=88.4μmol/L）	≥3.5（急性肾衰竭）	+8
	2.0～3.4（急性肾衰竭）	+6
	1.5～1.9（急性肾衰竭）	+4
	0.6～1.4（急性肾衰竭）	0
	<0.6（急性肾衰竭）	+4
红细胞压积（%）	≥60	+4
	50～59.9	+2
	46～49.9	+1
	30～45.9	0
	20～29.9	+2
	<20	+4
WBC	≥40	+4
	20～39.9	+2
	15～19.9	+1
	3～14.9	0
	1～2.9	+2
	<1	+4
Glasgow 昏迷评分		15-（Glasgow 昏迷评分）
血清碳酸氢根*（mmol/L）	≥52.0	+4
	41.0～51.9	+3
	32.0～40.9	+1
	22.0～31.9	0
	18.0～21.9	+2
	15.0～17.9	+3
	<15.0	+4

注：$A\text{-}aDO_2$，肺泡动脉氧分压差；FiO_2，吸入氧浓度；$PaCO_2$，动脉二氧化碳分压；PaO_2，动脉氧分压。

* 在没有血气分析结果时，可以使用血清碳酸氢根替代。

表 1.2　APACHE-Ⅱ：年龄评分

年龄（岁）	计分
≤44	0
45～54	2
55～64	3
65～74	5
≥75	6

表 1.3　APACHE-Ⅱ：慢性健康状况评分

手术状况（operative status）	健康状况（health status）	计分
非手术	严重器官功能不全或免疫抑制	5
急诊手术	严重器官功能不全或免疫抑制	5
择期手术	严重器官功能不全或免疫抑制	2

注意：

- 器官功能不全或免疫抑制指在发病前。
- 免疫抑制：①免疫治疗（应用免疫抑制剂，化疗，放疗，长程应用大剂量激素）；②严重影响免疫功能的疾病［如恶性淋巴瘤，白血病，获得性免疫缺陷综合征（acquired immunodeficiency syndrome，AIDS）］。
- 肝功能不全：①活检证实肝硬化；②门静脉高压；③门静脉高压导致上消化道出血；④肝衰竭，肝性脑病病史。
- 心血管功能不全：美国纽约心脏病学会（New York Heart Association，NYHA）Ⅳ级。
- 呼吸功能不全：①慢性限制性、阻塞性或血管性疾病；②曾发现慢性缺氧、二氧化碳潴留、继发性红细胞增多症及严重肺动脉高压；③呼吸机依赖。
- 肾功能不全：慢性肾病透析患者。

APACHE-Ⅱ评分=急性生理学评分+年龄评分+慢性健康状况评分

解释：

- 最低：0。
- 最高：71。
- 评分增高伴随院内死亡风险增加。

（二）预期死亡率

APACHE-Ⅱ因为简便可靠，设计合理，预测准确，目前使用最为广泛。作为危重症患者病情分类和预后的预测系统，分值越高，表示病情越重，预后越差，病死率越高。其中 APS 将 APACHE-Ⅱ 的 34 项参数中不常用或意义不大者如血浆渗透压、血乳酸浓度、尿素氮（BUN）、葡萄糖（Glu）、血清白蛋白（Alb）、中心静脉压（CVP）及尿量等删去，变为 12 项参数（均选择入 ICU 24 小时内最差指标计算），每项分值为 0～4 分，总分值 0～60 分。年龄分值 0～6 分，CHS 2～5 分。APACHE-Ⅱ的总分值为 0～71 分。APACHE-Ⅱ由 A 项、B 项和 C 项三部分组成。A 项为急性生理学评分，共 12 项。B 项为年龄评分。C 项即慢性健康状况评分。凡有下列器官或系统功能严重障碍或衰竭的慢性疾病，如行急诊手术或未手术治疗者加 5 分，择期手术治疗者加 2 分。

APACHE-Ⅱ评分的临床应用：动态危重症评分可用于评价治疗效果、医疗质量及医疗费用控制，也可用于评估病情，有利于制订治疗方案，选择手术时机；科研或学术交流中使用该评分，可以提高实验组和对照组的组间可比性；APACHE-Ⅱ评分还可以用于预测预后，公式为 $\ln(R/1-R) = -3.157 + （\text{APACHE-Ⅱ得分} \times 0.146）+ 病种风险系数（+0.603，若为急诊手术）$。其中，$R$ 为预期病死率，ln 表示自然对数。

APACHE-Ⅲ与 APACHE-Ⅱ相同，也是由 APS、年龄评分和慢性健康状况评分三部分组成，但每一部分的评分细则（或项目）和分值权重都做了比较大的改进，主要包括以下几方面：

（1）每项参数的分值及总分值均较 APACHE-Ⅱ高，且各项参数的最高分值不等，同一个参数不同变化程度的分值差异大。

（2）扩大了急性生理学评分的项目，增加了尿素氮（BUN）、总胆红素（TB）、血糖、血清白蛋白（Alb）、动脉二氧化碳分压（$PaCO_2$）和尿量。

（3）对中枢神经系统功能的评定，未采用传统的格拉斯哥昏迷评分，而是根据患者对疼痛或语言刺激能否睁眼及其语言和运动功能损害程度进行评估。

（4）APS 中 pH 和 $PaCO_2$ 两项不单独计分，而是由二者的组合共同决定分值。

（5）为排除入 ICU 后治疗和人为因素的影响，APS 参数不取前 24h 内的最差值，而强调使用到达 ICU 时的最原始数值。

（6）年龄评分和慢性健康状况评分（CHS）进一步细化，且分值较 APACHE-Ⅱ有较大提高。CHS 具体列出某一疾病的分值，不再区分手术与非手术的情况，为了增加对机体健康贮备评定的准确性，不仅要记录这些疾病的严重损害，而且要记录中等程度的损害，并给予计分。

（7）APACHE-Ⅲ患者死亡危险性预测公式：$\ln[R/(1-R)]$=APACHE-Ⅲ总分×0.0537+患者入 ICU 主要疾病分值+入 ICU 前接受治疗的场所分值。其中疾病分值与 APACHE-Ⅱ的病种风险系数相似，只是 APACHE-Ⅲ将疾病种类及其对应的分值（风险系数）增加到 75 项。

APACHE-Ⅳ已经发布，但笔者暂无详细临床资料。

附：临床常用危重症患者 APACHE-Ⅱ评分表（表 1.4）

表 1.4 临床常用危重症患者 APACHE-Ⅱ评分表

A. 年龄（岁）	≤44 □ 0 45～54 □ 2 55～64 □ 3 65～74 □ ≥5					A 计分		
B. 有严重器官系统功能不全或免疫抑制	非手术或择期手术后 □ 2 不能手术或急诊手术后 □ 5 无上述情况 □ 0					B 计分		

GCS 评分	6	5	4	3	2	1
1. 睁眼反应			自动睁眼	呼唤睁眼	刺痛睁眼	不能睁眼
2. 语言反应		回答正确	回答错误	答非所问	只能发音	不能言语
3. 运动反应	遵嘱运动	刺痛能定位	刺痛能躲避	刺痛肢体屈曲	刺痛肢体伸展	不能活动
GCS 积分=1+2+3				C. 积分=15-GCS		

D. 生理指标	分值									D 计分
	+4	+3	+2	+1	0	+1	+2	+3	+4	
1. 体温（腋下）（℃）	≥41	39～40.9		38.5～38.9	36～38.4	34～35.9	32～33.9	30～31.9	≤29.9	
2. 平均血压（mmHg）	≥160	130～159	110～129		70～109		50～69		≤49	

续表

D. 生理指标	分值									D 计分
	+4	+3	+2	+1	0	+1	+2	+3	+4	
3. 心率（次/分）	≥180	140~179	110~139		70~109		55~69	40~54	≤39	
4. 呼吸频率（次/分）	≥50	35~49		25~34	12~24	10~11	6~9		≤5	
5. 氧合 PaO$_2$（mmHg）(FiO$_2$<50%)					>70	61~70		55~60	<55	
A-aDO$_2$(FiO$_2$>50%)	≥500	350~499	200~349	<200						
动脉血 pH	≥7.7	7.6~7.69		7.5~7.59	7.33~7.49		7.25~7.32	7.15~7.24	<7.15	
6. 血清 HCO$_3$（mmol/L）（无血气分析结果时使用）	≥52	41~51.9		32~40.9	23~31.9		18~21.9	15~17.9	<15	
7. 血清钠（mmol/L）	≥180	160~179	155~159	150~154	130~149		120~129	111~119	≤110	
8. 血清钾（mmol/L）	≥7	6~6.9		5.5~5.9	3.5~5.4	3~3.4	2.5~2.9		<2.5	
9. 血清肌酐（mg/dl）	≥3.5	2~3.4	1.5~1.9		0.6~1.4		<0.6			
10. 红细胞压积（%）	≥60		50~59.9	46~49.9	30~45.9		20~29.9		<20	
11. WBC（×10^9/L）	≥40		20~39.9	15~19.9	3~14.9		1~2.9		<1	
D 积分										
APACHE-Ⅱ总积分=A+B+C+D										

注：

1. 数据采集应为患者入 ICU 或抢救开始后 24 小时内最差值。

2. B 项中"不能手术"应理解为由于病情危重而不能接受手术治疗者。

3. 严重器官功能不全指①心：心功能Ⅳ级；②肺：慢性缺氧、阻塞性或限制性通气障碍、运动耐力差；③肾：慢性肾病透析患者；④肝：肝硬化、门静脉高压、有上消化道出血史、肝昏迷、肝衰竭史。

4. 免疫抑制，如接受放疗、化疗、长期或大量激素治疗，有白血病、淋巴瘤、AIDS 等。

5. D 项中的血压值应为平均动脉压，平均动脉压=舒张压＋1/3 脉压，若有直接动脉压监测则记录直接动脉压。

6. 呼吸频率应记录患者的自主呼吸频率。

7. 如果患者出现急性肾衰竭，则血清肌酐一项分值应在原基础上加倍（×2）。

例如，患者女性，55 岁，既往有慢性阻塞性肺疾病致活动明显受限，因腹痛、黄疸 1 天入院，拟诊断为急性化脓性胆管炎，需行急诊手术治疗，APACHE-Ⅱ评分中急性生理学评分为 40 分，年龄评分 3 分，那么 APACHE-Ⅱ评分总分 48 分，因为在慢性健康评分中，心、肺、肝、肾、免疫功能等有严重功能障碍的慢性疾病，如行急诊手术应加 5 分。

二、简明急性生理学评分Ⅱ

简明急性生理学评分Ⅱ（simplified acute physiology score Ⅱ，SAPS Ⅱ）于 1984 年由法国医生 Le Gall 提出，由 APACHE 改良而来。SAPS 简化为 14 个变量，更省时且经济。SAPS=0.6×APACHE-Ⅱ+2.86。SAPS<8 分为轻患者，SAPS>15 分为重症患者，病死率极高。SAPS Ⅱ由两部分组成：SAPS Ⅱ评分和 PHM 计算。SAPS Ⅱ评分包括 17 项变量，由生理学变量 12 项、年龄、住院类型，以及 3 种慢性疾病即 AIDS、转移癌和血液系统恶性肿瘤构成，每项变量分值不等，最低 0 分，最高 26 分，总分 0~163 分。生理学变量仍取患者入 ICU 后 24 小时内的最差值（即得分最高值），缺如项视为正常，总分越高，提示病情越重，预后越差。编者认为评分仍不够简略，因此将简明生理评分继续简略为 6 个变量，得出表 1.5。

表 1.5　简明急性生理学评分 Ⅱ

变量	4	3	2	1	0	1	2	3	4
年龄（岁）					≤45	46～55	56～65	66～75	>75
心率（次/分）	≥180	140～179	110～139		70～109		55～69	40～54	<40
收缩压（kPa）	≥25.33		20.00～25.20		10.67～19.87		7.33～33.9		<7.33
直肠温度（℃）	≥41	39.0～40.9		38.5～38.9	36.0～38.4	34.0～35.9	32.0～33.9	30.0～31.9	<30
自主呼吸频率（次/分）	≥50	35～49		25～34	12～24	10～11	6～9		<6
24 小时尿量（L）			>5.00	3.50～4.99	0.70～3.49		0.50～0.69	0.20～0.49	<0.20

三、多系统功能不全重症评分系统

多系统功能不全重症评分（multiple organ dysfunction syndrome score，MODS score）系统主要包括多器官功能障碍（MODS）评分及脓毒症相关性器官功能衰竭评价（序贯器官功能衰竭评分，sepsis-related organ failure assessment，SOFA）。多器官功能障碍评分由 Marshall 于 1995 年提出，Richard 于 2001 年改良，其主要不足是该评分系统只反映 6 个器官/系统功能的指标，即呼吸系统、肾脏、肝脏、心血管系统、血液系统和神经系统。不能全面反映功能状态，缺少其他影响预后的因素。

（一）多器官功能障碍评分（表 1.6）

表 1.6　MODS 评分

器官/系统	评分				
	0	1	2	3	4
呼吸系统（PaO_2/FiO_2）	>300	226～300	151～225	76～150	≤75
肾脏（血清肌酐μmol/L）	≤100	101～200	201～350	351～500	>240
肝脏（血清胆红素μmol/L）	≤20	21～60	61～120	121～240	>30
心血管系统［压力调整后的心率（PAR）］	≤10.0	10.1～15.0	15.1～20.2	20.1～30.0	>30.0
血液系统（PLT）（×10^9/L）	>120	81～120	51～80	21～50	≤20
神经系统（GCS）	15	13～14	10～12	7～9	≤6

注：

（1）PaO_2/FiO_2 值不考虑患者是否接受机械通气及通气的模式，也不考虑呼气末正压通气（positive end expiratory pressure，PEEP）值。

（2）血清肌酐浓度不考虑患者是否接受呼吸机治疗。

（3）PAR 的计算：心率（HR）×右心房压（RAP）及平均动脉压（MAP）的比值，即 PAR=HR×RAP/MAP。

MODS 评分涵盖了呼吸系统、肾脏、肝脏、心血管系统、血液系统和神经系统，每个项目根据损害程度分别计 0～4 分（0 分代表正常，分值越高损害越重），总分 0～24 分。

（二）脓毒症相关性器官功能衰竭评价

SOFA 评分（表 1.7）同样涵盖了呼吸系统、肾脏、肝脏、心血管系统、血液系统和神经系统，只有 MODS 评分为 0 分的部分患者 SOFA 评分为 1 分，提示对有 MODS 趋势或对处于疾病早期的患者 SOFA 的适用性更好，同时在肾脏评分中引入了肌酐和尿量两个变量，评分为两个变量的最高评分，不累计评分，对于循环系统的评分包含了血管活性药物的应用情况。SOFA 评分总分为 0~24 分，计算时选取当日最差情况评分。SOFA 评分不仅可以描述 MODS 的发生发展过程，同时还对预后有预测作用。在预测预后中影响最大的是神经系统评分。

SOFA 评分强调早期动态观察和监测，包括六大系统或器官，每项 0~4 分，目前认为最高评分和评分差值对评价病情更有意义。SOFA 评分于 1994 年由欧洲重症医学会提出，要求每天记录最差值而不是最佳值。

SOFA 评分将器官功能失常或衰竭评价系统所包含的系统或器官的数量限定为 6 个，每个系统/器官的分值均为 0（正常）~4 分（最差），每天记录一次。

SOFA 评分的目的是描述 MODS 的发生、发展并评价发病率；采用定量的评价方法尽可能客观地描述群体患者乃至个体患者在不同时间器官功能失常或衰竭的严重程度。评价新的治疗方法对脏器功能失常或衰竭患者病程的影响。它所采取的变量均为持续变量，将 MODS/创伤后多器官功能衰竭（MOF）看作一种连续疾病过程而非单独的事件，具有客观、简单、容易获得及可靠的特点，对所评价的器官功能有特异性，医疗机构能够以常规的方式每天检测，并避免了有创性的操作。这些变量与患者来源、病种、人口统计学特征等因素无关，与治疗措施亦无关，它能区分单个器官功能障碍或衰竭的程度。

表 1.7　SOFA 评分

评分变量	1	2	3	4
PaO_2/FiO_2	<400	<300	<200	<100
PLT（$\times10^9$/L）	<150	<100	<50	<20
血清胆红素（μmol/L）	20.5~32.5	34.2~100.9	102.6~203.5	>205.2
低血压（mmHg）	MAP<70	血管活性药物多巴胺 ≤5μg/（kg·min）	血管活性药物多巴胺>5μg/（kg·min）或肾上腺素或去甲肾上腺素 ≤0.1μg/（kg·min）	血管活性药物多巴胺>15μg/（kg·min）或肾上腺素或去甲肾上腺素>0.1μg/（kg·min）
Glasgow 评分（GCS）	13~14	10~12	6~9	<6
血清肌酐（尿量）	106.1~168μmol/L	176.8~300.6μmol/L	309.4~433.2μmol/L（<500ml/d）	>442.1μmol/L（<200ml/d）

（三）器官功能障碍逻辑性评价系统

器官功能障碍逻辑性评价系统（logistics organ dysfunction system，LODS）于 1996 年由 Le Gall 创建，其重要特点是每个变量均经过 logistic 回归筛选，并且权重均经过 logistic 回归方程计算。该表包括对 6 个系统或器官的评分，每项 0~5 分，最高 22 分（表 1.8）。每天记录单项的最差分值，总分数和疾病的严重程度密切相关。

表 1.8 器官功能障碍逻辑性评价系统

器官衰竭	变量	0分	1分	3分	5分
呼吸系统	PaO_2/FiO_2（mmHg）有 MV 或机械通气或持续气道正压通气（CPAP）	无 MV 或 CPAP	≥150	<150	
血液系统	PLT（×10^9/L） WBC（×10^9/L）	≥50 2.5～49.9	<50 1～2.4 或≥50	<1	
肝脏	胆红素（μmol/L） PT 超过标准值（s）或百分比	<34.2 ≤3s（≥25%）	≥34.2 >3s（<25%）		
心血管系统	收缩压（mmHg） 心率（次/分）	90～239 30～139	70～89 或 240～269 ≥140	40～69 或≥270	<40 <30
中枢神经系统	GCS	14～15	9～13	6～8	<6
肾脏	肌酐（μmol/L） 尿素氮（μmol/L） 尿量（L/d）	<106 <6 0.75～9.99	106～140 6～6.9	≥141 7～19.9 0.5～0.7 或≥10	≥20 <0.5

注：MV，机械通气，GCS，格拉斯哥昏迷评分；PT，凝血酶原时间。

（四）脓毒症序贯器官衰竭评估快速评分

脓毒症序贯器官衰竭评估快速（quick sequential organ failure assessment，qSOFA）评分是一种新的多因素 logistic 回归衍生模型评估体系，总分 0～3 分收缩压≤100mmHg（1 分）、气促呼吸频率≥22 次/分（1 分）、精神状态改变（1 分）。qSOFA 对住院死亡率的预测效度高于 SOFA 和 SIRS，得分≥2 分者住院死亡率风险超过基线 3～14 倍。

qSOFA 评分的提出基于最近脓毒症被定义为"感染引起的宿主反应失调所导致的致命性器官功能障碍"。测定评估表中全部 6 项指标耗时较长，而且部分指标需要提供实验室数据。经过对大量住院患者数据的分析得出，应用血压降低、意识改变、呼吸急促这三项临床指标可以床旁识别那些已存在感染的患者，并判断他们是否有病情的恶化或出现并发症的风险（死亡或 ICU 住院时间≥3 天）。qSOFA 评分中如果有两个或两个以上指标为阳性，则提示临床医生应进一步评估患者状态——是否存在感染或器官功能障碍、判断是否需要调整治疗方案以及考虑是否转入 ICU 治疗。更重要的是，此评分系统可以视为早期预警系统，但是对于评分小于 2 分的患者也需提高警惕。在提高医疗水平方面，qSOFA 评分这种评估工具永远无法取代临床观察。qSOFA 有助于提高脓毒症疑似诊断率，帮助进一步排查，但是不能替代 SIRS 标准，更不是脓毒症定义的一部分。

四、急性脓毒症病死率评分

急性脓毒症病死率评分（mortality in emergency department sepsis，MEDS）见表 1.9，急性脓毒症病死率评分死亡率评价见表 1.10。

表 1.9　急性脓毒症病死率评分

变量	分值	变量	分值
快速进展的终末期疾病	6	血小板计数<150×10⁹/L	3
年龄>65 岁	3	神志状态改变	2
杆状核细胞>5%	3	居住在养老院	2
呼吸急促或低氧血症	3	下呼吸道感染	2
休克	3		

表 1.10　急性脓毒症病死率评分死亡率评价

分层	MEDS 评分区间	28 天预计病死率（%）
极低危	0~4	0.4~11
低危	5~7	3.3~5.0
中危	8~12	6.6~19
高危	13~15	16.1~32
极高危	>15	39.1~40

五、治疗干预评分系统-28

治疗干预评分系统-28（TISS28）见表 1.11。

表 1.11　TISS28 评分表

项目	项目内容	分值
基础治疗		
标准监测	每小时生命体征，常规记录并计算液体平衡	5
实验室	微生物和生化检查	1
单一药物	静脉、肌内和皮下注射、口服（经胃管）	2
多种静脉药物	多于一种药物，单次或持续注射	3
常规更换敷料	压疮护理和预防，每日更换敷料	1
频繁更换敷料	每班护士至少更换一次和（或）大面积伤口护理	1
引流护理	所有（除外胃管）	3
呼吸支持		
机械通气	任何形式的机械通气或辅助通气，无论是否应用 PEEP 或肌松剂；应用 PEEP 的自主呼吸	5
其他呼吸支持	经气管插管自主呼吸，不应用 PEEP；除机械通气外的任何形式的氧疗	2
人工气道的护理	气管插管或气管切开	1
改善肺功能的治疗	胸部理疗、吸入治疗、气管内吸痰	1
心血管支持		
单一血管活性药物	任何血管活性药物	3
多种血管活性药物	多于一种血管活性药物，无论种类和剂量	4

续表

项目	项目内容	分值
静脉补充大量液体丢失	输液多于 3L/（m² • d），无论液体种类	4
外周动脉插管		5
左心房监测	肺动脉漂浮导管，无论是否行心输出量的测定	8
中心静脉插管		2
心搏暂停后心肺复苏术	在过去 24h 内	3
肾脏支持		
血液滤过技术	透析技术	3
定量测定尿量（例如经尿管）		2
强制利尿	如呋塞米剂量大于 0.5mg/（kg • d）治疗液体负荷过多	3
神经系统支持		
颅内压测定		4
代谢支持		
治疗复杂性代谢性酸中毒或碱中毒		4
静脉高营养		3
肠道营养	经胃管或其他胃肠道途径（如空肠造瘘）	2
特殊干预		
ICU 内单一特殊干预	经鼻或经口气管插管，放置起搏器，心脏转复，内镜，过去 24h 内急诊手术，胃灌洗。对患者临床状况不产生直接影响的常规干预，如 X 线检查、超声检查、心电图，或置入静脉或动脉插管不包括在内	3
ICU 内多种特殊干预	上述项目中多于一种	5
ICU 外特殊干预	手术或诊断措施	5

注：以下四种除外情况，如归为"多种静脉药物"即可除外"单一药物"；归为"机械通气"即可除外"其他呼吸支持"；归为"多种血管活性药物"即可除外"单一血管活性药物"；归为"ICU 内多种特殊干预"即可除外"ICU 内单一特殊干预"。

TISS 分别给予不同的评分（1~5 分），其目的在于反映病情对护理、监测和治疗的需求。TISS 评分越高，病情越重，患者的住院死亡率越高。治疗干预评分系统是建立在如下的假设基础上的，即无论患者的诊断是什么，其接受的治疗越多，病情越重。另外，TISS 还假设：

（1）危重症患者是由于生理紊乱而非诊断本身需要接受治疗。

（2）患者能够得到 ICU 的治疗。

（3）所有患者由于相同的原因开始相同的治疗。

六、疾病程度评分

疾病程度评分（sickness score）基于 APACHE-II 评分系统，用于转院的危重患者评价（表 1.12）。应用场景：①复苏前后；②返回 ICU 时；③进入 ICU 24 小时后。与 APACHE-II 评分系统不同之处：①疾病评分用于 SICU；②FiO_2/PaO_2 代替 A-aDO_2 或 PaO_2 作为氧合指标；③血红蛋白取代血细胞比容；④血清肌酐计分范围不同。

表 1.12 疾病程度评分

参数	范围	计分
FiO₂/PaO₂	≥5.0	+4
	4.0～4.99	+3
	2.1～3.99	+2
	<2.09	0
血红蛋白（g/dl）	≥18.0	+4
	15.0～17.9	+2
	14.0～14.9	+1
	9.0～13.9	0
	6.1～8.9	+2
	≤6.0	+4
血清肌酐（μmol/L）	≥600	+4
	300～599	+3
	180～299	+2
	130～179	+1
	50～129	0
	≤49	+2

注:
（1）分值越高提示预后越差。
（2）评分>19 常伴随死亡。
（3）最终死亡者复苏后分值可能下降，但预后不受影响。

七、镇痛效果评分

无论采用何种方式镇痛，ICU 医师应定期对患者的疼痛进行评估，包括疼痛的部位、特点、加重及减轻因素和强度，并借助多种评分方法来评估疼痛的程度，以及对治疗的反应。目前常用的评分包括：

（1）语言评分方法：按从疼痛最轻到最重的顺序以 0 分（不痛）至 10 分（疼痛难忍）的分值来代表不同的疼痛程度，由患者自己选择不同的分值来量化疼痛程度。

（2）视觉模拟法（VAS）：用一条 100mm 的水平直线，两端分别定为不痛和最痛。由测试者在最接近自己疼痛程度的地方画垂线标记，以此量化其疼痛强度。

（3）面部表情评分法（FPS）：由六种面部表情及 0～10 分构成，程度从不痛到疼痛难忍。由患者选择图像或数字来反映最接近其疼痛的程度（图 1.1）。

0	2	4	6	8	10
不痛	微痛	有些痛	很痛	疼痛剧烈	疼痛难忍

图 1.1 面部表情评分

（4）数字评分法（NRS）：是一个从 0~10 的点状标尺，0 代表不痛；5 代表痛，但可忍受；10 代表疼痛难忍。由患者选择图像或数字来反映最接近其疼痛的程度（图 1.2）。

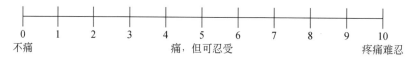

图 1.2　数字评分法

这些评分方法的有效性和可靠性已被证实，而且四者有很好的相关性，重复性也较好。医生根据患者的评分情况及时调整镇痛方式及药物用量，与此同时，需严密监测患者有无因镇痛药物导致的呼吸抑制，尤其对于没有人工气道的患者尤应高度警惕，一旦发生呼吸抑制或低氧血症，应及时供氧通气，严重者建立人工气道，进行机械通气。

八、重症患者镇静深度的判定

Ramsay 镇静评分（表 1.13）、Brussels 镇静评分（表 1.14）用于 ICU 接受机械通气患者的镇静监护。镇静水平每 4 小时评测一次，并执行每日唤醒计划。

（一）Ramsay 镇静评分

表 1.13　Ramsay 镇静评分

清醒	
1 级	患者焦虑、躁动不安
2 级	患者合作、定向力良好或安静
3 级	患者仅对指令有反应
睡眠	
4 级	反应灵敏，包括轻叩眉间反应敏捷
5 级	反应呆滞
6 级	无反应

注：1 级，镇静不足；2~4 级，适度；5 或 6 级，镇静过度。

（二）机械通气患者的 Brussels 镇静评分

表 1.14　Brussels 镇静评分

状态	水平
无法唤醒	1
对疼痛有反应但对声音无反应	2
对声音无反应	3
清醒，安静	4
激动	5

注：1 或 2 分，镇静过度；3 或 4 分，镇静适当；5 分，镇静不足。

（三）Riker 镇静、躁动评分

Riker 镇静、躁动评分（sedation-agitation scale，SAS）见表 1.15。

表 1.15　Riker 镇静、躁动评分

分值	定义	描述
7	危险躁动	拉拽气管内插管，试图拔除各种导管，翻越床栏，攻击医护人员，在床上辗转挣扎
6	非常躁动	需要保护性束缚并反复语言提示劝阻，咬气管插管
5	躁动	焦虑或身体躁动，经言语提示劝阻可安静
4	安静合作	安静，容易唤醒，服从指令
3	镇静	嗜睡，语言刺激或轻轻摇动可唤醒并能服从简单指令，但又迅即入睡
2	非常镇静	对躯体刺激有反应，不能交流及服从指令，有自主运动
1	不能唤醒	对恶性刺激无或仅有轻微反应，不能交流及服从指令

（四）肌肉活动评分法

肌肉活动评分法（motor activity assessment scale，MAAS）见表 1.16。

表 1.16　肌肉活动评分法

分值	定义	描述
6	危险躁动	无外界刺激就有活动，不配合，拉扯气管插管及各种导管，在床上翻来覆去，攻击医务人员，试图翻越床栏，不能按要求安静下来
5	躁动	无外界刺激就有活动，试图坐起或将肢体伸出床沿。不能始终服从指令（如能按要求躺下，但很快又坐起来或将肢体伸出床沿）
4	烦躁但能配合	无外界刺激就有活动，摆弄床单或插管，不能盖好被子，能服从指令
3	安静、配合	无外界刺激就有活动，有目的地整理床单或衣服，能服从指令
2	触摸、叫姓名有反应	可睁眼，抬眉，向刺激方向转头，触摸或大声叫名字时有肢体运动
1	仅对恶性刺激有反应	可睁眼，抬眉，向刺激方向转头，恶性刺激时有肢体运动
0	无反应	恶性刺激时无运动

（五）Richmond 躁动–镇静量表

Richmond 躁动–镇静量表（Richmond agitation-sedation scale，RASS）见表 1.17。

表 1.17　Richmond 躁动–镇静量表

分值	定义	描述
+4	攻击性	明显的攻击性或暴力行为，对人员有直接危险
+3	非常躁动	拔出或去除插管或导管；有攻击性
+2	躁动	频繁的无目的运动，与呼吸机对抗
+1	不安	焦虑但运动无攻击性和精力过剩
0	警觉而平静	清醒自然状态
−1	嗜睡	不完全警觉，但对呼唤能保持清醒（睁眼/眼神接触）（>10s）
−2	轻度镇静	对呼唤能有短暂眼神接触（<10s）
−3	中度镇静	对呼唤能有肢体运动或睁眼（但无眼神接触）
−4	深度镇静	对呼唤无反应，但对身体刺激能有肢体运动或睁眼
−5	不可唤醒	对呼唤或身体刺激均无反应

ICU 患者的理想镇静水平是既能保证患者安静入睡又容易被唤醒。应在镇静治疗开始时就明确所需的镇静水平，定时、系统地进行评估和记录，并随时调整镇静用药以达到并维持所需的镇静水平。

对于重症患者而言，镇静甚至肌松可能是减轻患者应激、改善机械通气效果需要采取的措施。但是镇静甚至肌松也会对患者产生不良后果，如院内感染肺炎等，因此选择恰当的镇静深度是必须解决的问题。

加强护理和呼吸治疗，预防肺部并发症，ICU 患者在接受长期镇痛、镇静治疗期间，应尽可能实施每日唤醒计划。观察患者神志，在患者清醒期间鼓励其肢体运动与咳痰。在患者接受镇痛、镇静治疗过程中，应加强护理，缩短翻身、拍背的间隔时间，酌情给予背部叩击治疗和肺部理疗，结合体位引流，促进呼吸道分泌物排出，必要时可应用纤维支气管镜协助治疗。

九、早期预警评分

早期预警评分（early warning score，EWS）最早由英国人提出，以便更好地识别具有潜在危险的危重症患者。该指标也是建立在对患者心率、收缩压、呼吸频率、体温和意识等生命体征基础上，根据其值的高低对危险的预测值进行定量评分，便于临床应用，简单易行。目前在临床上最常用的为早期预警评分表（表 1.18）和改良的早期预警评分（modified early warning score，MEWS）表（表 1.19）。

表 1.18　早期预警评分表

项目	评分						
	3	2	1	0	1	2	3
心率（次/分）		<40	41～50	50～100	101～110	111～130	>130
收缩压（mmHg）	<70	71～80	81～100	101～199		≥200	
呼吸（次/分）		<9		9～14	15～20	21～29	
体温（℃）	<35.0	35.1～36.5	36.6～37.4	37.5			
意识				清楚	对声音有反应	对疼痛有反应	无反应

十、改良的早期预警评分

表 1.19　改良的早期预警评分表

项目	评分						
	3	2	1	0	1	2	3
心率（次/分）		≤40	41～50	50～100	101～110	111～130	>130
收缩压（mmHg）	≤70	71～80	81～100	101～199		≥200	
呼吸（次/分）		<9		9～14	15～20	21～29	
体温（℃）		<35.0	36.6～37.4	35.0～38.4		≥38.5	
意识				清楚	对声音有反应	对疼痛有反应	无反应

从判定参数可以看出，由临界生理指标与检验危急值等易于获得的指标或指征可以派生出各种各样的评分标准，如快速急性生理学评分（RAPS）、APACHE-Ⅱ及APACHE-Ⅲ评分、SIRS或脓毒症、严重脓毒症标准、MODS的评分标准及挪威加强评分、死亡概率模式、简化的急性生理学状态评分（SAPS），以及治疗干预评分系统、脓毒症休克评分（SSS）、Support生理积分等。究其本质，万变不离其宗，主要是依据临界生理指标和危急值不同的排列组合，再加上干预措施、年龄、既往慢性病史及环境等因素来探求其对疾病严重程度评估的可能性，给临床工作者和管理者提供较为客观的、可遵循的标准，并为制订临床制度规范提供依据。

十一、感染严重程度评分

Stevens于1984年创立感染严重程度评分（septic severity score，SSS）。SSS根据感染所致器官功能受损程度计分，分1~5级，涉及7个器官或系统（表1.20）。SSS分数=7项中3个最高分的平方数之和。SSS有助于：

（1）及时筛选严重感染者，评估预后。

（2）便于比较不同地区、医院同类患者的治疗效果。

（3）SSS 6分以上患者需高度重视，40分以上死亡率高。

表1.20 SSS表

器官或系统	功能不全分级				
	1	2	3	4	5
肺	面罩给氧	气管插管	PEEP 0~0.98kPa（0~10cmH$_2$O）	PEEP 10，PO$_2$≥6.7kPa	最大PEEP，PO$_2$<6.7kPa
肾	Cr 106~221μmol/L	Cr 230~309μmol/L	Cr>318μmol/L，尿量不减少	Cr>318μmol/L 尿量0~20ml/h	Cr>318μmol/L，尿量<20ml/h
凝血	瘀斑，PT、APTT、血小板正常	青斑，APTT 45~60s，PT 12~14s	血小板<（20~100）×10^9/L，APTT>50s，PT>14s	血小板<20×10^9/L，APTT、PT升高	纤维蛋白降解产物升高，出血
心血管	轻度低血压	中度低血压	用中等量升压药	用大量升压药	用升压药血压仍低
肝	LDH、ALT升高；胆红素正常	胆红素26~43μmol/L	胆红素44~68μmol/L	胆红素70~137μmol/L	胆红素>137μmol/L
胃肠道	轻度麻痹性肠梗阻	中度麻痹性肠梗阻	重度麻痹性肠梗阻	糜烂性胃出血	肠系膜静脉血栓形成
神经系统	迟钝	定向力障碍	烦躁	淡漠	昏迷

十二、丹佛急诊创伤器官衰竭评分

丹佛急诊创伤器官衰竭评分（Denver emergency department trauma organ failure score，Denver ED TOF）见表1.21。

表 1.21　丹佛急诊创伤器官衰竭评分

年龄≥65 岁	1 分
需急诊气管插管术	3 分
血细胞比容＜20%	2 分
血细胞比容≥20%并＜35%	1 分
收缩压＜90mmHg	1 分
血尿素氮≥30mg/dl	1 分
白细胞计数≥20000/μl	1 分

注：创伤后多器官功能衰竭（multiple organ failure，MOF）风险：低风险（0～1 分）、中等风险（2～3 分）、高风险（≥4 分），每增加 1 分发展成为 MOF 的概率增加 2.5 倍。

十三、营养支持的评估：欧洲肠外肠内营养学会法

欧洲肠外肠内营养学会（European Society for Parenteral and Enteral Nutrition，ESPEN）法见表 1.22。

表 1.22　欧洲肠外肠内营养学会（ESPEN）法

营养不良状况评估（分值越高营养不良状况越严重）	
0 分	营养状况正常
1 分，轻度	3 个月内体重下降>5%或前一周饮食为正常需求的 50%～70%
2 分，中度	2 个月内体重下降>5%或 BMI 为 18.5～20.5kg/m² +一般情况差或前一周饮食为正常需求的 25%～60%
3 分，重度	1 个月内体重下降>5%或 BMI<18.5kg/m² +一般情况差或前一周饮食为正常需求的 0～25%
疾病严重程度（营养需求增加程度）	
0 分	营养需求正常
1 分	营养需求轻度增加，不需卧床
2 分	营养需求中度增加，需卧床
3 分	营养需求重度增加，包括机械通气
年龄评分：年龄大于等于 70 岁加 1 分	
营养不良状况评分+营养需求增加程度评分+年龄计分=总分	

注：ESPEN 评分总分大于 3 分的患者在营养方面有风险，需进行营养支持；小于 3 分，应每周进行营养评估。

参 考 文 献

李春盛，2010. 急诊医学高级教程［M］. 北京：人民军医出版社：6.

刘大为，2010. 实用重症医学［M］. 北京：人民卫生出版社：589.

全国卫生专业技术资格考试专家委员会，2012. 2012 全国卫生专业技术资格考试指导重症医学［M］. 北京：人民卫生出版社：482-487.

于学忠，黄子通，2015. 急诊医学［M］. 北京：人民卫生出版社：669.

中华医学会重症医学分会，2006. 重症加强治疗病房患者镇痛和镇静治疗指南（2006）［J］. 中国实用外科学杂志，26（12）：58.

急诊医学评分

一、胸痛风险评分

（一）胸痛风险评分系统

许多医疗机构和临床工作者试图开发风险评分系统来识别可以出院的急性胸痛患者。表 2.1 列出了最常用的评分系统。在当前系统中，HEART 评分可能是急诊科医生最实用的工具。

表 2.1　胸痛风险评分系统

评分系统	研究依据	得分因素	结果	原始研究的 C 静态
PURSUIT（Boersma 等，2000）	不稳定型心绞痛或 NSTEMI 患者的回顾性队列研究	年龄、性别、6 周内 CCS 分级恶化、充血性心力衰竭症状、初始心电图 ST 段压低 分值 1～18 分	死亡；30 天内发生心肌梗死	0.84（死亡），0.64（死亡/心肌梗死）
TIMI（Antman 等，2000）	确诊 ACS 患者的回顾性队列研究	年龄、危险因素、已知冠心病、服用阿司匹林、心绞痛、心肌损伤标志物、心电图 分值 0～7 分	全因死亡率；急性心肌梗死；严重缺血再灌注 14 天后需要 PCI	0.63
GRACE（Granger 等，2003）	ACS 患者的回顾性队列研究（STEMI 和 NSTEMI）	Killip 分级、收缩压、心率、年龄、肌酐，其他危险因素（包括肌钙蛋白、心电图、心脏停搏等） 分值 1～372 分	院内死亡；出院后 6 个月内死亡	0.83
FRISC（Lagerqvist 等，2004）	不稳定型心绞痛或 NSTEMI 患者的回顾性队列研究	年龄、性别、心电图、危险因素、肌钙蛋白、炎性标志物 分值 0～7 分	死亡；1 年内心肌梗死	0.77（死亡），0.70（死亡/急性心肌梗死）
HEART（Backus 等，2008）	急性胸痛患者回顾性队列研究	病史、心电图、年龄、危险因素、肌钙蛋白 分值 0～10 分	主要不良心血管事件；急性心肌梗死；PCI 或 6 周内死亡	0.90

注：CCS，加拿大心血管病学会；NSTEMI，非 ST 段抬高型心肌梗死；STEMI，ST 段抬高型心肌梗死；ACS，急性冠脉综合征；PCI，经皮冠状动脉介入治疗。

（二）HEART 评分

HEART 评分是从对急诊科胸痛患者回顾性队列研究中提出的。对这些患者随访 6 周，测量主要不良心血管事件（major adverse cardiac event，MACE）的主要研究终点。MACE 被定义为急性心肌梗死（acute myocardial infarction，AMI）、经皮冠状动脉介入治疗（Primary percutaneous coronary intervention，PCI）、冠状动脉旁路移植术（coronary artery bypass grafting，CABG）或死亡。重要的是，HEART 评分是唯一将现病史（history of present illness，HPI）纳入计算的评分系统。表 2.2 列出了 HEART 评分的其余组成部分。在最初的研究之后，作者进行了大量的验证试验，这些结果列于表 2.3。

HEART 评分存在局限性。最显著的是对 HPI 的判断具有主观成分，另一个限制性因素无法有效验证。虽然已经进行了多项验证性研究，但目前还没有足够的证据证明 MACE 的差异。此外，Backus 等的验证研究报道，ACS 低风险患者的 HEART 评分不符合率为 29%。

这些评分系统可用于帮助确定可安全出院的急诊科胸痛患者。HEART 评分已被证明是一种对低危急诊科胸痛患者可靠的和有价值的工具。尽管如此，还需要进一步研究来验证 HEART 评分在更大样本的患者中的价值。

表 2.2　HEART 评分

项目	项目内容	分值
[a] 现病史	高度可疑	2
	中度可疑	1
	轻度可疑	0
心电图	典型 ST 段上抬	2
	非特异性复极异常	1
	正常	0
年龄	≥65 岁	2
	45～65 岁	1
	≤45 岁	0
[b] 危险因素	≥3 个危险因素或冠心病史	2
	1 或 2 个危险因素	1
	无危险因素	0
肌钙蛋白	≥3 倍标准值	2
	1～3 倍标准值	1
	≤1 倍标准值	0

a 胸痛医生根据详细病史制订，此部分不参考 ECG、实验室结果及后来病情的进展。如果无特定的典型缺血性改变症状（最初表现症状、持续时间、与运动的关系、位置、含服硝酸甘油是否可以缓解等）且无高危既往史，被认定为 0 分；如无典型缺血性症状，但首诊医生高度怀疑（根据年龄、既往史等），被认定为 1 分；若既有典型缺血症状，首诊医生又高度怀疑，被认定为 2 分。
b 危险因素：糖尿病、吸烟、高血压、高脂血症、肥胖、冠心病家族史等。

表 2.3　初始心脏研究结果与验证研究

评分	6 周的 MACE 风险（Backus，2008）	6 周的 MACE 风险（Backus，2013）
低 HEART 评分（0～3）	2.5%（1/39）	1.7%（15/870）

续表

评分	6 周的 MACE 风险（Backus，2008）	6 周的 MACE 风险（Backus，2013）
中 HEART 评分（4～6）	20.3%（12/59）	16.6%（183/1101）
高 HEART 评分（7～10）	72.7%（16/22）	50.1%（209/417）

二、左束支传导阻滞患者 STEMI 诊断标准

发表于 2006 年的 Sgarbossa 标准，是被公认的对左束支传导阻滞患者 STEMI 的诊断标准（图 2.1）。评分≥3 分，急性心肌缺血诊断的敏感性可＞97%。具体标准：①任何导联出现与 QRS 波主波方向一致的 ST 段抬高≥1mm（5 分）；②V1～V3 导联中任一导联 ST 段压低≥1mm（3 分）；③与 QRS 波主波方向相反的 ST 段抬高≥5mm（2 分）。

Sgarbossa 标准发表后，许多研究者指出，最后一条标准对于急性心肌缺血的诊断的特异性最低。2012 年 Smith 等对 Sgarbossa 标准的第三条做了修改，改为 ST 段抬高的振幅和 S 波振幅的比例（图 2.2）。急性心肌缺血使该比例＞0.25。Cai 及 Gregg 等也对修改后的标准做了评估，并证实这种修改可以提高诊断的敏感性，并可将诊断的特异性由 90% 提高到 95%。

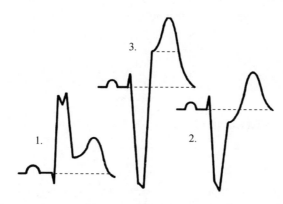

图 2.1 Sgarbossa 标准

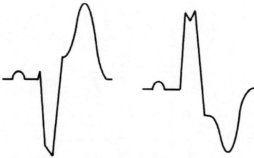

ST 段抬高＞0.25 S波振幅　　　ST 段压低＞0.3 R波振幅

图 2.2 Smith 修正的 Sgarbossa 标准

三、中毒严重度评分

中毒严重度评分见表 2.4。

表 2.4 中毒严重度评分（poisoning severity score，PSS）

	轻度（1分）	中度（2分）	重度（3分）
各组织器官系统	临床表现轻，一过性，自限性症状或体征	临床表现明显，持续性症状或体征	严重的威胁生命的症状或体征
消化系统	呕吐、腹泻、腹痛；激惹、口腔小溃疡、Ⅰ度烧伤；内镜下可见红斑或水肿	明显或持续性的呕吐、腹泻、梗阻、腹痛；重要部位的Ⅰ度烧伤或局限部位的Ⅱ度或Ⅲ度烧伤；吞咽困难，呃逆，内镜下可见黏膜溃疡	大出血、穿孔；大范围的Ⅱ度或Ⅲ度烧伤；严重的吞咽困难，呃逆；内镜下可见透壁性溃疡，伴周围黏膜病变
呼吸系统	激惹，咳嗽，呼吸暂停，呼吸困难，轻度支气管痉挛；胸部X线片表现轻度或无异常	持续性咳嗽，呼吸困难；支气管痉挛，低氧血症需要持续供氧；胸部X线片出现异常伴有中度症状	明显呼吸功能障碍（如严重支气管痉挛，呼吸道阻塞，声门水肿，肺水肿，急性呼吸窘迫综合征，肺炎，气胸）；胸部X线片出现异常伴有严重症状
神经系统	嗜睡，眩晕，耳鸣，共济失调；烦乱不安；中度锥体束外系症状；中度胆碱能或抗胆碱能症状；感觉异常；中度的视觉和听力障碍	意识丧失，对疼痛反应正常；呼吸暂停，呼吸过慢；意识模糊，兴奋，幻觉，谵妄；罕见出现广泛和局部癫痫发作；重度锥体束外系症状；重度胆碱能或抗胆碱能症状；局部麻痹但不影响重要功能；明显视觉和听力障碍	深昏迷对疼痛无反应或反应不当；呼吸抑制或功能障碍；极度兴奋；广泛反复癫痫发作，癫痫持续状态，角弓反张；全身瘫痪或瘫痪影响生命功能；失明、耳聋
心血管系统	偶发期外收缩 轻度或一过性血压过高或过低	窦性心动过缓心率：成人 40～50次/分；儿童 60～80 次/分；婴儿 80～90 次/分。窦性心动过速心率：成人 140～180 次/分；儿童 160～190 次/分；婴儿 160～200次/分。持续性期外收缩，心房颤动、心房扑动，Ⅰ～Ⅱ度房室传导阻滞，QRS 和 QT 间期延长，复极异常，心肌缺血，血压升高或降低更明显	窦性心动过缓心率：成人<40 次/分；儿童<60 次/分；婴儿<80次/分。窦性心动过速心率：成人>180 次/分；儿童>190 次/分；婴儿>200 次/分。致命性室性心律失常，Ⅲ度房室传导阻滞。无收缩，心肌梗死，休克，高血压危象
代谢系统	轻度酸碱平衡紊乱，碳酸氢根15～20mmol/L 或 30～40mmol/L，pH 7.25～7.32 或 7.5～7.59；轻度水电解质紊乱，钾 3.0～3.4mmol/L 或 5.2～5.9mmol/L；轻度低血糖（50～70mg/dl 或 2.8～3.9mmol/L）；成人一过性高热	明显酸碱平衡紊乱，碳酸氢根10～14mmol/L 或>40mmol/L，pH 7.15～7.2 或 7.6～7.69；明显水电解质紊乱，钾 2.5～2.9mmol/L 或 6.0～6.9mmol/L；明显低血糖（30～50mg/dl 或 1.7～2.8mmol/L）；成人持续性高热	严重酸碱平衡紊乱，碳酸氢根小于10mmol/L，pH<7.15 或>7.7；严重水电解质紊乱，钾<2.5mmol/L 或>7mmol/L；严重低血糖（<30mg/dl 或<1.7mmol/L）；成人致命性高热或低热
肝脏	轻度血清酶升高，AST、ALT 为正常值 2～5 倍	中度血清酶升高（如 AST、ALT 为正常值 5～50 倍），无其他生化指标异常（如血氨、凝血异常）或有肝功能障碍的临床证据	重度血清酶升高（如 AST、ALT>50 倍正常值），伴有其他生化指标异常（如血氨、凝血异常）或有肝衰竭的临床证据
肾脏	轻度蛋白尿/血尿	大量的蛋白尿/血尿；肾功能障碍：少尿，多尿，血清肌酐 200～500μmol/L	肾衰竭，无尿，血清肌酐>500μmol/L
血液系统	轻度溶血；轻度高铁血红蛋白血症（10%～30%）	溶血；明显高铁血红蛋白血症（30%～50%）；凝血异常，无活动性出血；贫血，白细胞减少，血小板减少症	大量溶血；重度高铁血红蛋白血症（>50%）；凝血异常并活动性出血；重度贫血，白细胞减少，血小板减少症

续表

	轻度（1分）	中度（2分）	重度（3分）
肌肉系统	肌肉痛，压痛；肌酸磷酸激酶 250～1500U/L	肌肉痛，僵硬，痉挛肌束震颤；横纹肌溶解；肌酸磷酸激酶 1500～10 000U/L	严重肌肉痛，僵硬，痉挛肌束震颤；横纹肌溶解并发症；肌酸磷酸激酶>10 000U/L；骨筋膜间室综合征
局部皮肤	不适，Ⅰ度烧伤（发红）或小于体表面积10%的Ⅱ度烧伤	占体表面积 10%～50%的Ⅱ度烧伤（儿童 10%～30%）或Ⅲ度烧伤小于体表面积的 2%	占体表面积>50%的Ⅱ度烧伤（儿童>30%）或Ⅲ度烧伤大于体表面积的 2%
眼部	不适，发红，流泪，轻度眼睑水肿	剧烈不适、角膜擦伤，轻度角膜溃疡	角膜溃疡或穿孔，永久性损伤
叮咬处局部反应	局部瘙痒、肿胀，轻微疼痛	明显的水肿，局部的坏死，疼痛明显	明显的水肿，接连部位水肿，广泛的坏死；水肿阻塞气道；剧烈疼痛

注：无症状（0分）：无症状或体征；致命（4分）：死亡。

中毒严重程度评分标准可以灵活应用，医生可结合自己的临床经验进行评估，注意原有的基础疾病对中毒评分的影响。出现伤残应考虑为重度。

中毒严重程度评分标准：0分，没有中毒的症状或体征；1分，轻度，一过性、自限性症状或体征；2分，明显、持续性症状或体征；3分，严重的威胁生命的症状或体征；4分，死亡。

四、急诊患者病情分级标准

根据患者病情评估结果进行分级，共分为四级（表2.5）。

表2.5　急诊患者病情分级标准

级别	标准	
	病情严重程度	需要急诊医疗资源数量
1级	A 濒危患者	—
2级	B 危重患者	—
3级	C 急症患者	≥2
4级	D 非急症患者	0～1

注："需要急诊医疗资源数量"是急诊患者病情分级补充依据，如临床判断患者为"非急症患者"（D 级），但患者病情复杂，需要占用 2 个或 2 个以上急诊医疗资源，则患者病情分级定为 3 级。即 3 级患者包括：急症患者和需要急诊医疗资源≥2 个的"非急症患者"；4 级患者指"非急症患者"，且所需急诊医疗资源≤1 个。

1级：濒危患者

病情可能随时危及生命，需立即采取抢救生命的干预措施，急诊科应合理分配医疗资源进行抢救。

临床上出现下列情况要考虑为濒危患者：气管插管的患者，无呼吸或脉搏的患者，急性意识障碍的患者，以及其他需要采取抢救措施的患者，这类患者应立即送入急诊抢救室。

2级：危重患者

病情有可能在短时间内进展至 1 级，或可能导致严重残疾者，应尽快安排接诊，并给予相应的处理和治疗。

患者来诊时呼吸循环状况尚稳定，但其症状的严重性需要早期引起重视，患者有可能发展为 1 级，如急性意识模糊、定向力障碍、复合伤、心绞痛等。急诊科需要立即给这类患者提供平车和必要的监护设备。严重影响患者自身舒适感的主诉，如严重疼痛（疼痛评分≥7/10），也归于该级别。

3 级：急症患者

患者目前明确没有在短时间内危及生命或致残的征象，应在一定的时间范围内安排患者就诊。

该级患者病情进展为严重疾病和出现严重并发症的可能性很低，也无严重影响患者舒适感的症状，但需要急诊处理缓解患者症状。在留观和候诊过程中出现生命体征异常（表 2.6）者，病情分级应考虑上调 1 级。

表 2.6　生命体征异常参考指标（急诊病情分级用）

	年龄					
	<3 个月	3 个月～3 岁			3～8 岁	>8 岁
		3～6 个月	6～12 个月	1～3 岁		
心率（次/分）	>180	>160			>140	>120
	<100	<90	<80	<70	<60	<60
呼吸（次/分）*	>50	>40			>30	>20
	<30	<25			<20	<14
收缩压（mmHg）**	>85	>90＋年龄×2				>140
	<65	<70＋年龄×2				<90
指测脉搏氧饱和度（SpO2）	<92%					

*评估小儿呼吸时尤其要注意呼吸节律。

**评估小儿循环时需检查毛细血管充盈时间，有无发绀，病情评估时血压值仅为参考指标，有无靶器官损害是关键，血压升高合并靶器官损害，则分级上调一级；成人单纯血压升高（无明显靶器官损害证据）时，若收缩压>180mmHg，则病情分级上调一级；要重视低血压问题，收缩压低于低限者分级标准均应上调一级。

附：急诊科分级流程

结合国际分类标准以及我国大中城市综合医院急诊医学科现状，拟根据病情危重程度判别及患者需要急诊资源的情况，将急诊医学科从功能结构上分为"三区"，将患者的病情分为"四级"，简称"三区四级"分类。

分区：从空间布局上将急诊诊疗区域分为三大区域：红区、黄区和绿区。

（1）红区：抢救监护区，适用于 1 级和 2 级患者处置，快速评估和初始化稳定病情。

（2）黄区：密切观察诊疗区，适用于 3 级患者，原则上按照时间顺序处置患者，当出现病情变化或分诊护士认为有必要时，可考虑提前接诊，病情恶化的患者应被立即送入红区。

（3）绿区，即 4 级患者诊疗区。

4级：非急症患者

患者目前没有急性发病症状，无或少有不适主诉，且临床判断需要较少急诊医疗资源（≤1个）（表2.7）的患者。如需要急诊医疗资源≥2个，病情分级上调1级，定为3级。

表2.7　急诊医疗资源判定

列入急诊分级的医疗资源	不列入急诊分级的医疗资源
实验室检查（血和尿）	病史查体（不包括专科查体）
ECG，X线	POCT（床旁快速检测）
CT/MRI/超声	输生理盐水或肝素封管
血管造影	口服药物
建立静脉通路补液	处方再配
静脉注射、肌注、雾化治疗	电话咨询细菌室、检验室
专科会诊	简单伤口处理：如绷带、吊带、夹板等
简单操作（$n=1$），如导尿、撕裂伤修补	
复杂操作（$n=2$），如镇静镇痛	

五、全身炎症反应综合征与急性高原反应综合征：一体化评分分级标准

全身炎症反应综合征与急性高原反应综合征：一体化评分分级标准（H-SIRS、AHARS一体化分级评分系统）见表2.8。

表2.8　H-SIRS、AHARS一体化分级评分系统

器官功能指标		1级（AHAR期）	2级（ALI/HAPE/HACE期）	3级（H-ARDS/MODS期）	4级（MSOF期）
肺脏	PaO_2/FiO_2（mmHg）*	≤250	150～219	75～49	<75
	SaO_2（%）	≤85%	79%～60%	59%～45%	45%
	呼吸频率（次/分）*	≥20	26～35	36～45	≥46，≤5
	胸片/CT	肺纹模糊	肺浸润影	雪片状影	弥漫性雪片状影
	呼吸音	细啰音	湿啰音	水泡音	大水泡音
心脏	收缩压（mmHg）*	≥90	扩容≥90	扩容CVAD≥90	用药扩容CVAD
	心率（次/分）	90～99	100～130	131～150	≥150，≤50
脑	格拉斯哥昏迷评分（GCS）*	14～13	10～12	7～9	≤6
	意识障碍/头痛/头晕/呕吐*	+	++	+++	++++
肾脏	Cr（μmol/L）	101～150	151～300	301～400	≥400
	尿量	≤40ml/h	20～30ml/h	19～10ml/h	无尿
消化系统	TBil*（μmol/L）	≤20	21～50	51～80	≥81
	胃肠道出血	—	大便潜血阳性	消化道出血	消化道大量出血/柏油样便
	腹胀、腹痛	腹胀、肠鸣音弱	腹胀、肠鸣音消失	肠麻痹	麻痹性肠梗阻

续表

器官功能指标		1级 （AHARs 期）	2级 （ALI/HAPE/ HACE 期）	3级 （H-ARDS/MODS 期）	4级 （MSOF 期）
血液系统	PLT（$\times 10^9$/L）*	<120	100～70	69～40	<40
	WBC（$\times 10^9$/L）*	>10.0	>12.0，<4.0	>19.0，<3.0	>25.0，<2.5
累计得分		3～6	7～12	13～16	17～20

注：

1. "$*$" 标志项为影响因子较大者；无 "$*$" 标志指标影响因子较小。

2. CVAD，泛指心血管活性药物和强心、利尿药物。

3. 记录 PaO_2 时必须注明吸氧浓度（FiO_2），如所测 PaO_2 为 40mmHg，吸氧流量为 4L/min，则本例氧合指数（PaO_2/FiO_2）＝ 40/0.37=108.1mmHg。

4. AMS/AHAD/AHARs，急性高原病；AHARs，急性高原反应综合征；HAPE/HACE，高原肺水肿/脑水肿；H-ARDS/MODS，高原急性呼吸窘迫综合征/多器官功能障碍综合征；MSOF，多系统器官衰竭。

H-SIRS、AHARS 一体化分级评分系统应用于急进或移居中度高原地区或由中度高原地区急进或移居高原或特高原人群出现表中所列指标变化或发生创伤、感染等因素后出现所列指标变化者。按 6 个系统和器官评估全身炎症反应程度，其中任何 3 个系统和器官具备一项指标阳性即可做出诊断，一个器官多项指标阳性选最严重的一项，不能叠加。评分分级为 4 级，各级累计得分依次为 3～6 分、7～12 分、13～16 分、17～20 分。

三项大规模的随机调查和回顾性病例分析表明，SIRS、AHARS 累计评分≤12 分者，属于轻型，病死率均小于 2.3%。评分≥13 分者均符合 H-ARDS、MODS 标准，病死率分别为 27.1%、33.1%、67.0%。

六、坏死性筋膜炎的实验室危险评分

当一个病例被高度怀疑为坏死性软组织感染（necrotizing soft tissue infection，NSTI）时，坏死性筋膜炎的实验室危险评分（laboratory risk indicator for necrotizing，LRINEC）或许对急诊科医生有用（表 2.9）。根据评分表计算分数，以 6 分作为阈值时，其阳性预测值和阴性预测值分别为 92% 和 96%。虽然 LRINEC 评分可以作为辅助手段来进行细致的临床评估，但低分数不除外坏死性软组织感染可能。

表 2.9　LRINEC 评分

实验室指标	评分
C 反应蛋白（mg/L）	
<150	0
>150	+4
白细胞（个/mm³）	
<15	0
15～25	+1
>25	+2

续表

实验室指标	评分
血红蛋白（g/dl）	
1.35	0
11～1.35	+1
＜11	+2
血肌酐（mg/dl）	
≤1.6	0
＞1.6	+2
血糖（mg/dl）	
≤180	0
＞180	+1

在 NSTI 的诊断中，影像学检查的作用有限。最好选择增强 CT，有报告这种方法的敏感性和阴性预测价值接近 100%。

治疗 NSTI 最重要的是早期诊断。为了避免误诊这种罕见但致命的疾病，急诊科医生必须高度警惕，积极寻找系统受累的迹象，并进行积极的复苏治疗。静脉输液和应用广谱抗生素，包括抑制细菌蛋白质合成，减少细菌毒素生成（如克林霉素）。早期会诊决定是否需要手术治疗非常关键，一旦诊断成立应该立即行手术治疗。急诊行清创术是 NSTI 首选的治疗方法。

七、药物和酒精滥用急诊筛查

药物和酒精滥用情况十分普遍，应努力评估所有患者的药物和酒精滥用情况。重要的是避免试探性的指控或指责有此类行为的患者。药物滥用是一种疾病，不应视为个人的过错，对于使用特定药物已经出现过量或中毒表现的患者，应解决联合用药和多重药物滥用问题。药物滥用的筛查应包括用药的剂量和使用的频率。这可以通过详细询问患者每周使用的天数、每次用药的剂量等问题来评估。筛查问题也应针对药物或酒精滥用患者的社会、健康和经济情况。在临床上，有些药物和酒精滥用者可能因为患者不愿意透露信息而难以准确评估，因此，针对这一情况，开发了两个有效的筛选工具：CAGE-AID（the CAGE questions adapted to include drugs，C，cutdown，A，annoyed，G，guilty，E，eye-opener）和 CRAFFT（C，car，R，relax，A，alone，F，forget，F，family friends，T，trouble）问卷。CAGE-AID 筛选问卷用于筛查药物和酒精滥用。CRAFFT 筛选问卷主要用于确定青少年危险物质滥用行为，筛查结果阳性或临床高度怀疑药物滥用，提示急诊医生及时采用短期的干预措施。

（一）CAGE-AID 筛选问卷

（1）你是否曾经觉得应该减少饮酒和药物滥用？

（2）你是否对批评你饮酒或药物滥用的人感到恼火？

（3）你是否曾因饮酒和药物滥用而感到内疚？

（4）你是否早上（一睁开眼睛）就饮酒或用药物来镇定神经或缓解宿醉？

（二）CRAFFT 筛选问卷

（1）你是否曾经坐过酒驾或毒驾司机开的车？或者自己酒驾或毒驾？

（2）你是否曾经使用酒精或药物来放松自己，使自我感觉改变？

（3）当你独自一人时，你曾经使用过酒精或药物吗？

（4）你有没有忘记使用酒精或药物时所做的事情？

（5）你的家人或朋友曾经告诉你减少饮酒或药物滥用吗？

（6）你有没有在使用酒精或药物时遇到麻烦？

两个或两个以上阳性结果提示有酒精或药物滥用，需要进一步询问和检查。

参 考 文 献

宋维、姚津剑，2011. 海南急性中毒诊断与治疗共识 [J]. 海南医学，10：75.

中华人民共和国卫生部，2011. 急诊患者病情分级指导原则（征求意见稿）[J]. 中华危重症医学杂志，4：28.

中华医学会高原医学分会高原危重病急诊专业委员会，2010. 全身炎症反应综合征与急性高原反应综合征：一体化评分分级标准 [J]. 西北国防医学杂志，31（2）：82.

Mattu A，2019. 避免急诊常见错误 [M]. 2 版. 郭树彬主译. 北京：中国科学技术出版社：138-139，153，380.

第二章

外科系统临床常用评分

创伤严重程度评分是根据损伤部位的解剖学和生理学改变，以模糊数学方法量化创伤的严重程度的一种方法。30 多年的实践表明，创伤评分对创伤患者的救治、临床研究、医院管理、专业发展和学术交流等方面有很大的促进作用。不仅能客观地评价创伤患者损伤的严重程度和预后，还可用于对治疗措施、资源利用和质量控制等方面的评价。

一、创 伤 指 数

创伤指数（trauma index，TI）于 1971 年由 Kirkpatrick 等提出，1974 年修改。选择受伤部位、损伤类型、循环、呼吸、意识五个参数。按照它们的异常程度各评 1 分、3 分、5 分或 6 分（表 3.1），相加求得积分（5~24 分）即为 TI 值。分值越高，伤情越重。TI 值 5~7 分为轻伤；8~17 分为中到重度伤；>17 分为极重伤，预计死亡率为 50%。21 分以上死亡率更高。29 分以上的患者 80% 于 1 周内死亡。TI 的分诊标准为 >10 分，现场急救人员可将 TI>10 分的伤员送往创伤中心或具备治疗条件的医院。TI 应用简便，适宜在事故现场用于伤员鉴别分类。

表 3.1　创伤指数表

分值	1	3	5	6
部位	肢体	躯干背部	胸腹	头颈
创伤类型	切割伤或挫伤	刺伤	钝挫伤	弹道伤
循环	正常	BP<13.6kPa P>100 次/分	BP<10.6kPa P>140 次/分	无脉搏
呼吸	胸痛	呼吸困难	发绀	呼吸暂停
意识	倦睡	嗜睡	中度昏迷	昏迷

二、创 伤 评 分

创伤评分（trauma score，TS）见表 3.2。

表 3.2　创伤评分表

呼吸（A）		呼吸幅度（B）		收缩压（C）		毛细血管充盈（D）		GCS 总分（E）	
等级	积分	等级	积分	等级	积分	等级	积分	等级	积分
10～24 次/分	4	正常	1	>90mmHg	4	正常	2	14～15 分	5
25～35 次/分	3	浅或困难	0	70～90mmHg	3	迟缓	1	11～13 分	4
>35 次/分	2			50～69mmHg	2	无	0	8～10 分	3
<10 次/分	1			<50mmHg	1			5～7 分	2
0	0			0	0			3～4 分	1

总分（5 项相加）=

注：
- TS 分值为 14～16 分者，生理变化小，生存率为 96%
- TS 分值为 1～3 分者，生理变化很大，死亡率>96%
- TS 分值为 4～13 分者，生理变化显著，抢救效果亦显著

　　GCS 只适用于评价颅脑损伤，1981 年，Champion 提出一种既适用于颅脑损伤，又适用于其他部位损伤的评价方法，即 TS。TS 涵盖呼吸、循环和中枢神经系统 3 个方面的生理学改变。TS 按 5 个部分计分。呼吸（A）：以 15s 内的呼吸次数乘以 4。呼吸幅度（B）：浅表示胸部呼吸运动或换气明显减弱；困难表示辅助肌肉或肋间肌均有收缩。收缩压（C）。毛细血管充盈（D）：正常为压前额或唇黏膜后 2s 内再度充盈，超过 3s 为迟缓。GCS 评分（E）。
　　以上 5 项积分相加为创伤评分，A+B+C+D+E=TS。
　　分值范围 1～16 分，分值越低，损伤越重。由于 TS 简便易行，获得计分所用数据简单，不仅适用于院内，也适用于院前急救。TS 是院前急救人员必须掌握的创伤评价方法。

三、修正的创伤评分

　　修正的创伤评分（revised trauma score，RTS）见表 3.3。

表 3.3　修正的创伤评分表

内容	变量	分数
呼吸频率（次/分）	10～29	4
	>29	3
	6～9	2
	1～5	1
	0	0
收缩压（mmHg）	>89	4
	76～89	3
	50～75	2
	1～49	1
	0	0
GCS	13～15	4
	9～12	3
	6～8	2
	4～5	1
	3	0

注：以上三项相加之和为 RTS 分值。12 分为正常，0 为死亡。

RTS 分值范围：0～12 分，分值越低，伤情越重。

RTS≥11 分：轻伤。

RTS<11 分：重伤。

四、CRAMS 评分

CRAMS（circulation，respiration，abdomen，motor and speech）评分见表 3.4。

表 3.4 CRAMS 评分表

参数	级别	分值
循环	毛细血管充盈正常和收缩压＞100mmHg（13.3kPa）	2
	毛细血管充盈延迟或收缩压 85～99mmHg（11.3～13.2kPa）	1
	毛细血管充盈消失或收缩压＜85mmHg（11.3kPa）	0
呼吸	正常	2
	异常（费力、浅或大于 35 次/分）	1
	无呼吸运动	0
胸腹压痛	胸或腹均无压痛	2
	胸或腹有压痛	1
	腹肌抵抗，连枷胸或胸、腹有穿通伤	0
运动	正常或服从命令	2
	仅对疼痛有反应	1
	固定体位或无反应	0
语言	正常	2
	言语错乱	1
	无或不可理解	0

注：CRAMS 评分＜7 分为重伤，CRAMS 评分≥7 分为轻伤。

该评分由 Giomican 于 1982 年提出，1985 年 Clemmer 在此基础上做出修改，至今仍然广泛使用。包括循环（circulation）、呼吸（respiration）、胸腹压痛（abdomen tenderness）、运动（motion）、语言（speech）五个参数，按照各参数表现评定为 0～2 分共 3 级。各项相加后为 CRAMS 值。据报告，CRAMS≥7 分者，死亡率 0.15%，≤6 分者死亡率 62%。CRAMS 的 Triage 标准为≤8 分。

文献报道 CRAMS 的灵敏度为 83%～91.7%，特异性为 49.9%～89.8%。

五、紧急医疗救护技术员判定法

紧急医疗救护技术员（emergency medical technician，EMT）判定法分为四级：轻伤；不威胁生命和肢体的急症；威胁生命和肢体的急症；需心肺复苏（CPR）。

六、简明损伤定级标准

20 世纪 70 年代，美国医学会和机动车医学促进会首先报告了简明损伤定级标准（abbreviated injury scale，AIS）。现已有 6 个版本（AIS71、AIS75、AIS80、AIS85、AIS90、

AIS2005）。AIS71 将身体分为六大部位即头颈、胸部、腹盆部、脊柱、四肢和体表，每一部位的损伤程度分别赋 1、2、3、4、5、6 分值。AIS71 是创伤严重程度评分的雏形。AIS2005 和之前的版本比较，损伤的描述非常具体，可操作性很强。

AIS 是身体单一伤严重程度的院内评分。AIS2005 将全身按解剖部位划分为 9 区：头、面、颈、胸、腹、脊柱、上肢、下肢和体表。将每个部位的损伤分为 6 级：轻度、中度、重度（不危及生命）、严重（危及生命）、危象（不一定存活）、垂死（接近死亡）。依序按轻重评为 1～6 分。

损伤严重程度计分法（injury severity score，ISS）由 Baker 于 1974 年在 AIS 的基础上推出。ISS 分值等于损伤部位中三个最高的 AIS 分值的平方和，分值范围 0～75 分，分值越高代表损伤越严重。AIS 和 ISS 均为解剖学评价方法。

七、病伤严重度指数

病伤严重度指数（illness-injury severity index，IISI）见表 3.5。

表 3.5　病伤严重度指数表

分值	0	1	2	3	4
脉搏（次/分）	60～100	100～140 或<60	>140 或不规则	无	
血压（mmHg）	100～150/60～90	150～200/90～120	>200/>120	无	
皮肤色泽	正常	淡红	苍白/潮湿	发绀	
呼吸	12～19 次/分	≥20 次/分	<12 次/分，费力	无自主呼吸	
意识水平	回答正确，能定向	语无伦次，反应迟钝	难叫醒	丧失	
出血	无出血	能止血	止血困难	出血未止住	
受伤部位		四肢	骨	胸	头、颈、腹
损伤类型		撕裂挫伤	骨折	刺伤	钝性伤投射性伤

注：该指数既可用于创伤评估，也可用于其他疾病的紧急评定。该指数由脉搏、血压、皮肤色泽、呼吸、意识水平、出血、受伤部位、损伤类型 8 项数据组成。现场急救人员根据创伤程度分别计分，算出总分。如患者有内科基础病（高血压、糖尿病、慢性肾脏疾病等），或者年龄<2 岁或>60 岁，总分另加 1 分。

IISI 用于创伤评分：IISI 0～6 分，轻伤；IISI 7～13 分，重伤；IISI 14～24 分，危重；IISI 25 分以上，可能死亡。IISI 用于其他患者评分：IISI 0～3 分，无须住院治疗；IISI 4～6 分，需住院治疗；IISI 7～11 分，需监护或手术；IISI 12 分以上，死亡可能性大。

八、肢体损伤严重程度评分

肢体损伤严重程度评分（mangled extremity severity score，MESS）见表 3.6。

表 3.6 肢体损伤严重程度评分表

内容	分数
1.骨骼和软组织损伤	
低能量（刺伤、简单骨折、"民间枪击伤"）	1
中能量（开放或多发骨折、脱位）	2
高能量（远程枪击伤或军事枪击伤，挤压伤）	3
非高能量（以上外加大面积污染、软组织撕脱）	4
2.肢体局部缺血（局部缺血>6h，分数加倍）	
脉搏减弱或消失，但灌注正常	1
无脉搏，且感觉障碍，毛细血管充盈障碍	2
皮肤凉、瘫痪、无知觉，麻木	3
3.休克	
收缩压>90mmHg	0
暂时性低血压	1
持续性低血压	2
4.年龄	
<30 岁	0
30~50 岁	1
>50 岁	2

注：MESS<7 分可行保留肢体治疗；MESS≥7 分应考虑一期截肢。

九、脊髓损伤分级

美国脊髓损伤协会（American Spinal Injury Association，ASIA）损伤评分见表 3.7。

表 3.7 ASIA 损伤评分

分级	描述
A	完全性损伤，无运动及感觉功能存留
B	不完全性损伤，感觉功能保存，无运动功能
C	不完全性损伤，损伤水平以下的运动功能保存，但其主要肌力小于 3 级
D	不完全性损伤，损伤水平以下的运动功能保存，其主要肌力大于或等于 3 级
E	正常，运动及感觉功能正常

十、院 前 指 数

院前指数（prehospital index，PHI）见表 3.8。

表 3.8 院前指数评分表

生理指标	参数	评分
收缩压（mmHg）	>100	0
	86~100	1
	75~85	2
	0~74	5

续表

生理指标	参数	评分
脉搏（次/分）	55～119	0
	≥120	3
	<50	5
呼吸	正常	0
	费力或表浅	3
	<10 次/分或需插管	5
意识	正常	0
	模糊或烦躁	3
	言语不可理解	5

注：各参数的评分值相加得到的总分为 PHI，总分 0～20 分。PHI 0～3 分为轻伤，死亡率 1%，手术率 2%；PHI 4～20 分为重伤，死亡率 16.4%，手术率 49.1%。伴胸腹穿通伤则另加 4 分（总分 0～24 分）。1986 年由 Koehler 经过前瞻性研究提出 PHI，此法使用方便，至今仍在使用。对其敏感性褒贬不一，有些学者认为其敏感性差，国外则有资料认为其敏感性可达到 94.4%，特异性 94.6%，优于其他院前评分指数。计分特点为分数越高提示伤情越重。以收缩压、脉搏、呼吸和意识状态情况为评分参数，并结合伤类构成。此法可有效、准确地在创伤现场区分重伤和轻伤，方便后续急诊科工作。PHI 由收缩压、脉搏、呼吸、意识作为生理指标，每项分别评 0～5 分。PHI 预测指标严格限制于手术或死亡两项，涵盖面大，无假阴性，避免了漏诊和医疗事故的发生。

十一、院前状况评分

院前状况评分（pre-hospital index，PHI）见表 3.9。

表 3.9　院前状况评分表

参数	级别	分值
呼吸	正常	0
	费力或浅	3
	<10 次/分或需插管	5
神志	正常	0
	混乱或好动	3
	无可理解语言	5
收缩压（mmHg）	>100	0
	85～100	1
	75～85	2
	0～75	5
脉搏（次/分）	≥120	3
	51～119	0
	<50	5

注：胸部或腹部有穿通伤者再加 4 分，PHI 灵敏度为 94.4%，0～3 分为轻伤，死亡率为 0，需要手术的比例为 2%，4～20 分为重伤，死亡率为 16.4%，需要手术的比例为 49.1%。

十二、Spetzler 动静脉畸形分级

Spetzler 动静脉畸形（arteriovenous malformation，AVM）分级评分标准见表 3.10。

表 3.10 Spetzler 动静脉畸形分级评分标准

项目	计分
AVM 大小（血管团最大直径）	
小（<3cm）	1
中（3~6cm）	2
大（>6cm）	3
AVM 部位	
非重要功能区	0
重要功能区	1
引流静脉	
浅静脉	0
深静脉或深浅静脉都参与	1

十三、外科手术患者静脉血栓栓塞症风险评估

外科手术患者静脉血栓栓塞症（venous thromboembolism，VTE）风险评估见表 3.11 和表 3.12。

（一）风险评分

表 3.11 风险评分

评分	描述
1	41~60 岁、BMI>25kg/m²、下肢水肿、静脉曲张、孕期或产后、反复自然流产史、口服避孕药或激素替代治疗中、败血症（1 个月内）、严重肺病（1 个月内）、PET 检查异常、急性心肌梗死（AMI）、慢性心力衰竭（CHF）、炎症性肠病（IBD）病史、长期卧床
2	61~74 岁、关节镜、较大开腹/腔镜手术（切口>45mm）、肿瘤、严格卧床（>72h）、石膏外固定、中心静脉导管置入
3	≥75 岁、VTE 史、家族 VTE 史、Leiden 突变、凝血酶原缺乏、狼疮抗凝物（LA）阳性、抗心磷脂抗体（ACL）阳性、高同型半胱氨酸血症、肝素诱导性血小板减少症（HIT）、其他遗传/获得性易栓症
5	脑卒中（1 个月内）、择期关节成形术、髋/盆腔/下肢骨折、急性脊髓损伤（1 个月内）

（二）风险分级及预防原则

表 3.12 风险分级及预防原则

风险级别	评分	预防原则*
极低危	0	术后早期活动
低危	1~2	物理性抗栓，如间歇性充气压力装置
中危	3~4	药物抗凝，如低分子肝素（LMWH）**、肝素或磺达肝癸钠
高危	≥5	药物抗凝+物理性抗凝

*有抗凝禁忌者，用物理方法抗栓。仅用于普通外科、盆腔、血管、各种成形或重建术。

**LMWH 预防使用量无统一标准，依诺肝素钠（克赛）北美：30mg，q12h（术后 12~24h 开始）；欧洲：40mg，qd（术前 12h 开始）。

参 考 文 献

全国卫生技术资格考试专家委员会，2012. 2012 全国卫生专业技术资格考试指导：重症医学［M］. 北京：人民卫生出版社：488-490.

荣国威，王承武，2006. 骨折［M］. 北京：人民卫生出版社：69-71.

赵九良，冯云路，2014. 协和内科住院医师手册［M］. 2 版. 北京：中国协和医科大学出版社：496.

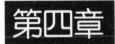

骨关节相关评分

一、AOFAS 踝-后足评分系统

1994 年美国足踝外科医师协会（American College of Foot and Ankle Surgeons，AOFAS）制定并推荐了踝-后足评分系统（ankle hindfoot scale），共 9 项，各项直接相加得到总分，满分 100 分。该评分系统适用于所有足踝部创伤和疾病（表 4.1）。

表 4.1　AOFAS 踝-后足评分系统

项目	分级	评分
疼痛（40 分）	无	40
	轻度，偶见	30
	中度，常见	20
	重度，持续	0
功能和自主活动、支撑情况（10 分）	不受限、不需要支撑	10
	日常活动不受限，娱乐活动受限，需扶手杖	7
	日常和娱乐活动受限，需扶手杖	4
	日常和娱乐活动严重受限，需扶车、拄拐、轮椅、支架	0
最大步行距离（街区）（5 分）	>6 个	5
	4～16 个	4
	1～3 个	2
	<1 个	0
地面步行（5 分）	任何地面无困难	5
	走不平地面、楼梯、斜坡时有困难	3
	走不平地面、楼梯、斜坡很困难	0
反常步态（8 分）	无，轻微	8
	明显	4
	显著	0
前后活动（屈曲加伸展）（8 分）	正常或轻度受限（≥30°）	8
	中度受限（15°～29°）	4
	重度受限（<15°）	0

续表

项目	分级	评分
后足活动（内翻加外翻）（6分）	正常或轻度受限（75%～100%正常）	6
	中度受限（25%～74%正常）	3
	重度受限（＜25%）	0
踝-后足稳定性（前后，内翻/外翻）（8分）	稳定	8
	明显不稳定	0
足部对线（10分）	优：跖行足，踝-后足排列正常	10
	良：跖行足，踝-后足明显排列成角，无症状	5
	差：非跖行足，严重排列紊乱，有症状	0

结果：优（90～100分）；良（75～89分）；一般（50～74分）；差（＜50分）。

二、IOWA 跟骨骨折功能评分

IOWA 跟骨骨折功能评分（表 4.2）由患者和临床医生共同完成，其中疼痛所占比重最大，满分为 100 分，分值越高提示功能越好。

根据评分将疗效分为优、良、中、差，即 90～100 分为优，75～85 分为良，55～70 分为中，55 分以下为差。

表 4.2　IOWA 跟骨骨折功能评分

项目	评分
A. 疼痛	
无	50
活动时偶尔有轻微疼痛	40
活动时疼痛，需要使用镇痛药物	20
休息时疼痛	0
B. 活动水平	
无影响	25
工作或娱乐活动无影响	20
行走无明显受限，但地面不平时行走有些困难	20
工作轻微影响	15
工作中度影响	10
由于足导致需要调换工作或不能步行超过 5 个街区	5
无法工作或步行不超过 5 个街区	5
C. 距下关节活动度	
15°～30°	5
15°以内	0

续表

项目	评分
D. 跛行	
无	5
有	0
E. 辅助工具	
无	5
手杖	0
F. 美观性	
满意	5
不满意	0
G. 穿鞋	
无变化	5
有变化	0
总计	100

三、Hildebrand-Buckley 跟骨骨折的视觉模拟评分

Hildebrand 和 Buckley 于 1996 年提出针对关节内跟骨骨折疗效评价的视觉模拟评分量表，即 Hildebrand-Buckley 跟骨骨折的视觉模拟评分（visual analogue score，VAS）并证明该量表与其他评估工具如 SF-36、McGill 疼痛问卷及 Rowe 评分之间具有高度的一致性。该量表共记录 12 个问题，用于评价足部疼痛及功能（表 4.3）。

表 4.3 Hildebrand-Buckley 跟骨骨折的视觉模拟评分

针对下列每一个问题，请在线上标出最能描述你跟骨骨折后状况的部位。前五个问题参照你疼痛及不适的程度。

1. 你的后跟/足经常受伤吗？

总是   从不

2. 你的后跟/足有多痛？

极度疼痛   无疼痛

3. 你因为后跟/足的疼痛而导致夜间睡眠困难吗？

总是   从不

4. 你在早晨起床的时候觉得后跟/足有僵硬或不适吗？

总是   从不

续表

5. 你在一天活动结束后晚上觉得后跟/足疼痛吗？

总是　　　　　　　　　　　　　　　　从不

下列问题参照肢体运动功能

6. 你在平地上行走困难吗？

极度困难　　　　　　　　　　　　无困难

7. 你在不平的地上行走困难吗？

极度困难　　　　　　　　　　　　无困难

8. 你上、下山时或在斜坡上行走困难吗？

极度困难　　　　　　　　　　　　无困难

9. 你在长距离行走时困难吗？

极度困难　　　　　　　　　　　　无困难

10. 你长时间站立有困难吗？

极度困难　　　　　　　　　　　　无困难

11. 你跑步有困难吗？

极度困难　　　　　　　　　　　　无困难

12. 你行走时有跛行吗？

总是　　　　　　　　　　　　　　从不

综合各方面考虑，请在下面的线上标出你跟骨骨折在此时的总体效果

极差　　　　　　　　　　　　　　很好

四、Creighton-Nebraska 跟骨骨折评分

Crosby 和 Fitzgibbons 于 1990 年在报道以 CT 资料指导关节内跟骨骨折分类的临床研究中，首次提出一种用于跟骨骨折疗效评价的工具。该评分由患者和临床医生共同完成，包括疼痛、活动能力、距下关节运动范围、恢复工作情况、穿鞋尺码的改变及肿胀 6 个方面，总分 100 分，分数越高提示功能越好（表 4.4）。

表 4.4　**Creighton-Nebraska 跟骨骨折评分**

评价内容	评分（分）
A 疼痛（30 分）	
活动时	
行走时无疼痛或疼痛可忽略	15
行走时轻度疼痛；需服用阿司匹林等镇痛药	10
行走时中度疼痛；需服用可待因等镇痛药	5
行走时重度疼痛；活动严重受限	0
休息时	
休息时无疼痛或疼痛可忽略	15
休息时轻度疼痛	10
休息时中度疼痛	5
休息时重度疼痛	0
评分	/30
B 活动能力（20 分）	
行走和站立不受限	20
行走 5～10 个街区；持续站立超过半小时	15
行走 1～5 个街区；持续站立半小时或更短	10
行走不到 1 个街区（仅能在室内行走）	5
不能行走	0
评分	/20
C 距下关节运动范围（20 分）	
25°～30°=80%～100%	20
20°～25°=60%～80%	15
15°～20°=40%～60%	10
10°～15°=20%～40%	5
0°～10°=0～20%	0
评分	/20
D 恢复工作情况（20 分）	
全职工作，和原来一样	20
全职工作，有些限制	15
全职工作，但换了工种	10
兼职工作，有些限制	5
不能工作	0
评分	/20

续表

评价内容	评分（分）
E 穿鞋尺码的改变（5分）	
没有改变	5
有改变	0
评分	/5
F 肿胀（5分）	
无	5
轻度	3
中度	2
重度	0
评分	/5
总分	

五、Domsic-Saltzman 踝关节骨关节炎评分

踝关节骨关节炎评分（ankle osteoarthritis scale，AOS）由 Domsic RT 和 Saltzman CL 于 1998 年根据足部功能指数——一个评价足部类风湿疾病的可视化模拟量表改良而成的，主要用于评价踝关节骨关节炎患者的症状及功能受限程度，也有人将该量表用于其他疾病的研究，该量表所有问题均为患者自评，包括两大类，即疼痛和功能缺陷，每一类包括 9 个问题，对每个问题采用可视化模拟量表进行评分，最后得出每一类的分数及总分。分数越高提示疼痛及功能缺陷的程度越严重（表 4.5）。

表 4.5 踝关节骨关节炎评分

你的踝关节有多痛？（没有处于这些项目所描述的状态中，请做标记）

1. 最严重的时候有多痛？

无疼痛　　　　　　　　　　极度疼痛

2. 起床前有多痛？

无疼痛　　　　　　　　　　极度疼痛

3. 赤足行走时有多痛

无疼痛　　　　　　　　　　极度疼痛

4. 赤足站立时有多痛？

无疼痛　　　　　　　　　　极度疼痛

续表

5. 穿鞋行走时有多痛？

无疼痛　　　　　　　　　　极度疼痛

6. 穿鞋站立时有多痛？

无疼痛　　　　　　　　　　极度疼痛

7. 穿支具鞋或矫形鞋行走时有多痛？

无疼痛　　　　　　　　　　极度疼痛

8. 穿支具鞋或矫形鞋站立时有多痛？

无疼痛　　　　　　　　　　极度疼痛

9. 一天结束后有多痛？

无疼痛　　　　　　　　　　极度疼痛

你做下列活动有多困难

1. 在房屋周围行走有多困难？

无　　　　　　　　　　极度疼痛

2. 在户外不平的路行走有多困难？

无　　　　　　　　　　极度疼痛

3. 走 4 个或更多街区有多困难？

无　　　　　　　　　　极度疼痛

4. 上楼梯有多困难？

无疼痛　　　　　　　　　　极度疼痛

5. 下楼梯有多困难？

无疼痛　　　　　　　　　　极度疼痛

6. 用脚尖站立有多困难？

无疼痛　　　　　　　　　　极度疼痛

7. 从椅子上站立起来有多困难？

无疼痛　　　　　　　　　　极度疼痛

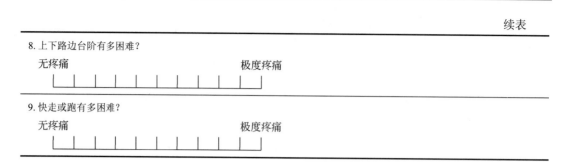

续表

| 8. 上下路边台阶有多困难？ |
| 无疼痛 　　　　　　　　　　　　　　　极度疼痛 |

| 9. 快走或跑有多困难？ |
| 无疼痛 　　　　　　　　　　　　　　　极度疼痛 |

六、Böstman 髌骨骨折功能评分

1981 年，Böstman 等在对 64 例有移位的髌骨粉碎性骨折患者的手术疗效进行回顾性研究时，提出髌骨骨折功能评分系统，包括运动范围、疼痛、工作情况、股四头肌萎缩、辅助工具、关节积液、打软腿、上楼梯等方面的内容，是目前应用最广泛的髌骨骨折疗效评价体系。总分 30 分表示功能最佳。具体评价标准：优 30～28 分；中 27～20 分；差＜20 分（表 4.6）。

表 4.6　Böstman 髌骨骨折功能评分

评价指标	分数
运动范围	
完全伸直，关节活动范围（range of motion，ROM）＞120°	6
完全伸直，ROM 90°～120°	3
不能完全伸直，ROM＜120°	0
疼痛	
无疼痛或劳累后轻微疼痛	6
劳累后中度疼痛	3
日常活动时疼痛	0
工作情况	
正常工作	4
工作困难	2
不能工作	0
股四头肌萎缩（髌骨近端 10cm 测量周径，与健侧比较）	
＜12mm	4
12～25mm	2
＞25mm	0
辅助工具	
无	4
有时需要手杖	2
一直需要手杖	0

续表

评价指标	分数
关节积液	
无	2
偶尔有	1
有	0
打软腿	
无	2
偶尔有	1
经常有	0
上楼梯	
正常	2
困难	1
不能	0

七、Schatzker-Lambert 股骨远端骨折功能评分

Schatzker 和 Lambert 于 1979 年提出股骨远端骨折的功能评分系统，根据膝关节屈伸活动、畸形及疼痛等指标将关节功能分为优、良、中、差。该评分全部由临床医师完成（表 4.7）。

表 4.7 Schatzker-Lambert 股骨远端骨折功能评分

评价	评价指标
优：膝关节完全伸直	膝关节屈曲功能丢失小于 10°
	无内翻、外翻及旋转畸形
	无疼痛
	关节匹配性好
良：最多符合其中 1 条	下肢缩短≤1.2cm
	内翻或外翻畸形<10°
	膝关节屈曲功能丢失≤20°
中：符合其中 2 条	下肢缩短≤1.2cm
	内翻或外翻畸形<10°
	膝关节屈曲功能丢失≤20°
差：符合下面任意 1 条	膝关节屈曲畸形 90° 或更差
	内外翻畸形超过 15°，关节匹配性差
	疼痛导致功能丧失（不考虑 X 线检查结果）

八、Majeed 骨盆骨折评分系统

该评分系统由 Majeed 于 1989 年在对 60 例骨盆骨折进行的前瞻性研究中总结出来的。受伤前有工作的患者总分为 100 分，无工作的患者总分为 80 分（工作一项不计分），计算总分后进行临床分级。评分标准：受伤前工作的患者，优（>85 分），良（70~84 分），中（55~69 分），差（<55 分）。受伤前不工作的患者，优（>70 分），良（55~69 分），中（45~54 分），差（<45 分）（表 4.8）。

表 4.8　Majeed 骨盆骨折评分系统

评价内容	评分
疼痛（30 分）	
休息时有持续、剧烈的疼痛	0~5
活动时有剧烈的疼痛	10
疼痛可忍受，但活动受限	15
活动时中度疼痛，休息后缓解	20
轻度间歇性疼痛，活动不影响	25
轻度、偶尔疼痛或无疼痛	30
受伤后工作（20 分）（仅对受伤前有工作的患者进行此项评分）	
不规律的工作	0~4
较轻的工作	8
更换了工作	12
做同样的工作，但工作能力减少	16
做同样的工作，同样的工作能力	20
坐（10 分）	
疼痛	0~4
久坐会出现疼痛或动作不灵活	6
不适感	8
正常	10
站（36 分）	
A. 行走时的辅助（12 分）	
几乎卧床不起	0~2
坐轮椅	4
需要两根腋杖	6
需要两根手杖	8
需要一根手杖	10
不需要手杖	12

续表

评价内容	评分
B.步态（12分）	
不能或几乎不能行走	0～2
拖着脚小步行走	4
严重跛行	6
中度跛行	8
轻度跛行	10
正常	12
C.行走距离（12分）	
卧床不起或几乎不能走	0～2
仅能走很短的距离及很短的时间	4
需要手杖，行走困难	6
需要手杖，可行走1h	8
不需要手杖，可行走1h，轻度疼痛或跛行	10
相对于年龄及全身状况来说正常	12
性生活（4分）	
疼痛	0～1
延长时间疼痛	2
不适	3
正常	4

注：工作指正常体力活动并能胜任日常劳动。不工作指能进行正常体力活动不能胜任日常劳动。

　　为了评价患者的关节功能及其生活质量在治疗前后的差别，需要有一个标准。近年来医学界已设计了多种评分方法，这些评分方法在实际应用中评价不一。一线医师选用的出发点也不尽相同，从而褒贬各异。从实用性角度考虑，向骨科医生推荐下列几类评分方法，供参考使用。

　　下文共列出如下评分标准：①肩关节评分；②肘关节评分；③腕关节评分；④髋关节功能评分（Harris 髋关节功能评定标准）；⑤膝关节评分；⑥Maryland 足功能评分；⑦踝关节评分。

九、肩关节评分

　　（一）ASES 评分（American Soulder and Elbow Surgeons' Form，美国肩肘外科协会评分）

　　肩关节功能的评价见表 4.9。

表 4.9　ASES 评分

肩关节功能评价 美国肩肘外科协会（ASES）			
姓名：		日期：	
年龄：	优势手：左　　右	性别：　男　　女	
诊断：		初诊：　是　　否	
手术日期：　年　　月　　日（或未手术）		随诊：　年　　月　　日	

续表

患者自我评估		
您是否有肩部疼痛？	是	否

请在右图中标记您的肩痛部位

右　左　　　左　右

您是否有肩关节炎的夜间疼痛？	是	否
您是否服用或外用镇痛药（阿司匹林、芬必得、双氯芬酸等）？	是	否
您是否使用麻醉药品镇痛（可待因、哌替啶等）？	是	否
您每日平均服用药物剂量（片数）：	片	

您疼痛的程度：

```
        2   4   6   8
0 └─┴─┴─┴─┴─┴─┴─┴─┴─┴─┘ 10
```

0 表示无痛，数值越高疼痛越严重，请在上方标尺中标记您认为的疼痛程度

您的肩关节是否不稳定？（即您是否感觉肩关节可能脱位？）	是	否

您肩关节不稳定的程度：

```
        2   4   6   8
0 └─┴─┴─┴─┴─┴─┴─┴─┴─┴─┘ 10
```

0 表示稳定，数值越高脱位可能性越大，请在上方标尺中标记您认为的不稳定程度

请标记您从事下述活动的能力：0=完全不能；1=非常困难；2=有点困难；3=无任何困难

活动		右肩				左肩			
1. 穿大衣		0	1	2	3	0	1	2	3
2. 侧卧位休息，患侧位于下方		0	1	2	3	0	1	2	3
3. 清洗背部或系胸带		0	1	2	3	0	1	2	3
4. 上厕所		0	1	2	3	0	1	2	3
5. 梳头		0	1	2	3	0	1	2	3
6. 从高处够东西		0	1	2	3	0	1	2	3
7. 将 5kg 重物举过肩		0	1	2	3	0	1	2	3
8. 举手过肩投球		0	1	2	3	0	1	2	3
9. 从事日常工作	举例：	0	1	2	3	0	1	2	3
10. 从事日常活动	举例：	0	1	2	3	0	1	2	3

注：ASES 患者自评的公式为（10−肩关节疼痛得分）×5+（日常活动得分累加×5/3）。

ASES 评分满分为 100 分，分值越高提示肩关节功能越好。

（二）Constant 肩关节评分（表 4.10）

表 4.10 Constant 肩关节评分表

患者信息：	手术/诊断	日期：
	位置：左　　右	
	检查时间：术前 术后：3 个月　　6 个月　　1 年　　2 年 _____ 年	

A. 疼痛（15%）：平均值（1+2）　　A 项目得分_____

1. 您在日常活动中是否出现过肩关节疼痛？

无 15 分　轻度疼痛 10 分　中度疼痛 5 分　重度疼痛 0 分　得分_____

2. 疼痛程度：在下述线性标度中，如果"0"表示无痛，而"15"表示您所能体会到的最严重疼痛，请标注您肩关节疼痛的程度（表明疼痛程度的线性标度与计算得分的线性标度相反，如疼痛"5"对应 10 分）

疼痛程度：

| 0 | 1 | 2 | 3 | 4 | 5 | 6 | 7 | 8 | 9 | 10 | 11 | 12 | 13 | 14 | 15 |

得分：

| 15 | 14 | 13 | 12 | 11 | 10 | 9 | 8 | 7 | 6 | 5 | 4 | 3 | 2 | 1 | 0 |

B. 日常活动（20%）：累加（1+2+3+4）　　B 项目得分_____

1. 您的工作或日常活动是否受到肩关节的限制？

无 4 分　　中度受限 2 分　　重度受限 0 分　　得分_____

2. 您的休闲或娱乐活动是否受到肩关节的限制？

无 4 分　　中度受限 2 分　　重度受限 0 分　　得分_____

3. 您的夜间睡眠是否受到肩关节的影响？

从未影响 2 分　　偶有影响 1 分　　时常影响 0 分　　得分_____

4. 在适度的活动中，您的上肢在肩关节无痛时可达到的水平面：

腰部 2 分　　胸骨剑突 4 分　　颈部 6 分　　头部 8 分　　头部以上 10 分　　得分_____

C. 活动范围（40%）（由骨科医师完成查体）：累加（1+2+3+4）　　C 项目得分_____

		0°～30°	0 分
		31°～60°	2 分
		61°～90°	4 分
1. 屈曲		91°～120°	6 分
		121°～150°	8 分
		＞～150°	10 分
		0°～30°	0 分
		31°～60°	2 分
		61°～90°	4 分
2. 外展		91°～120°	6 分
		121°～150°	8 分
		＞150°	10 分

续表

	手可及头后部且肘关节朝前	2分
3. 外旋	手可及头后部且肘关节朝后	4分
	手可及头上部且肘关节朝前	6分
	手可及头上部且肘关节朝后	8分
	完全举起上肢	10分
	大腿	0分
	臀部	2分
4. 内旋（手背向后方可触及水平）	骶髂关节	4分
	腕部	6分
	T_{12}	8分
	肩胛骨边缘	10分

D. 力量（25%）：平均值（kg）×2　　　D 项目得分＿＿＿＿＿＿＿＿

第1次拉力：　　　第2次拉力：　　　第3次拉力：　　　第4次拉力：　　　第5次拉力：

总分（100分）：A＋B＋C＋D＿＿＿＿＿＿＿＿

附：UCLA 肩关节评分系统（表 4.11）

表 4.11　UCLA 肩关节评分系统

功能/治疗反应	评分
疼痛	
持续性疼痛并且难以忍受；经常服用强镇痛药物	1
持续性疼痛可以忍受；偶尔服用强镇痛药物	2
休息时不痛或轻微痛，轻微活动时出现疼痛，经常服用水杨酸制剂	4
仅在重体力劳动或激烈运动时出现疼痛，偶尔服用水杨酸制剂	6
偶尔出现并且很轻微	8
无疼痛	10
功能	
不能使用上肢	1
仅能轻微活动上肢	2
能做轻家务劳动或大部分日常生活	4
能做大部分家务劳动、购物、开车；能梳头、自己更衣，包括系乳罩	6
仅轻微活动受限；能举肩工作	8
活动正常	10
向前侧屈曲活动	
150°以上	5
120°～150°	4

续表

功能/治疗反应	评分
90°～120°	3
45°～90°	2
30°～45°	1
<30°	0
前屈曲力量（手测量）	
5 级（正常）	5
4 级（良）	4
3 级（可）	3
2 级（差）	2
1 级（肌肉收缩）	1
0 级（无肌肉收缩）	0
患者满意度	
满意，较以前好转	5
不满意，比以前差	0

注：总分为 35 分。优 34～35 分，良 29～33 分，差<29 分。

UCLA：University of California at Los Angeles，美国加州大学洛杉矶分校。

十、肘关节评分

（一）Mayo 肘关节评分

Mayo 肘关节评分见表 4.12。

表 4.12 Mayo 肘关节评分

功能	分值
疼痛（45 分）	
无痛	45
轻度	30
中度	15
严重	0
活动范围（20 分）	
幅度>100°	20
50°<幅度<100°	15
幅度<50°	5
稳定性（10 分）	
稳定	10

续表

功能	分值
中度不稳定	5
极度不稳定	0
功能（25分）	
能梳头	5
能自己吃饭	5
能搞好个人卫生	5
能穿衬衫	5
能穿鞋	5

注：95~100分为优，80~94分为良，60~79分为一般，0~59分为差。

（二）改良肘关节 HSS 评分

改良肘关节 HSS 评分见表4.13。

表4.13　改良肘关节 HSS 评分

症状及体征	分值
Ⅰ.疼痛（30分）	
1.无疼痛史	30
2.弯曲时不痛	15
3.弯曲时稍痛	10
4.弯曲时中度痛	5
5.弯曲时严重痛	0
6.休息时不痛	15
7.休息时稍痛	10
8.休息时中度痛	5
9.休息时重度疼痛	0
Ⅱ.功能（20分）	
A	
1.弯曲活动30分钟	8
2.弯曲活动15分钟	6
3.弯曲活动5分钟	0
4.肘关节失用	0
B（适用于非运动员患者）	
1.肘关节活动不受限	12

续表

症状及体征	分值
2. 仅可娱乐活动	10
3. 仅限家务活动和工作	8
4. 有独立生活能力	6
5. 肘关节失用	0
C.（适用于非运动员患者）	
1. 可从事高水平竞技比赛	12
2. 可正常训练	10
3. 影响训练 50% 以下	8
4. 影响训练 50% 以上	4
5. 不能正常训练	0
III. 伸、屈范围（20 分）	
每降低 7° 计 1 分	
IV. 肌力（10 分）	
1. 提 2.3kg 重物，屈曲 90°	10
2. 提 0.9kg 重物，屈曲 90°	8
3. 可抗重力屈曲	5
4. 不能屈曲	0
V. 屈曲挛缩（6 分）	
1. 可完全伸直	6
2. 伸直受限小于 15°	5
3. 15°～45°	4
4. 45°～90°	2
5. 挛缩超过 90°	0
VI. 伸直挛缩（6 分）	
1. 屈曲角度小于 15°	6
2. 屈曲角度小于 125°	4
3. 屈曲角度小于 100°	2
4. 小于 80°	0
VII. 旋前（4 分）	
1. 大于 60°	4
2. 30°～60°（含 60°）	3
3. 15°～30°（含 30°）	2
4. 小于 0°	0

症状及体征	分值
Ⅷ. 旋后（4 分）	
1. 大于 60°	4
2. 45°~60°（含 60°）	3
3. 15°~45°（含 45°）	2
4. 小于 0°	0
手术满意度：	
★ 非常满意	
★ 满意	
★ 不满意	
日常生活活动恢复时间：	
工作恢复时间：	
训练恢复时间：	
竞技比赛恢复时间：	

注：优秀为 90~100 分；良好为 80~89 分；一般为 70~79 分；较差为 60~69 分；最差为<60 分。

（三）肘关节 HSS 评分

肘关节 HSS 评分见表 4.14。

表 4.14　肘关节 HSS 评分

标准	评分
疼痛（40 分）	
无或可被忽视	50
轻微疼痛，偶尔需服止痛药	45
中度疼痛，每日需服止痛药	35
中度疼痛，休息或夜间痛	15
严重疼痛，影响日常生活	0
功能（60 分）	
活动（25 分）	
不受限	25
轻微受限，但不影响日常生活	20
不能举起超过 4.5kg（10 磅）物体	15
日常生活中度受限	10
不能梳头或触摸头部	5
不能自己进食	0
屈曲活动（15 分）	
150°以上	5

续表

标准	评分
120°～150°	4
90°～120°	3
45°～90°	2
30°～45°	1
<30°	0
持久性（8分）	
使用超过30min	8
使用超过15min	6
使用超过5min	4
不能使用肘关节	0
整体使用情况（12分）	
使用不受限	12
娱乐时受限	10
家务及工作受限	8
生活自理受限	6
不能使用	0

注：优为90～100分；良为80～89分；一般为70～79分；较差为60～69分；最差为<60分。

十一、腕关节评分

（一）Cooney腕关节评分

Cooney腕关节评分见表4.15。

表 4.15　Cooney 腕关节评分（改良 Green 和 O'Brien 腕关节评分）

标准	评分
1.疼痛（25分）	
无	25
轻度，偶尔	20
中度，可以忍受	15
严重，不能忍受	0
2.功能状况（25分）	
恢复到平时工作状况	25
工作上受限制	20

标准	评分
能够坚持工作但未被聘用	15
由于疼痛而无法工作	0
3. 活动度（25分）采用 3a 或 3b	
3a. 活动度（正常的百分数）（25分）（与健侧对比）	
100%	25
75%～99%	15
50%～74%	10
25%～49%	5
0～24%	0
3b.背伸/掌屈活动度（仅检查伤手）	
120°以上	25
91°～119°	15
61°～90°	10
31°～60°	5
30°以下	0
4. 握力（与健侧对比）（25分）	
100%	25
75%～99%	16
50%～74%	10
25%～49%	5
0～24%	0

注：优为 90～100 分；良为 80～89 分；可为 65～79 分；差为 65 分以下。

（二）Gartland-Werley 腕关节评分

1951 年 Gartland-Werley 针对桡骨远端骨折愈合后的最终疗效，提出腕关节功能评分系统，根据总分将疗效分为优、良、中、差，目前已经广泛应用于桡骨远端骨折的功能评价中（表 4.16）。

表 4.16 Gartland-Werley 腕关节评分

评价内容	得分
A 畸形（0～3 分）	
突出的尺骨茎突	1
背侧倾斜	2
桡偏畸形	2～3
B 主观评价（0～6 分）	

续表

评价内容	得分
优：无疼痛、能力丧失及运动受限	0
良：偶尔有疼痛，活动轻度受限，无能力丧失	2
中：偶尔有疼痛，活动部分受限，感觉腕关节无力，无明显劳动能力丧失，活动轻度受限	4
差：疼痛，活动受限，劳动能力丧失，活动明显受限	6
C 客观评价（0～5 分）	
背伸减少（<45°）	5
尺偏减少（<15°）	3
旋后减少（<50°）	2
掌屈减少（<30°）	1
桡偏减少（<15°）	1
环形运动减少	1
下尺桡关节疼痛	1
D 并发症（0～5 分）	
关节炎改变	
轻微	1
轻微伴疼痛	3
中度	2
中度伴疼痛	4
严重	3
严重伴疼痛	5
无并发症	1～3
由于石膏固定导致手指功能不佳	1～2
E 最终效果	
优	0～2
良	3～8
中	9～20
差	21 以上

十二、髋关节功能评分（Harris 髋关节功能评定标准）

Harris 髋关节功能评定标准见表 4.17。

表 4.17 Harris 髋关节功能评定标准

项目		得分	项目		得分
Ⅰ.疼痛			第2条 功能活动		
无	(44)		（1）上楼梯		
轻微	(40)		正常	(4)	
轻度，偶服止痛药	(30)		正常，需扶楼梯	(2)	
轻度，常服止痛药	(20)		勉强上楼	(1)	
重度，活动受限	(10)		不能上楼	(0)	
不能活动	(0)		（2）穿袜子，系鞋带		
Ⅱ.功能			容易	(4)	
第1条 步态			困难	(2)	
（1）跛行			不能	(0)	
无	(11)		（3）坐椅子		
轻度	(8)		任何角度坐椅子，大于		
中度	(5)		1 小时	(5)	
重度	(0)		高椅子坐半小时以上	(3)	
不能行走	(0)		坐椅子不能超过半小时	(0)	
（2）行走时辅助			（4）上公共交通	(1)	
不用	(11)		不能上公共交通	(0)	
长距离用 1 个手杖	(7)		Ⅲ. 畸形	(4)	
全部时间用 1 个手杖	(5)		具备下述四条		
拐杖	(4)		1. 固定内收畸形＜10°		
2 个手杖	(2)		2. 固定内旋畸形＜10°		
2 个拐杖	(0)		3. 肢体短缩＜3.2cm		
不能行走	(0)		4. 固定屈曲畸形＜30°		
（3）行走距离			Ⅳ.活动度（屈+展+收+内旋+外旋）		
不受限	(11)		210°～300°	(5)	
1000 米以上	(8)		160°～209°	(4)	
500 米左右	(5)		100°～159°	(3)	
室内活动	(2)		60°～99°	(2)	
卧床或坐椅	(0)		30°～59°	(1)	
			0°～29°	(0)	
			另一种活动度计分法：（各指标分值=各活动弧度×相应的指数）		
			1. 屈曲 0°～45°×1.0；45°～90°×0.6；90°～110°×0.3		
			2. 外展 0°～15°×0.8；15°～20°×0.3；＞20°×0		
			3. 伸直位外旋 0°～15°×0.4；＞15°×0		
			4. 伸直位内旋任何范围均为 0		
			5. 内收 0°～15°×2		
			活动范围的总得分=各指标分值的总和×0.05		

注：满分 100 分。优为 90～100 分；良为 80～90 分；中为 70～79 分；差为＜70 分。

十三、膝关节评分

（一）HSS 膝关节评定系统

HSS 膝关节评定系统见表 4.18。

表 4.18 HSS 膝关节评定系统

项目	得分	项目	得分
疼痛（30 分）		肌力（10 分）	
任何时候均无疼痛	30	优：完全能对抗阻力	10
行走时无疼痛	15	良：部分对抗阻力	8
行走时轻微疼痛	10	中：能带动关节活动	4
行走时中度疼痛	5	差：不能带动关节活动	0
行走时严重疼痛	0	屈膝畸形（10 分）	
休息时无疼痛	15	无畸形	10
休息时轻微疼痛	10	<5°	8
休息时中度疼痛	5	5°～10°	5
休息时重度疼痛	0	>10°	0
功能（22 分）		稳定性（10 分）	
行走、站立无限制	22	正常	10
行走 5～10 个街区（2.5～5km）	10	轻微不稳 0°～5°	8
行走 1～5 个街区（0.5～2.5km）	8	中度不稳 5°～15	5
行走 1 个街区（0.5km）	4	严重不稳>15°	0
不能行走	0	减分项目	
能上楼梯	5	使用单手杖	−1
能上楼梯，但需支具	2	使用单拐杖	−2
只能室内行走，不需要支具	5	使用双拐	−3
只能室内行走，需支具	2	伸直滞缺 5°	−2
活动度（18 分）		伸直滞缺 10°	−3
每活动 8°记 1 分，最高 18 分		伸直滞缺 15°	−5
		每 5°外翻	−1
		每 5°内翻	−1

注：优为>85 分；良为 70～84 分；中为 60～69 分；差为<59 分。

（二）膝关节手术患者评分表

膝关节手术患者评分表（KSS）见表 4.19。

表 4.19 膝关节手术患者评分表

评分级别	评分项目				评分	术前	术后
		I 临床评分					
	项目		疼痛（最高分 50 分）				
A	平地行走	a	无痛		35		
		b	轻度或偶尔疼痛		30		
		c	中度疼痛		15		
		d	重度疼痛		0		
	爬楼梯	a	无痛		15		
		b	轻度或偶尔疼痛		10		
		c	中度疼痛		5		
		d	重度疼痛		0		
	项目		稳定性（最高分 25 分）				
B	内外侧位移	a	＜5mm		15		
		b	6～9mm		10		
		c	10～14mm		5		
		d	＞15mm		0		
	前后方位移	a	＜5mm		10		
		b	5～10mm		5		
		c	＞10mm		0		
C	项目		活动范围（最高分 25 分）				
			评分标准为每 5° 计 1 分				
	项目		缺陷（扣分）				
D	过伸	a	无过伸		0		
		b	＜10°		−5		
		c	10°～20°		−10		
		d	＞20°		−15		
	屈曲挛缩	a	＜5°		0		
		b	6°～10°		−2		
		c	11°～15°		−5		
		d	16°～20°		−10		
		e	＞20°		−15		
	力线畸形	a	5°～10°		0		
		b	每增加 5° 内/外翻		−3		
	休息时疼痛	a	轻度疼痛		−5		
		b	中度疼痛		−10		
		c	重度疼痛		−15		

临床总分 A+B+C+D=　　　分　　　优 □　　　良 □　　　可 □　　　差 □

续表

评分级别			评分项目	评分	术前	术后
			Ⅱ功能评分			
A	项目		行走情况（最高分50分）			
		a	无任何限制	50		
		b	连续步行距离超过2km	40		
		c	连续步行距离为1～2km	30		
		d	连续步行距离小于1km	20		
		e	仅能在室内活动	10		
		f	不能步行	0		
B	项目		上楼梯情况（最高分50分）			
		a	正常上下楼梯	50		
		b	正常上楼梯，下楼梯借助扶手	40		
		c	需借助扶手才能上下楼梯	30		
		d	借助扶手能上楼梯，但不能独立下楼梯	15		
		e	完全不能上下楼梯	0		
C	项目		功能缺陷（扣分）			
		a	使用单手杖行走	−5		
		b	使用双手杖行走	−10		
		c	需使用腋杖或助行架辅助活动	−20		

功能总分　A+B+C=　　　分（如果总分为负值，则得分为0分）优 □　　　良 □　　　可 □　　　差 □

			Ⅲ附加项目			
A	项目		实际活动范围情况			
		a	屈曲　　　　　°			
		b	伸直　　　　　°			
		c	屈膝　　　　　°			
		d	伸膝　　　　　°			
		e	肌力			
B	项目		畸形情况			
		a	内翻　　　　　°			
		b	外翻　　　　　°			
		c	屈曲挛缩畸形　　　　°			

注：

1. 85～100分为优；70～84分为良；60～69分为可；<60分为差。

2. 方框内标有"分"的填具体分数；方框内标有"°"的填具体度数；方框内无任何标志的只需在相应项打"√"，肌力项除外。

（三）Müller 膝关节稳定性评分系统

1988 年 Müller 等提出了膝关节稳定性评分系统，主要用于评价各种原因导致的膝关节不稳患者的临床疗效（表 4.20）。

表 4.20 Müller 膝关节稳定性评分系统

分类 A=疼痛/肿胀　　　B=ROM/力量　　　C=稳定性　　　D=功能

指标	分数	A	B	C	D	得分
病史						
1. 疼痛	5=无；3=很少；2=经常；0=严重					
2. 肿胀	5=无；3=很少；2=经常；0=总是					
3. 打软腿	5=无；2=很少；0=经常					
4. 工作	5=完全；3=部分；1=改变；0=不能					
5. 体育运动	5=不受限；3=受限；1=明显受限；0=不能					
查体						
6. 渗出/肿胀	5=无；3=轻微；1=中度；0=严重					
7. 压痛	5=无；3=轻微；1=中度；0=严重					
8. 双侧大腿直径不一致	5=无；3=2cm；1≥2cm					
9. 伸膝受限	5=无；3=5°；1=10°；0≥10°					
10. 屈膝	5=无；3=>120°；1≥90°；0≤90°					
膝关节不稳						
11. 前方	5=无；4=+；2=++；0=+++					
12. 后方	5=无；4=+；2=++；0=+++					
13. Lachman 试验	5=无；4=+；2=++；0=+++					
14. 外侧（30°屈曲位）	5=无；4=+；2=++；0=+++					
15. 内侧（30°屈曲位）	5=无；4=+；2=++；0=+++					
16. 轴移试验	5=阴性；3=不确定；0=阳性					
17. 反轴移试验	5=阴性；0=阳性					
功能检测						
18. 单腿侧跳	5=能；0=不能					
19. 单腿屈膝	5=能；0=不能					
20. 鸭步	5=无；0=有					
Ⅰ 每一类最大得分		20	15	40	25	100
Ⅱ 每一类实际得分						
Ⅲ 每一类失分						
评价						
优	每一类失分在 0～4 分，无一项指标为 0，总分＞90 分，所有类别均为优					
良	每一类失分在 5～9 分，无一指标为 0，总分 81～90 分或任一类别均为"良"					
中	每一类失分在 10～14 分，无一项指标为 0，总分 71～80 分或任一类别均为"中"					
差	每一类失分在＞14 分，没有一项指标为 0，总分≤70 分或任一类别均为"差"					

（四）Rasmussen 膝关节功能分级系统

Rasmussen 在 1973 年提出一种膝关节功能评分系统，主要用于评价胫骨平台骨折后患者膝关节的功能恢复，后经 Holh 和 Luck 改良，总分为 30 分，20 分或 20 分以上为满意结果（含优、良），20 分以下为不满意结果（含中、差）。优：≥27 分；良：26～20 分；中：19～10 分；差：9～6 分（表 4.21）。改良后的评分系统中，强调每一个单项在膝关节功能中的重要性，如果一项评分为差，那么不管其他项目的评分如何，该患者的最终功能评分即为差。

表 4.21　Rasmussen 膝关节功能分级系统

项目	分数	能接受		不能接受	
		优	良	中	差
A 主观感受					
a 疼痛					
无疼痛	6	√			
偶有疼痛，天气不好时疼痛	5	√			
关节处于某一姿势时有刺痛	4		√		
下午疼痛，活动后膝关节出现持续性剧烈疼痛	2			√	
夜间休息痛	0				√
b 行走能力					
正常行走能力（与年龄相关）	6	√			
能在室外行走 1h 以上	4		√		
能在室外行走 15min 以上	2			√	
只能在室内行走	1				√
只能坐轮椅或卧床	0				√
B 临床体征					
a 伸膝					
正常	6	√			
伸膝受限在 0°～10°	4		√		
伸膝受限超过 10°	2				√
b 膝关节运动范围					
140°以上	6	√			
120°～139°	5	√			
90°～119°	4		√		
60°～89°	2			√	
30°～59°	1				√
0°～29°	0				√

续表

项目	分数	能接受		不能接受	
		优	良	中	差
c 稳定性					
伸膝及屈膝 20° 时稳定性正常	6	√			
屈膝 20° 时出现不稳定	5	√			
伸膝状态下不稳<10°	4		√		
伸膝状态下不稳>10°	2			√	
总计（最小值）		≥27	20～26	10～19	6～9

附：Oxford 膝关节功能评估问卷

英国牛津大学膝关节功能评估问卷，由 Dawson 于 1998 年提出，该问卷包括 12 个问题，每个问题分 1～5 分，共 5 个级别，总分 12 分为困难最小，60 分为困难最大。该问卷为全膝关节置换术患者提供一种简单、可靠的评价系统（表 4.22）。

表 4.22 Oxford 膝关节功能评估问卷

题目	得分标准
1. 请描述膝关节的疼痛程度	1. 无疼痛
	2. 很轻
	3. 轻度
	4. 中度
	5. 严重
2. 因膝关节问题造成洗澡，以及自己擦干困难程度如何？	1. 没有困难
	2. 稍有困难
	3. 中度困难
	4. 非常困难
	5. 不能做
3. 因膝关节问题造成上下汽车或公交车的困难程度如何？（无论是哪一侧膝关节）	1. 没有困难
	2. 稍有困难
	3. 中度困难
	4. 非常困难
	5. 不能做
4. 你走多久膝关节开始出现严重疼痛？	1. 没有疼痛或>30min
	2. 16～30min
	3. 5～15min
	4. 仅能在房屋周围行走
	5. 根本不能走，因行走时疼痛严重

续表

题目	得分
5. 在餐桌用餐后从椅子上站起来时因为膝关节造成的疼痛程度如何？	1. 无疼痛
	2. 轻度疼痛
	3. 中度疼痛
	4. 严重疼痛
	5. 疼痛不能忍受
6. 你是否因为膝关节损伤而出现跛行？	1. 很少/从无
	2. 有时或仅在刚开始行走时
	3. 经常有，不仅仅局限于起步时
	4. 多数时间有
	5. 一直有
7. 你能跪下来然后再站起来吗？	1. 能，很容易
	2. 稍有困难
	3. 中度困难
	4. 非常困难
	5. 不能
8. 你有没有因为膝关节的疼痛导致夜间睡眠困难？	1. 没有
	2. 仅有 1、2 个夜晚
	3. 有些夜晚有
	4. 多数夜晚有
	5. 每天都有
9. 你有没有因为膝关节疼痛而影响日常工作？（包括家务劳动）	1. 完全没有
	2. 有一点
	3. 中度影响
	4. 影响很大
	5. 完全影响
10. 你有没有感觉到膝关节突然打软腿？	1. 很少/从来没有
	2. 有时或仅在刚开始行走时
	3. 经常有，不仅仅局限于起步时
	4. 多数时间有
	5. 一直有
11. 你能自己去购物？	1. 能，很容易
	2. 稍有困难
	3. 中度困难
	4. 非常困难
	5. 不能

续表

题目	得分
12. 你能走下飞机舷梯吗？	1. 能，很容易
	2. 稍有困难
	3. 中度困难
	4. 非常困难
	5. 不能

（五）美国膝关节学会评分

美国膝关节学会评分（America Knee Society Score，AKSS）评分（表4.23）广泛应用于全膝关节置换患者的术前、术后评分，可以非常显著地检测出随着年限增长人工关节的损耗程度，从而为改良人工关节材料和手术方式提供了依据，在指导患者康复和功能锻炼方面也有重要作用。

表 4.23　美国膝关节学会评分

项目（最高50分）	得分
1. 你行走时膝关节有多痛	
没有	35
轻度或偶尔	30
中度	15
严重	0
2. 下楼梯时膝关节有多痛	
没有	15
轻度或偶尔	10
中度	5
严重	0
运动范围（8°=1分，最高25分）	
稳定性（最高25分）	
1. 侧方稳定性	
0～5mm	15
5～10mm	10
>10mm	5
2. 前后方稳定性	
0～5mm	10
5～10mm	8
>10mm	5

续表

项目（最高 50 分）	得分
扣分项目	
1. 下肢伸直受限	
0°	0
<4°	−2
5°~10°	−5
>10°	−10
2. 屈曲挛缩	
<5°	0
6°~10°	−3
11°~20°	−5
>20°	−10
3. 排列力线不佳	
5°~10°	0
每增加 5°计−2 分	
4. 休息时膝关节疼痛程度如何	
没有	0
轻度或偶尔	−5
中度	−10
严重	−15

十四、Maryland 足功能评分

Maryland 足功能评分（Maryland foot score，MFS）标准见表 4.24。

表 4.24 Maryland 足功能评分标准

评估内容	得分
1. 疼痛	
无痛，包括运动	45
轻微疼痛，日常生活或工作无改变	40
轻微疼痛，日常生活或工作仅有小的改变	35
中度疼痛，日常生活活动明显减少	30
明显疼痛，在很轻的日常生活中，如洗澡、做简单家务即疼痛，需经常服用较强的止痛药	10
残疾，不能工作或去商店	5

续表

评估内容	得分
2. 功能	
（1）步态	
行走距离不受限	10
轻度受限	8
中度受限（2、3 个街区）	5
严重受限（1 个街区）	2
仅能在室内活动	0
（2）稳定性	
正常	4
感觉无力，不是真的打软腿	3
偶尔打软腿（1~2 个月 1 次）	2
经常打软腿	1
需使用支具	0
（3）辅助	
不需	4
手杖	3
拐杖	1
轮椅	0
（4）跛行	
无	4
轻度	3
中度	2
重度	1
不能行走	0
（5）穿鞋	
不受限	10
有小的障碍	9
平底有带子的鞋	7
矫形鞋	5
加垫鞋	2
不能穿鞋	0
（6）上楼梯	
正常	4
需扶楼梯扶手	3
使用其他任何方法	2
不能	0

续表

评估内容	得分
（7）对地面的要求	
任何地面均能行走	4
在石头地面和山丘行走有问题	2
在平地行走有问题	0
（8）外观	
正常	10
轻度畸形	8
中度畸形	6
严重畸形	0
多种畸形	0
（9）活动（踝关节、距下关节、中跗关节、趾关节）与对侧对比	
正常	5
轻度减少	4
明显减少	2
僵直	0

注：优为 90～100 分；良为 75～89 分；可为 50～74 分；差为＜50 分。

十五、踝关节评分

（一）Mazur（1979）踝关节评价分级系统

Mazur（1979）踝关节评价分级系统见表 4.25。

表 4.25　Mazur（1979）踝关节评价分级系统

评分方法

1. 疼痛：
   （1）无痛，或患者可忽视　50 分
   （2）上下楼梯或长距离行走时轻度疼痛，但不影响日常活动　45 分
   （3）上下楼梯或长距离行走时中度疼痛，步态正常，偶尔需要服用非甾体抗炎药　40 分
   （4）上下楼梯疼痛加重，静息时无疼痛，每天需要服药　25 分
   （5）静息时疼痛或夜间痛，需服用麻醉药物止痛　10 分
   （6）无论有无活动，持续性疼痛，或因为疼痛而残疾　0 分

2. 功能：
   （1）无跛行　6 分
   （2）轻度跛行　4 分
   （3）中度跛行　2 分
   （4）明显跛行　0 分

评分方法

3. 行走距离：

（1）行走距离不受限　6分

（2）可行走4～6个街区　4分

（3）可行走1～3个街区　2分

（4）仅能在室内活动　1分

（5）需扶床、椅或不能行走　0分

4. 拐杖或支具：

（1）不需要　6分

（2）仅长距离行走时需要手杖　5分

（3）所有距离行走均需要手杖　3分

（4）需要双手杖或持拐行走　1分

（5）需要助步器或不能行走　0分

5. 登山：

（1）正常登山　3分

（2）足外旋登山　2分

（3）用足趾登山或侧步登山　1分

（4）不能登山　0分

6. 下山：

（1）正常下山　3分

（2）足外旋下山　2分

（3）用足趾下山或侧步下山　1分

（4）不能下山　0分

7. 上楼：

（1）正常上楼　3分

（2）需扶栏杆上楼　2分

（3）仅能用正常侧足逐级上楼　1分

（4）不能上楼　0分

8. 下楼：

（1）正常下楼　3分

（2）需扶栏杆下楼　2分

（3）仅能用正常侧足逐级下楼　1分

（4）不能下楼　0分

9. 提踵：

（1）能重复10次　5分

（2）能重复3次　3分

（3）能提踵1次　1分

（4）不能提踵　0分

10. 跑步：

（1）不受限　5分

（2）能跑，但受限　3分

（3）不能跑　0分

续表

评分方法

11. 中立位背屈活动范围：
(1) 40° 5分
(2) 30° 4分
(3) 20° 3分
(4) 10° 2分
(5) 5° 1分
(6) 0° 0分

12. 跖屈活动范围：
(1) 40° 5分
(2) 30° 4分
(3) 20° 3分
(4) 10° 2分
(5) 5° 1分
(6) 0° 0分

13. 最高评分数值：100分（注：评价时患者穿鞋）

注：参考评价标准。

优：>92分，踝关节无肿痛，步态正常，活动自如。

良：87~92分，踝关节轻微肿痛，正常步态，活动度可达正常的3/4。

可：65~86分，活动时疼痛，活动度仅为正常的1/2，正常步态，需服用非甾体抗炎药。

差：<65分，行走或静息痛，活动度仅为正常的1/2，跛行，踝关节肿胀。

（二）Olerud-Molander 踝关节功能评分

Olerud-Molander 踝关节功能评分见表4.26。

表4.26　Olerud-Molander 踝关节功能评分表

评价内容	程度	分数
疼痛	无疼痛	25
	在不平的路上行走时有疼痛	20
	在室外平地上行走时有疼痛	10
	在室内行走时有疼痛	5
	疼痛严重，呈持续性	0
关节僵硬	无	10
	有	0
肿胀	无	10
	仅夜间肿胀	5
	持续肿胀	0
上下楼梯	正常	10
	减弱	5
	不能	0

续表

评价内容	程度	分数
跑步	能	5
	不能	0
跳跃	能	5
	不能	0
蹲	能	5
	不能	0
助行工具	不需要	10
	绷带或护具	5
	手杖或腋杖	0
工作、日常生活	与受伤前一样	20
	速度下降	15
	换成较简单的工作或兼职工作	10
	工作能力严重受损	0

（三）Kaikkonen 踝关节损伤功能评分

Kaikkonen 踝关节损伤功能评分见表 4.27。

表 4.27　Kaikkonen 踝关节损伤功能评分表

	评估内容	分数（分）
I	损伤踝关节的主观评分	
	无任何症状	15
	轻微症状	10
	中度症状	5
	严重症状	0
II	你能正常行走吗？	
	能	15
	不能	0
III	你能正常跑步吗？	
	能	10
	不能	0
IV	上下楼梯	
	18s 以下	10
	18～20s	5
	20s 以上	0
V	患侧足跟站立	
	40s 以上	10

	评估内容	分数（分）
V	30～39s	5
	30s 以下	0
VI	患侧足趾站立	
	40s 以上	10
	30～39s	5
	30s 以下	0
VII	患侧单足站立	
	55s 以上	10
	50～55s	5
	50s 以下	0
VIII	踝关节松弛度（前抽屉试验）	
	稳定（≤5mm）	10
	中度不稳（6～10mm）	5
	重度不稳（≥10mm）	0
IX	患侧踝关节屈伸运动范围	
	≥10°	10
	5°～9°	5
	5°	0

（四）Philips 踝关节功能评分

Philips 踝关节功能评分见表 4.28。

表 4.28 Philips 踝关节功能评分

临床功能评分（满分 100 分）	
主观功能评价（满分 80 分）	
疼痛（54 分）	
任何活动后总是疼痛	0 分
轻度活动后持续的疼痛	10 分
轻度活动后短暂的疼痛	20 分
重度活动后持续的疼痛	35 分
重度活动后短暂的疼痛	40 分
没有疼痛	50 分
经常需要止痛药	0 分
偶尔需要止痛药	2 分
不需要止痛药	4 分

续表

功能（26 分）	
不能上楼梯	0 分
需要首先迈正常足上楼梯	1 分
需要扶栏杆上楼梯	2 分
正常上楼梯	3 分
不能下楼梯	0 分
需要首先迈正常足下楼梯	1 分
需要扶栏杆下楼梯	2 分
正常下楼梯	3 分
步行小于 1 个街区	0 分
步行小于 5 个街区	2 分
步行小于 10 个街区	3 分
步行大于或等于 10 个街区	5 分
行走距离不受限	6 分
娱乐活动受限	0 分
没有活动受限	3 分
需要轮椅	0 分
需要双侧拐杖	1 分
需要单侧拐杖	2 分
需要手杖	4 分
不需要器具帮助	8 分
对治疗效果不满意	0 分
对治疗效果比较满意	2 分
对治疗效果非常满意	3 分
客观功能评价（20 分）	
步态（6 分）	
跛行	0 分
外旋步态	3 分
正常步态	6 分
活动角度（与对侧的差异）（14 分）	
背伸	
差异大于 20°	0 分
差异大于 10°，小于 20°	2 分
差异小于 10°	4 分
没有差异	7 分

续表

距屈	
差异大于 20°	0 分
差异小于 20°	2 分
没有差异	3 分
旋后	
差异大于 0°	0 分
没有差异	2 分
旋前	
差异大于 0°	0 分
没有差异	2 分

影像学解剖测量（35 分）

项目	可接受值	得分
胫距角		
与对侧相比	小于或者等于 5°	6 分
内侧关节间隙	小于 4mm	6 分
下胫腓关节完整	所有指标都正常	6 分
内踝移位	小于或等于 2mm	6 分
后踝骨折碎块	小于 25%	6 分
外踝移位	小于或等于 2mm	1 分
与对侧相比外踝短缩	小于或等于 2mm	1 分
距骨倾斜	小于或等于 2mm	1 分
距骨半脱位	缺失	1 分
关节面前内侧角连续性存在		1 分

关节炎分级（15 分）

没有影像学改变		0 分
有异常（骨折不愈合、骨性连接、骨质疏松、关节面不平整）		
1 处异常		−1 分
两处或更多处异常		−3 分
退行性变		
轻度		−6 分
中度		−9 分
重度		−12 分

参 考 文 献

全国卫生专业技术资格考试专家委员会，2012. 2012 全国卫生专业技术资格考试指导重症医学［M］. 北京：人民卫生出版社：488-490.

荣国威，王承武，2006. 骨折［M］. 北京：人民卫生出版社：69-71.

王亦璁，姜保国，2012. 骨与关节损伤［M］. 北京：人民卫生出版社：730-742.

第五章

神经系统评分

一、格拉斯哥昏迷评分

（一）格拉斯哥昏迷评分（Glasgow coma scale，GCS）表

GCS 表见表 5.1 和表 5.2。

表 5.1　GCS 表（版本 1）

计分	最佳运动反应	语言反应	睁眼动作
6	遵嘱运动		
5	刺痛能定位	回答正确	
4	刺痛能躲避	回答错误	自主睁眼
3	刺痛时肢体屈曲（去皮质）	能说出单个词	呼唤睁眼
2	刺痛时肢体过伸	只能发音	刺痛睁眼
1	不能运动（去大脑强直）	不能言语	不能睁眼

1974 年由英国的 Teasdale 和 Jennett 制订了格拉斯哥昏迷评分（GCS），主要用于反映患者意识障碍水平，其优点是简明实用、判断客观，已广泛应用于临床，GCS 最低 3 分，为深昏迷、脑死亡；最高分 15 分，为神志清晰，正常；8 分为病情轻重界限，低于 8 分预后不良；低于 6 分为脑功能衰竭；低于 4 分罕有存活者。

表 5.2　GCS 表（版本 2）

睁眼（E）	计分	语言（V）	计分	运动（M）	计分
自主睁眼	4	逻辑正常	5	遵嘱运动	6
声音刺激睁眼	3	含混不清	4	疼痛定位	5
疼痛刺激睁眼	2	词语不连续	3	疼痛回避	4
无睁眼	1	难以理解	2	肌肉屈曲	3
		无发音	1	肌肉伸展	2
				无运动	1

注：记 EnVnMn（n 为每项分数），气管插管记 EnV$_T$Mn（最高 10 分），评分＜8 分时需考虑控制气道。

（二）Glasgow-Pittsburgh 昏迷评分

Glasgow-Pittsburgh 昏迷评分见表 5.3。

表 5.3 Glasgow-Pittsburgh 昏迷评分表

项目		得分
Ⅰ睁眼动作	自主睁眼	4
	呼唤睁眼	3
	刺激睁眼	2
	无睁眼	1
Ⅱ言语反应	回答正确	5
	回答错误	4
	语无伦次	3
	不能理解的语言	2
	无反应	1
Ⅲ运动反应	遵嘱运动	6
	刺痛定位	5
	刺痛躲避	4
	刺痛肢屈	3
	刺痛肢伸	2
	不能运动	1
Ⅳ瞳孔对光反应	正常	5
	迟钝	4
	两侧反应不同	3
	大小不等	2
	无反应	1
Ⅴ脑干反射	全部存在	5
	睫毛反射消失	4
	角膜反射消失	3
	眼脑及眼前庭反射消失	2
	上述反射均消失	1
Ⅵ抽搐	无抽搐	5
	局限性抽搐	4
	阵发性大发作	3
	连续性大发作	2
	松弛状态	1

续表

项目		得分
VII自主呼吸	正常	5
	周期性	4
	中枢过度换气	3
	不规则或低呼吸	2
	无	1

对意识障碍患者的意识状态进行判定对患者的抢救、治疗及预后有重要的临床意义。GCS 主要包括睁眼动作、言语反应和运动反应三项，简单易行，能够快速判断昏迷程度，有一定临床价值，此后经修订增加为 7 项指标共 35 级，既 Glasgow-Pittsburgh 昏迷评分，能反映昏迷深度及脑干功能，用于评价创伤、心搏骤停及其他原因所致的昏迷患者。

二、美国国立卫生研究院卒中量表

美国国立卫生研究院卒中量表（NIH stroke scale，NIHSS）见表 5.4。

表 5.4　美国国立卫生研究院卒中量表（NIHSS）

项目	评分标准	得分
1a 意识水平 必须选择 1 个反应	0=清醒，反应敏锐 1=嗜睡，最小刺激能唤醒患者并完成指令、回答问题或有反应 2=昏睡或反应迟钝，需要强烈反复刺激或疼痛刺激才能有非固定模式的反应 3=仅有反射活动或自发反应，或完全没反应、软瘫	
1b 意识水平提问 月份，年龄	0=都正确 1=正确回答一个 2=两个都不正确或不能说出答案	
1c 意识水平指令 睁眼、闭眼，非瘫痪手握拳、张手	0=都正确 1=正确完成一个 2=都不正确	
2 凝视 只测试水平眼球运动	0=正常 1=部分凝视麻痹（单眼或双眼凝视异常，但无被动凝视或完全凝视麻痹） 2=被动凝视或完全凝视麻痹（不能被眼头动作克服）	
3 视野 用手指数或视威胁方法检测上、下象限视野	0=无视野缺失 1=部分偏盲 2=完全偏盲 3=双侧偏盲（全盲，包括皮质盲）	
4 面瘫 言语指令或动作示意	0=正常 1=最小（鼻唇沟变平、微笑时不对称） 2=部分（下面部完全或部分瘫痪，中枢性瘫痪） 3=完全（单或双侧瘫痪，上下面部缺乏运动，周围性瘫痪）	

项目	评分标准	得分
5 上肢运动 上肢伸展：坐位 90°，卧位 45°，要求坚持 10s	0=上肢于要求位置坚持 10s，无下落 1=上肢能抬起，但不能维持 10s，下落时不撞击床或其他支持物 2=能对抗一些重力，但上肢不能达到或维持坐位 90°或卧位 45°，较快下落到床上 3=不能抗重力，上肢快速下落 4=无运动 9=截肢或关节融合 5a 左上肢 5b 右上肢	
6 下肢运动 下肢卧位抬高 30°，坚持 5s	0=下肢于要求位置坚持 5s，不下落 1=在 5s 末下落，不撞击床 2=在 5s 内较快下落到床上，但可抗重力 3=快速落下，不能抗重力 4=无运动 9=截肢或关节融合 6a 左下肢 6b 右下肢	
7 共济失调	0=没有共济失调 1=一个肢体有 2=两个肢体均有 如有共济失调： 左上肢　1=是　2=否 9=截肢或关节融合 右上肢　1=是　2=否 9=截肢或关节融合 左下肢　1=是　2=否 9=截肢或关节融合 右下肢　1=是　2=否 9=截肢或关节融合	
8 感觉 用针检查	0=正常，没有感觉缺失 1=轻到中度，患侧针刺感不明显或为钝性或仅有触觉 2=严重到完全感觉缺失，面、上肢、下肢无触觉	
9 语言 命名、阅读测试	0=正常，无失语 1=轻到中度，流利程度和理解能力有一些缺失，但表达无明显受限 2=严重失语，交流是通过患者破碎的语言表达，听者需推理、询问、猜测，能交换的信息有限，检查者感交流困难 3=哑或完全失语，不能讲或不能理解	
10 构音障碍 读或重复附表上的单词	0=正常 1=轻到中度，至少有一些发音不清，虽有困难但能被理解 2=言语不清，不能被理解 9=气管插管或其他物理障碍	
11 忽视症 检验患者对左右侧同时发生的皮肤感觉和视觉刺激的识别能力	0=没有忽视症 1=视、触、听、空间觉或个人的忽视，或对任何一种感觉的双侧同时刺激消失 2=严重的偏身忽视，超过一种形式的偏身忽视，不认识自己的手，只对一侧空间定位	
总计		

评分方法：必须选择一个反应。

注意：

1.即使不能全面评价（如气管插管、气管创伤、绷带包扎、语言障碍等），检查者也必须选择一个反应。

2.仅当患者对有害刺激无反应时，方可记录3分。

说明：

1a 意识水平

评分标准：

0分，清醒，反应敏锐；

1分，嗜睡，最小刺激能唤醒患者完成指令，回答问题或有反应；

2分，昏睡或反应迟钝，需要强烈反复刺激或疼痛刺激才能有非固定模式的反应；

3分，仅有反射活动或自发反应，或完全没反应、软瘫。

1b 意识水平提问

方法：提问月份、年龄。

注意：

1.回答必须正确，不能大致正确。

2.失语和昏睡者不能理解问题计2分。

3.患者因气管插管、气管创伤、语言障碍或严重构音障碍或其他任何原因不能说话时（非失语所致）计1分

评分标准：

0分，都正确；

1分，正确回答一个；

2分，两个都不正确或不能说出答案。

1c 意识水平指令

方法：要求患者睁眼、闭眼，非瘫痪手握拳、张手。

注意：

1.仅对最初的反应评分，有明确努力但未完成也给评分；

2.若对指令无反应，用动作示意，然后记录评分；

3.若双手不能检查，用另一指令（伸舌）；

4.对创伤、截肢或其他生理缺陷者，应给予一个适宜的指令。

2 凝视

方法：只测试水平眼球运动。对自主或反射性眼球运动计分。

1.若眼球凝视能被自主或反射活动纠正，计1分；

2.若为孤立性外周神经麻痹，计1分；

3.对失语患者，凝视是可测试的；

4.眼球创伤、绷带包扎、盲人、有视觉或视野疾病的患者，由检查者选择一种反射性运动来测试，建立与眼球的联系，然后从一侧向另一侧运动，偶能发现凝视麻痹。

评分标准：

0分，正常；

1分，部分凝视麻痹（单眼或双眼凝视异常，但无被动凝视或完全凝视麻痹）；

2分，被动凝视或完全凝视麻痹（不能被眼头动作克服）。

3 视野

方法：用手指数或视威胁方法检测上、下象限视野。如果患者能看到侧面的手指，记录正常。对单眼盲或眼球摘除患者，检查健侧眼。明确非对称盲（包括象限盲）计1分，全盲（任何原因）计3分，同时刺激双眼，若一侧刺激消失计1分。

评分标准：

0分，无视野消失；

1分，部分偏盲；

2分，完全偏盲；

3分，双侧偏盲（全盲，包括皮质盲）。

4 面瘫

言语指令或动作示意，要求患者示齿、扬眉和闭眼。对反应差和不能理解的患者，根据有害刺激表情的对称情况评分。当患者有面部创伤/绷带、经口气管插管、胶布或其他物理障碍影响面部检查时，应尽可能移至可评估的状态。

评分标准：

0分，正常；

1分，最小（鼻唇沟变平，微笑时不对称）；

2分，部分（下面部完全或部分瘫痪，中枢性瘫痪）；

3分，完全（单或双侧瘫痪，上下面部缺乏运动，周围性瘫痪）。

5 上肢运动

上肢伸展，坐位90°，卧位45°，要求坚持10s，对失语的患者用语言或动作鼓励，不对其进行有害刺激。评定者可以抬起患者的上肢到要求的位置，鼓励患者坚持。

评分标准：

0分，上肢于要求位置坚持10s，无下落；

1分，上肢能抬起，但不能坚持10s，下落时不撞击床或其他支持物；

2分，能对抗一些重力，但上肢不能达到或维持坐位90°或卧位45°，较快下落到床上；

3分，不能抗重力，上肢快速下落；

4分，无运动；

9分，截肢或关节融合。

6 下肢运动

下肢卧位抬高30°，坚持5s：对失语的患者用语言和动作鼓励，不用有害刺激，评定者可以抬起患者的下肢达到要求的位置，鼓励患者坚持。

评分标准：

0分，下肢于要求位置坚持5s，不下落；

1分，在5s末下落，不撞击床；

2分，在5s内较快下落到床上，但可抗重力；

3分，快速下落，不能抗重力；

4分，无运动；

9分，截肢或关节融合。

7 共济失调

目的是发现双侧小脑病变的迹象，检查时双眼睁开，若有缺损，应确定检查无视野缺损侧，双侧指鼻、跟-膝-胫试验，共济失调与无力明显不成比例计分。如患者不能理解或肢体瘫痪不计分，对双目失明患者可使其伸展上肢摸鼻，若为截肢患者或有关节融合情况，计9分，并详细解释清楚。

评分标准：

0分，没有共济失调；

1分，一侧肢体有；

2分，两侧肢体均有。

如有共济失调

9分，截肢或关节融合，左上肢，1=是，2=否；

9分，截肢或关节融合，右上肢，1=是，2=否；

9分，截肢或关节融合，左下肢，1=是，2=否；

9分，截肢或关节融合，右下肢，1=是，2=否。

8 感觉

用针检查。测试时用针尖刺激和撤出刺激时观察昏迷或失语的患者的反应和表情。只对与卒中有关的感觉缺失评分。偏身感觉丧失需要精确检查，应测试身体的多个部位，上肢（不包括手）、下肢、躯干和面部。严重或完全感觉缺失，计2分。昏睡或失语可计1或0分。脑干卒中双侧感觉缺失计2分，无反应及四肢瘫痪计2分。昏迷患者（1a=3分）计2分。

评分标准：

0分，正常，没有感觉缺失；

1分，轻到中度，患者针刺感不明显或为钝性或仅有触觉；

2分，严重到完全感觉缺失，面、上肢、下肢无触觉。

9 语言

检测方法包括命名和阅读测试。要求患者说出物品名称，读所列出的句子。从患者的反应，以及一般神经系统检查中对指令的反应，判断理解能力。若行视觉缺损干扰测试，可让患者识别放在手上的物品，重复和发音。气管插管者手写回答。昏迷患者（1a=3分）计3分。给恍惚或不合作者选择一个计分，但3分仅给聋哑人或无法合作的患者。

评分标准：

0分，正常，无失语；

1分，轻到中度，流利程度和理解能力有一些缺失，但表达无明显受限；

2分，严重失语，交流是通过患者破碎的言语表达，听者需推理、询问、猜测，能交换的信息有限，检查者感交流困难；

3分，哑或完全失语，不能讲或不能理解。

10 构音障碍

不要告诉患者为什么测试，读或重复附表上的单词。若患者有严重的失语，评估自发语言时的发音清晰度。若患者气管插管或其他物理障碍不能讲话，计9分。同时注明原因。

评分标准

0 分，正常；

1 分，轻到中度，至少有一些发音不清，虽然有困难但能被理解；

2 分，言语不清，不能被理解；

9 分，气管插管或其他物理障碍。

<u>11　忽视症</u>

若患者严重视觉缺失影响双侧视觉的同时检查，皮肤刺激正常，则计分为正常。若患者失语，但确实表现为关注双侧，计分正常。通过检验患者对左右侧同时发生的皮肤感觉和视觉刺激的识别能力来判断。显示给患者标准图，要求患者描述。医生鼓励患者仔细看图，识别图中左右侧的特征。如果患者不能识别一侧图的部分内容，则定为异常。然后，检查者请患者闭眼，分别测上或下肢针刺觉来检查双侧皮肤感觉，若患者有一侧感觉忽略则为异常。

评分标准：

0 分，没有忽视症；

1 分，视、触、听、空间觉或个人的忽视，或对任何一种感觉的双侧同时刺激消失；

2 分，严重的偏身忽视，超过一种形式的偏身忽视，不认识自己的手，只对一侧空间定位。

NIHSS 评分基本原则：

（1）记录患者的第一反应，即使后面的反应可能更好。

（2）注意只记录患者做到的，而不是您认为他能做到的。

（3）边检查边做记录，尽量避免诱导患者。

（4）对无法评价的患者记录 9，计算机统计学处理时自动按缺省值处理。

（5）"同一"原则，多次随访注意保持"同一"评价标准。

昏迷患者 NIHSS 评分评定标准：

对于 1a 项小于 3 分的患者，应对各项逐项评分。只有当患者对任何有害刺激（摩擦胸骨、压眶等）完全没有反应，仅有反射活动时，1a 项才评 3 分。若 1a 项 3 分，其他项评定分值如下。

1b 意识水平提问：2 分；1c 意识水平指令：2 分。

2 凝视：根据是否能克服头眼反射评定，若能克服头眼反射评 1 分，若不能评 2 分。

3 视野：运用视威胁评定。

4 面瘫：3 分。

5、6 肢体运动：每个肢体计 4 分。

7 只有存在共济失调时才给予评分，若患者肌力下降无法完成指鼻、跟-膝-胫等检查，计 0 分。

8 感觉：2 分。

9 语言：3 分。

10 构音障碍：2 分。

11 忽视症：昏迷意味着失去所有的认知能力，计 2 分。

无法配合检查者，NIHSS 评分评定标准：

若患者因脑血管病变原因，如昏睡（1a=2 分）、严重失语等，无法配合，导致一些项目难以评定，则首先应利用各种方法尽量评估患者的反应，如针刺时观察患者的疼痛表情，利用视觉威胁评估视野等，若确实无法准确评估，则根据所能获得的信息记录一个评分，并注意在随访时保持同一标准。

失语患者的"构音障碍"项评定方法：

失语患者若同时合并构音障碍，两者可以同时计分，失语患者评价构音障碍时可评估自发语言的清晰度，若患者为完全运动性失语，完全不能发音，则构音障碍计 2 分。

如何计算 NIHSS 的总分：

在计算总分时，下列各项不应计入总分：5、6 项肢体运动中的"截肢或关节融合"；7 项共济失调中的确定共济失调部位的项目，即"左上肢 1=是 2=否 9=截肢或关节融合"。

注意：记录患者的第一反应，即使后面的反应可能会更好。

优点：简洁、可靠，可由非神经科医师评定。

缺点：敏感度低，对后循环卒中评估效果不是很好。

根据临床神经功能缺损情况，追踪病情变化和治疗效果，临床上如果大于 25 分和（或）小于 4 分不建议开展静脉溶栓治疗。NIHSS 是解决此问题的主要手段，是目前世界上较为通用的、简明易行的脑卒中评价指标，较为全面评价了脑卒中患者的神经功能，评价标准客观、可操作性强。

三、临床神经功能缺损评分

1995 年，我国第四次脑血管病学术会议通过了脑卒中患者临床神经功能缺损评分标准（表 5.5），该表由斯堪的纳维亚卒中量表（Scandinavian stroke scale，SSS）修订而来。其目的是对脑卒中后患者所存留的或新出现的神经功能缺损进行识别和评定，并进行疗效考评。

表 5.5　脑卒中患者临床神经功能缺损评分标准

观察项目			评分标准
意识（最大刺激，最佳反应）	两项提问：1. 年龄？2. 现在是几月？（相差 2 岁或 1 个月算正常）	均正常	0
		一项正常	1
		都不正确，做以下检查	
	两项指令（可以示范）：1. 握拳、伸拳；2. 睁眼、闭眼	均完成	3
		完成一项	4
		都不能完成，做以下检查	
	强烈局部刺激（健侧肢体）	定向退让（躲避动作）	6
		定向肢体回缩（对刺激的反射性动作）	7
		肢体伸直	8
		无反应	9

续表

观察项目		评分标准
水平凝视功能	正常	0
	侧凝视动作受限	2
	眼球侧凝视	4
面瘫	正常	0
	轻瘫，可动	1
	全瘫	2
言语	正常	0
	交谈有一定困难，借助表情动作表达或语言流利但不易听懂，错语较多	2
	可简单对话，但复述困难，言语多迂回，有命名障碍	5
	词不达意	6
上肢肌力	正常 V 级	0
	IV级（不能抵抗外力）	1
	III级抬臂高于肩	2
	III级平肩或以下	3
	II级平肩或以下＞45°	4
	I 级上肢与躯干夹角≤45°	5
	0 级	6
手肌力	正常 V 级	0
	IV级（不能紧握拳）	1
	III级握空拳，能伸开	2
	III级能屈指，不能伸	3
	II级屈指不能及掌	4
	I 级指微动	5
	0 级	6
下肢肌力	正常 V 级	0
	IV级（不能抵抗外力）	1
	III级抬腿 45°以上，踝或趾可动	2
	III级抬腿 45°左右，踝或趾不能动	3
	II级抬腿离床不足 45°	4
	I 级水平移动，不能抬高	5
	0 级	6
步行能力	正常行走	0
	独立行走 5m 以上，跛行	1
	独立行走，需扶杖	2
	有人扶持下可以行走	3
	自己站立，不能走	4
	坐不需支持，但不能站立	5
	卧床	6

注：在相应项目内打"√"，每项检查只能选填一项。最高 45 分，最低 0 分，轻型：0～15 分，中型：16～30 分，重型：31～45 分。

四、改良 RANKIN 量表

改良 RANKIN 量表（modified Rankin scale，mRS）见表 5.6。

表 5.6　改良 RANKIN 量表

得分	描述
0	完全无症状
1	尽管有症状，但无明显功能障碍，能完成所有日常职责和活动
2	轻度残疾，不能完成病前所有活动，但不需要帮助，能照顾自己的事务
3	中度残疾，需要一些帮助，但行走不需要帮助
4	重度残疾，不能独立行走，无他人帮助不能满足自身需求
5	严重残疾，卧床，大小便失禁，需要持续护理和关注
6	死亡

mRS 评分说明：

mRS 用来衡量患者脑卒中后的功能恢复情况，以期减少不同观察者间可能产生的误差，但对面谈的方式方法没有要求，注意仅考虑自脑卒中发生以后的症状，假如患者无须外界帮助，可在某些辅助装置的帮助下行走，则被视为能够独立行走。如果两个级别对患者似乎同样适用，并且进一步提问也不太可能做出绝对正确的选择，则应选择较为严重的一级。

0 分：完全没有症状。尽管可能会有轻微症状，但患者自脑卒中后，没有察觉到任何新发生的功能受限和症状。

1 分：尽管有症状，但未见明显残障，能完成所有经常从事的职责和活动。患者有脑卒中引起的某些症状，包括身体上或认知上的（如影响讲话、读书、写字、身体运动、感觉、视觉、吞咽或情感），但可继续从事所有脑卒中以前从事的工作、社会和休闲活动。用于区分级别 1 和 2 的关键问题可以是，"是否有些事情你过去经常做，但在脑卒中以后你不能再做？"

2 分：轻度残障。不能完成所有以前能从事的活动，但能处理个人事务而不需要帮助。某些脑卒中患者以前可以完成的活动（如开车、跳舞、读书或工作），脑卒中后不再能够完成，但仍能每日照顾自己而无须他人协助。患者能够独立完成穿衣、行走、吃饭、去卫生间、准备简单的食物、购物、本地出行等活动。患者无须监督。设想这一级别的患者可在无人照顾的情况下单独居家一周或更长时间。

3 分：中度残障。离开他人协助不能行走，不能照顾自己的身体，需要协助。这一级别患者可以独立行走（可借助辅助行走工具），能独立穿衣、去卫生间、吃饭等，但是更复杂的任务需要在别人的协助下完成。例如，需要他人代替购物、做饭或打扫卫生，需一周不止一次看望患者以确保完成上述活动。需要协助的不仅是照顾患者身体，更多的是给予建议，如需要监督或鼓励患者处理财务。

4 分：重度残障。离开他人协助不能行走，不能照顾自己的身体。患者需要其他人帮助打理日常生活，协助行走、穿衣、去卫生间或吃饭。需要每天照看患者至少一次，通常两次或更多，或必须和看护者住得很近。为区分级别 4 和 5，需评估患者平均一天中单独生活的时间。

5 分：严重残障。卧床不起、大小便失禁、需要持续护理和照顾。虽然不需要受过专业培训的护士，但需要有人在白天和夜间数次照看。

6 分：死亡。

五、日常生活活动能力量表

日常生活活动能力量表（Barthel index，BI）见表 5.7。

表 5.7　日常生活活动能力量表

项目	评分标准	得分
大便	0 分：失禁 5 分：偶尔失禁 10 分：能控制	
小便	0 分：失禁 5 分：偶尔失禁 10 分：能控制	
梳洗	0 分：需要帮助 5 分：独立洗脸、梳头、刷牙、剃须	
如厕	0 分：依赖别人 5 分：需要部分帮助 10 分：自理	
吃饭	0 分：依赖 5 分：需要部分帮助（夹菜、盛饭） 10 分：全面自理	
转移	0 分：完全依赖，不能坐 5 分：需要大量（2 人）帮助，能坐 10 分：需要少量（1 人）帮助或指导 15 分：自理	
活动	0 分：不能动（步行） 5 分：在轮椅上独立活动 10 分：需 1 人帮助步行（体力或言语指导） 15 分：独立步行（可用辅助器材）	
穿衣	0 分：依赖 5 分：需要部分帮助 10 分：自理（解系纽扣、拉拉链、穿鞋等）	
上楼梯	0 分：不能 5 分：需要部分帮助 10 分：自理	
洗澡	0 分：依赖 5 分：自理	

评分标准：最高分 100 分。>60 分：良，生活基本自理。41～60 分：中度残疾，日常生活需要帮助。21～40 分：重度残疾，日常生活明显依赖。≤20 分：完全残疾，日常生活完全依赖。

六、ABCD 评分

ABCD 评分见表 5.8～表 5.12。

表 5.8 ABCD 评分表

项目	评估标准	评分	得分
年龄	60 岁或以上者	1 分	
血压	收缩压＞140mmHg 和（或）舒张压＞90mmHg	1 分	
临床特征	单侧无力	2 分	
	有语言障碍而无肢体无力者	1 分	
	其他	0 分	
持续时间	60min 以上	2 分	
	10～59min	1 分	
	10min 以下	0 分	

注：任何无力均为 1 分，不论单侧还是双侧。

表 5.9 ABCD2 评分表

项目	评估标准	评分	得分
年龄（A）	≥60 岁	1	
血压（B）	≥140/90mmHg	1	
临床（C）	一侧肢体无力	2	
	不伴一侧无力的构音障碍	1	
持续时间（D1）	≥60 分	2	
	10～59 分	1	
糖尿病（D2）	有	1	
总分		0～7	

注：ABCD2 用来评估短暂性脑缺血发作（TIA）脑卒中风险，比 ABCD 具有更高的预测价值，并进一步根据 ABCD2 评分将 TIA 患者划分为低危组（0～3 分）、中危组（4～5 分）和高危组（6～7 分），三组在 TIA 后 7d 内发生脑梗死的比例分别为 1.2%、5.9%、11.7%。

表 5.10 ABCD3 评分表

项目	评估标准	评分	ABCD3-Ⅰ得分
年龄（A）	≥60 岁	1	
血压（B）	≥140/90mmHg	1	
临床（C）	一侧肢体无力	2	
	不伴一侧无力的构音障碍	1	
持续时间（D1）	≥60 分	2	
	10～59 分	1	
糖尿病（D2）	有	1	
双重 TIA（7d）		2	2
影像学检查	同侧颈动脉狭窄≥50%	无	2
	DWI 检查出现高信号	无	2
总分		0～9	0～13

表 5.11 ABCD 评分系统

项目	评估标准	ABCD 得分	ABCD2 得分	ABCD3 得分	ABCD3-Ⅰ 得分
年龄（A）	＞60 岁	1	1	1	1
血压（B）	收缩压＞140mmHg 或舒张压＞90mmHg（1mmHg=0.133kPa）	1	1	1	1
临床症状（C）	单侧无力	2	2	2	2
	不伴无力的言语障碍	1	1	1	1
症状持续时间（D）	＞60min	2	2	2	2
	10～59min	1	1	1	1
糖尿病（D）	有	—	1	1	1
双重（7d 内）短暂性脑缺血发作（D）	有	—	—	2	2
影像检查（I）	同侧颈动脉狭窄≥50%	—	—	—	2
	DWI 检查出现高信号	—	—	—	2
总分		0～6	0～7	0～9	0～13

注："—"无分值；DWI，弥散加权成像。

表 5.12 不同 ABCD 分级方法所采用的不同风险分层界值（分）

ABCD 评分系统	低危	中危	高危
ABCD 得分	0～2	3～4	5～6
ABCD2 得分	0～3	4～5	6～7
ABCD3 得分	0～3	4～5	6～9
ABCD3-I 得分	0～3	4～7	8～13

ABCD 评分系统是对 TIA 进行危险分层的常用工具，其中 ABCD2 评分能很好地预测短期卒中的风险，应用最为广泛。最新的研究表明，在 ABCD2 评分基础上增加 TIA 发作频率与影像学检查能更有效地评估 TIA 患者的早期卒中风险。建议怀疑 TIA 的患者应早期行 ABCD2 评估，并进行全面检查。评估的主要目的是判断导致 TIA 的病因和可能的发病机制，只有找到病因，才有可能采取最适宜的治疗和预防措施。

全面的检查及评估应包括下列各项。

（1）一般检查，包括心电图、全血细胞计数、血电解质、肾功能及快速血糖和血脂测定。

（2）血管检查，所有 TIA 患者均应尽快进行血管评估，可利用 CT 血管成像（CTA）、磁共振血管成像（MRA）和数字减影血管造影（DSA）等血管成像技术进行检查。颈动脉血管超声和经颅多普勒超声（TCD）也可发现颅内外大血管病变。DSA 是颈动脉行动脉内膜剥脱术（CEA）和颈动脉支架血管成形术（CAS）术前评估的金标准。

（3）侧支循环代偿及脑血流储备评估，应用 DSA、脑灌注成像和 TCD 检查等评估侧支循环代偿及脑血流储备，对于判断是否存在低灌注及指导治疗有一定价值。

（4）易损斑块的检查，易损斑块是动脉栓子的重要来源。颈部血管超声、血管内超声、高分辨 MRI 及 TCD 微栓子监测有助于对动脉粥样硬化的易损斑块进行评价。

（5）心脏评估，疑为心源性栓塞时，或＞45 岁患者颈部和脑血管检查及血液学筛选未能明确病因者，TIA 发病后应尽快进行多项心脏检查。当最初脑影像检查和心电图不能确定病因时，应该进行长程心电监测或 Holter。对怀疑 TIA 的患者（尤其是其他检查不能确定病因时），应行经胸超声心动图（TTE）。经食管超声心动图（TEE）检查可用于诊断卵圆孔未闭、主动脉弓粥样硬化、瓣膜病，识别这些情况可能会影响治疗决策。

（6）根据病史做其他相关检查。

TIA 发病后 2～7d 内为脑卒中的高风险期，对患者进行紧急评估和干预可以减少脑卒中的发生，优化医疗资源配置，建立以 ABCD2 评分为基础的急诊医疗模式，尽早启动 TIA 的评估与二级预防，可将 TIA 患者的脑卒中风险降低 80%。对于新近发生的符合临床诊断的 TIA 患者，虽有明确的急性脑梗死的证据，但在临床症状再次发作时，若持续时间>30min，仍然按照急性缺血性卒中的溶栓指南积极进行溶栓治疗。因此，建议新发 TIA 按急症处理，如果患者在症状发作 72h 内，并存在以下情况之一，建议入院治疗：①ABCD2 评分≥3 分；②ABCD2 评分 0～2 分，但不能保证 2d 之内能在门诊完成系统检查的患者；③ABCD2 评分 0～2 分，并有其他证据提示症状由局部缺血造成。

七、艾森脑卒中危险分层量表

艾森脑卒中危险分层量表（Essen stroke risk score，ESRS）是预测脑卒中长期复发的一个 9 分量表（表 5.13）。目前临床没有测定卒中复发倾向的"金指标"，比较而言，ESRS 应该是较为理想的方法。不论是相对稳定的门诊就诊缺血性脑卒中患者，还是住院治疗的急性缺血性卒中患者，均证实其有效可行的预测价值，且简单易行。研究显示，ESRS 3～6 分者为高度风险，年卒中复发风险为 7%～9%，6 分以上者为极高度风险，年脑卒中复发风险达 11%。

表 5.13 艾森脑卒中危险分层量表

危险因素	评分
年龄<65 岁	1
年龄 65～75 岁	1
年龄>75 岁	2
高血压	1
糖尿病	1
既往心肌梗死	1
其他心脏病	1
周围血管疾病	1
吸烟	1
既往短暂性脑缺血发作或缺血性脑卒中病史	1
总分	

八、Brunnstrom 偏瘫运动功能评价

Brunnstrom 偏瘫运动功能评价见表 5.14。

表 5.14　Brunnstrom 偏瘫运动功能评价量表

分级	上肢	手	下肢
1 级	弛缓，无随意运动	弛缓，无随意运动	弛缓，无随意运动
2 级	仅出现共同运动	无主动手指屈曲	最小限度的随意运动，开始出现共同运动
3 级	痉挛加剧，可随意引起共同运动，并有一定的关节运动	能全指屈曲，钩状抓握，但不能伸展	1. 随意引起共同运动 2. 坐位和立位时，髋、膝、踝可屈曲
4 级	痉挛开始减弱，出现一些脱离共同运动模式的运动： 1. 手能置于腰后部 2. 上肢前屈 90°（肘伸展） 3. 屈肘 90°，前臂能旋前、旋后	能侧方抓握及拇指带动松开，手指有半随意的、小范围的伸展活动	开始脱离共同运动的运动 1. 坐位，足跟触地，踝能背屈 2. 坐位，足可向后滑动，使屈膝大于 90°
5 级	痉挛减弱，基本脱离共同运动，出现分离运动 1. 上肢外展 90°（肘伸展，前臂旋前） 2. 上肢向前平举及上举过头（肘伸展） 3. 肘伸展位，前臂能旋前、旋后	1. 用手掌抓握，能握圆柱状及球形物，但不熟练 2. 能随意全指伸开，但范围大小不等	从共同运动到分离运动： 1. 立位，髋伸展位能屈膝 2. 立位，膝伸直，足稍后前踏出，踝能背屈
6 级	痉挛基本消失，协调运动正常或接近正常	1. 能进行各种抓握 2. 全范围的伸指 3. 可进行单个指活动，但比健侧稍差	协调运动大致正常 1. 立位髋能外展超过骨盆上提的范围 2. 坐位，髋可交替地内旋、外旋

九、功能独立性评定

功能独立性评定（functional independence measure，FIM）见表 5.15。

表 5.15　功能独立性评定量表

项目				评估日期		
运动功能	自理能力	1	进食			
		2	梳洗、修饰			
		3	洗澡			
		4	穿裤子			
		5	穿上衣			
		6	如厕			

续表

项目				评估日期		
运动功能	括约肌控制	7	膀胱管理			
		8	直肠管理			
	转移	9	床、椅、轮椅间			
		10	入厕			
		11	盆浴或淋浴			
	行走	12	步行/轮椅			
		13	上下楼梯			
	运动功能评分					
认知功能	交流	14	理解			
		15	表达			
	社会认知	16	社会交往			
		17	解决问题			
		18	记忆			
	认知功能评分					
总分						

评分标准：

独立：活动中不需他人帮助。

（1）完全独立（7分），构成活动的所有作业均能规范、完全地完成，不需修改和辅助设备或用品，并在合理的时间内完成。

（2）有条件的独立（6分），具有下列一项或几项：①活动中需要辅助设备；②活动需要比正常长的时间；③需要安全方面的考虑。

依赖：为了进行活动，患者需要另一个人予以监护或有身体接触的帮助，或者不进行活动。

（1）有条件的依赖，患者付出50%或更多的努力，其所需的辅助水平如下：

1）监护和准备（5分），患者所需的帮助只限于备用、提示或劝告，帮助者和患者之间没有身体的接触或帮助者仅需要帮助准备必需用品；或帮助戴上矫形器。

2）少量身体接触的帮助（4分），患者所需的帮助只限于轻轻接触，自己能付出75%或以上的努力。

3）中度身体接触的帮助（3分），患者需要中度的帮助，自己能付出50%～75%的努力。

（2）完全依赖，患者活动需要一半以上的帮助或完全依赖他人，否则活动就不能进行。

1）大量身体接触的帮助（2分），患者付出的努力小于50%，但大于25%。

2）完全依赖（1分），患者付出的努力小于25%。

FIM总分的最高为126分（运动功能评分91分，认知功能评分35分），最低分18分。126分，完全独立；108～125分，基本独立；90～107分，有条件的独立或极轻度依赖；72～89分，轻度依赖；54～71分，中度依赖；36～53分，重度依赖；19～35分，极重度依赖；18分，完全依赖。

十、汉密顿焦虑量表

汉密顿焦虑量表（Hamilton anxiety scale，HAMA）见表 5.16。

表 5.16 汉密顿焦虑量表

请选择最适合患者情况的答案（1. 无症状　　2. 轻　　3. 中等　　4. 重　　5. 极重）

1. 焦虑心境：担心、担忧，感到有最坏的事情将要发生，容易激惹。
　　1　　2　　3　　4　　5

2. 紧张：紧张感，易疲劳，不能放松，情绪反应，易哭、颤抖、感到不安。
　　1　　2　　3　　4　　5

3. 害怕：害怕黑暗、陌生人、独处、动物、乘车或旅行及人多的场合。
　　1　　2　　3　　4　　5

4. 失眠：难以入睡、易醒、多梦、梦魇、夜惊、醒后感疲倦。
　　1　　2　　3　　4　　5

5. 认知功能：或称记忆、注意障碍，注意力不能集中，记忆力差。
　　1　　2　　3　　4　　5

6. 抑郁心境：丧失兴趣，对以往爱好缺乏快感，忧郁、早醒、昼重夜轻。
　　1　　2　　3　　4　　5

7. 肌肉系统症状：肌肉酸痛、抽动、不灵活，牙齿打战、声音发抖。
　　1　　2　　3　　4　　5

8. 感觉系统症状：视物模糊、发冷发热、软弱无力感、浑身刺痛。
　　1　　2　　3　　4　　5

9. 心血管系统症状：心动过速、心悸、胸痛、血管跳动感、昏倒感、心搏脱漏。
　　1　　2　　3　　4　　5

10. 呼吸系统症状：胸闷、窒息感、叹息、呼吸困难。
　　1　　2　　3　　4　　5

11. 胃肠道症状：吞咽困难、消化不良、肠动感、腹泻、体重减轻、便秘。
　　1　　2　　3　　4　　5

12. 生殖泌尿系统症状：尿频、尿急、停经、性冷淡、阳痿。
　　1　　2　　3　　4　　5

13. 自主神经系统症状：口干、面色潮红、苍白，易出汗，起"鸡皮疙瘩"等。
　　1　　2　　3　　4　　5

14. 会谈时行为表现
　　（1）一般表现：紧张、面肌抽动、不宁顿足、手发抖、皱眉、肌张力高、叹息样呼吸、面色苍白；
　　（2）生理表现，吞咽、呃逆、安静时心率快、呼吸频率快（20 次/分以上），腱反射亢进，震颤、瞳孔放大、眼睑跳动、易出汗、眼球突出。
　　1　　2　　3　　4　　5

评分标准：
　＞29 分：严重焦虑。
　＞21 分：明显焦虑。
　＞14 分：肯定有焦虑。
　≥7 分：可能有焦虑。
　＜7 分：没有焦虑症状。

十一、汉密顿抑郁量表

汉密顿抑郁量表（Hamilton depression scale，HAMD）见表 5.17。

表 5.17　汉密顿抑郁量表

项目	评分标准	分值
1. 抑郁情绪	0 没有 1 只在问到时才诉述 2 在访谈中自发地表达 3 不用言语也可以从表情–姿势–声音或欲哭中流露出这种情绪 4 患者的自发言语和非语言表达几乎完全表现为这种情绪	
2. 有罪感	0 没有 1 责备自己，感到自己已连累他人 2 认为自己犯了罪，或反复思考以往的过失和错误 3 认为目前的疾病，是对自己错误的惩罚，或有罪恶妄想 4 罪恶妄想伴有指责或威胁性幻觉	
3. 自杀	0 没有 1 觉得活着没有意义 2 希望自己已经死去，或常想到与死有关的事 3 消极观念，自杀念头 4 有严重自杀行为	
4. 入睡困难（初段失眠）	0 没有 1 主诉有入睡困难，上床半小时后仍不能入睡（要注意患者平时的入睡时间） 2 主诉每晚均有入睡困难	
5. 睡眠不深（中段失眠）	0 没有 1 睡眠浅，多噩梦 2 半夜（晚 12 点钟以前）曾醒来（不包括上厕所）	
6. 早醒（末段失眠）	0 没有 1 有早醒，比平时早醒 1 小时，但能重新入睡，应排除平时习惯 2 早醒后无法重新入睡	
7. 工作和兴趣	0 没有 1 提问时才诉述 2 自发地直接或间接表达对活动–工作或学习失去兴趣，如感到无精打采–犹豫不决–不能坚持或需强迫自己去工作或活动 3 活动时间减少或成效下降，住院患者每天参加病房活动或娱乐不满 3 小时 4 因目前的疾病而停止工作，住院患者不参加任何活动或没有他人帮助便不能完成病室日常事务（注意不能凡住院患者就计 4 分）	
8. 阻滞（指思维和言语缓慢，注意力难以集中，主动性减退）	0 没有 1 精神检查中发现轻度阻滞 2 精神检查中发现明显阻滞 3 精神检查进行困难 4 完全不能回答问题，木僵	
9. 激越	0 没有 1 检查时有些心神不定 2 明显心神不定或小动作多 3 不能静坐，检查中曾起立 4 搓手、咬手指、扯头发、咬嘴唇	

项目	评分标准	分值
10. 精神性焦虑	0 没有 1 问及时才诉述 2 自发地表达 3 表情和言谈流露出明显忧虑 4 明显惊恐	
11. 躯体性焦虑（指焦虑的生理症状，包括口干、腹胀、腹泻、呃逆、腹绞痛、心悸、头痛、过度换气和叹气，以及尿频和出汗）	0 没有 1 轻度 2 中度，有肯定的上述症状 3 重度，上述症状严重，影响生活或需要处理 4 严重影响生活和活动	
12. 胃肠道症状	0 没有 1 食欲减退，但不需他人鼓励便自行进食 2 进食需他人催促或请求和需要应用泻药或助消化药	
13. 全身症状	0 没有 1 四肢、背部或颈部沉重感，背痛、头痛、肌肉疼痛、全身乏力或疲倦 2 症状明显	
14. 性症状（指性欲减退，月经紊乱等）	0 没有 1 轻度 2 重度 3 不能肯定或该项对被评者不适合（不计入总分）	
15. 疑病	0 没有 1 对身体过分关注 2 反复考虑健康问题 3 有疑病妄想 4 伴幻觉的疑病妄想	
16. 体重减轻：按病史评定	0 没有 1 患者诉可能有体重减轻 2 肯定体重减轻 按体重记录评定： 1 一周内体重减轻超过 0.5kg 2 一周内体重减轻超过 1kg	
17. 自知力	0 知道自己有病，表现为抑郁 1 知道自己有病，但归咎于伙食太差，环境问题，工作过忙，病毒感染或需要休息 2 完全否认有病	
18. 日夜变化（如果症状在早晨或傍晚加重，先指出哪一种，然后按其变化程度评分）	0 早晚情绪无区别 1 早晨或傍晚轻度加重 2 早晨或傍晚严重	

续表

项目	评分标准	分值
19. 人格解体或现实解体(指非真实感或虚无妄想)	0 没有 1 问及时才诉述 2 自然诉述 3 有虚无妄想 4 伴幻觉的虚无妄想	
20. 偏执症状	0 没有 1 有猜疑 2 有牵连观念 3 有关系妄想或被害妄想 4 伴有幻觉的关系妄想或被害妄想	
21. 强迫症状(指强迫思维和强迫行为)	0 没有 1 问及时才诉述 2 自发诉述	
22. 能力减退感	0 没有 1 仅于提问时方引出主观体验 2 患者主动表示有能力减退感 3 需鼓励–指导和安慰才能完成病室日常事务或个人卫生 4 穿衣、梳洗、进食、铺床或个人卫生均需他人协助	
23. 绝望感	0 没有 1 有时怀疑情况是否会好转,但解释后能接受 2 持续感到没有希望,但解释后能接受 3 对未来感到灰心、悲观和失望,解释后不能解除 4 自动地反复诉述"我的病好不了啦" 或诸如此类的情况	
24. 自卑感	0 没有 1 仅在询问时诉说有自卑感,认为自己不如他人 2 自动地诉说有自卑感 3 患者主动诉说自己一无是处或低人一等 4 自卑感达妄想的程度,如"我是废物"等类似情况	

得分：＿＿＿＿＿＿

说明：HAMD 由 Hamilton 编制,是临床上评定抑郁状态时应用得最为普遍的量表。本量表有 17 项、21 项和 24 项等 3 种版本,本测试采用的是 24 项版本。

HAMD 大部分项目采用五级评分法,分级标准为无、轻度、中度、重度、极重度。少数项目采用三级评分法,分级标准为无、轻至中度、重度。测试时每级都有具体的描述。

HAMD 以总分和因子分两种方式计分,HAMD 可归纳为 7 类因子结构：①焦虑/躯体化；②体重；③认知障碍；④日夜变化；⑤阻滞；⑥睡眠障碍；⑦绝望感。因子分可以更为简洁、清晰地反映患者的实际情况。

测试时间建议：约 20 分钟。

结果分析：（仅供参考）总分超过 35 分,提示可能为严重抑郁；超过 20 分,提示可能为轻或中等程度的抑郁；小于 8 分,提示患者无抑郁症状。

注意事项：

（1）HAMD 适用于具有抑郁症状的成年患者。

（2）一般采用交谈与观察的方式，最好由两名或以上的评定员进行评定。

（3）评定时间范围，入组时评定当时或入组前一周的情况，治疗后 2～6 周以同样方式对入组患者再次评定，比较治疗前后的症状和病情的变化。HAMD 量表中的第 8、9、11 项，依据对患者的观察进行评定，其余各项则根据患者的口头叙述评分，其中第 1 项需要两者兼顾，另外第 7 和 22 项需向患者家属或病房工作人员收集资料，而第 16 项最好是根据体重记录，也可依据患者主诉及其家属或病房的工作人员所提供的资料进行评定。

十二、简易精神测试评分

简易精神测试评分见表 5.18。

表 5.18　简易精神测试评分

项目	选项
知道年龄	是/否（得分 1/0）
知道生日	是/否（得分 1/0）
知道时间	是/否（得分 1/0）
知道年份	是/否（得分 1/0）
知道医院名称	是/否（得分 1/0）
区别辨认 2 人	是/否（得分 1/0）
知道大事发生日期	是/否（得分 1/0）
知道现任领袖名字	是/否（得分 1/0）
能够从 20 数到 1	是/否（得分 1/0）
能够重复（测试开始时提供的）地址	是/否（得分 1/0）

临床意义：用于快速评估老年患者发生痴呆的可能性，得分为 6 分以下者提示谵妄或痴呆（需进一步检查）。

十三、简易精神（智能）状态量表

简易精神（智能）状态量表（mini-mental state examination，MMSE）见表 5.19。

表 5.19　简易精神（智能）状态量表

项目		积分				
定向力（10 分）	1. 今年是哪一年？				1	0
	现在是什么季节？				1	0
	现在是几月份？				1	0
	今天是几号？				1	0
	今天是星期几？				1	0

续表

项目		积分					
定向力（10分）	2. 您住在哪个省？					1	0
	您住在哪个县（区）？					1	0
	您住在哪个街道（乡）？					1	0
	咱们现在在哪个医院？					1	0
	咱们现在在哪个楼层？					1	0
记忆力（3分）	3. 告诉您三种东西，我说后请您重复一遍并记住，待会我会问您 各1分，共3分			3	2	1	0
注意力和计算力（5分）	4. 100-7等于多少？连续减5次（93、86、79、72、65）各1分，共5分	5	4	3	2	1	0
回忆能力（3分）	5. 现在请您说出刚才我告诉您记住的那些东西			3	2	1	0
语言能力（9分）	6. 命名能力 　出示手表，问这是什么东西？					1	0
	出示钢笔，问这是什么东西？					1	0
	7. 复述能力 　我现在说一句话，跟我清楚地重复一遍（四十四只狮子）					1	0
	8. 阅读能力 　阅读这句话并按上面意思做					1	0
	9. 三步命令 　我给您一张纸请按我说的做，从现在开始："用右手拿这张纸，用两只手将它对折起来，放在您的左腿上。" 　每个动作1分，共3分			3	2	1	0
	10. 书写能力 　要求受试者写一句完整句子					1	0
	11. 结构能力 　（出示图案）请您照画下来					1	0

检查项目包括时间定向力，地点定向力，瞬时记忆力，计算力，注意力，短时记忆，语言和结构等认知功能，共30项，评分范围0～30分，分数越高，认知功能越好。

（一）判定标准

1. 认知功能障碍　最高得分为30分，27～30分为正常，<27分为认知功能障碍。

2. 痴呆划分标准　文盲≤17分，小学程度≤20分，中学程度（包括中专）≤22分，大学程度（包括大专）≤23分。

3. 痴呆严重程度分级　轻度MMSE≥21分；中度MMSE 10～20分；重度MMSE≤9分。

（二）操作说明

1. 定向力（最高分：10 分） 每说对一个计 1 分，共 5 分。首先询问日期，之后再针对性地询问其他部分，如"您能告诉我现在是什么季节"，每答对一题得一分。

请依次提问，"您能告诉我您住在什么省市吗"（区县、街道、什么地方、第几层楼）每答对一题得一分。

2. 记忆力（最高分：3 分） 告诉被测试者您将问几个问题来检查他的记忆力，然后清楚、缓慢地说出 3 个相互无关的东西的名称（如皮球、国旗、树木，大约 1s 说 1 个）。说完所有的 3 个名称之后，要求被测试者重复。被测试者的得分取决于他们首次重复的答案（答对 1 个得 1 分，最多得 3 分）。如果他们没能完全记住，你可以重复，但重复的次数不能超过 5 次。如果 5 次后被测试者仍未记住所有的 3 个名称，那么对于回忆能力的检查就没有意义了（请跳过第 4 部分"回忆能力"检查）。

3. 注意力和计算力（最高分：5 分） 要求患者从 100 开始减 7，之后再减 7，一直减 5 次（即 93，86，79，72，65）。每答对 1 个得 1 分，如果前次错了，但下一个答案是对的，也得 1 分。

4. 回忆能力（最高分：3 分） 如果前次被测试者完全记住了 3 个名称，现在让被测试者再重复一遍。每正确重复 1 个得 1 分，最高得 3 分。

5. 语言能力（最高分：9 分）

（1）命名能力（0～2 分）：拿出手表卡片给被测试者看，要求被测试者说出这是什么，之后拿出实物铅笔问被测试者同样的问题。

（2）复述能力（0～1 分）：要求被测试者注意测试者说的话并重复一次，注意只允许重复一次。这句话是"四十四只石狮子"，只有回答正确且咬字清楚才计 1 分。

（3）三步命令（0～3 分）：给被测试者一张空白的平纸，要求对方按被测试者的命令去做，注意不要重复或示范，只有被测试者按正确顺序完成动作才算正确，每个正确动作计 1 分。

（4）阅读能力（0～1 分）：拿出一张"闭上您的眼睛"卡片给被测试者看，要求被测试者读出并按要求去做，只有被测试者确实闭上眼睛才能得分。

（5）书写能力（0～1 分）：给被测试者一张白纸，让被测试者自发地写出一句完整的句子。要求句子必须有主语、动词，并有意义。注意测试者不能给予任何提示，语法和标点的错误可以忽略。

（6）结构能力（0～1 分）：在一张白纸上画有交叉的两个五边形，要求被测试者照样准确地画出来。评分标准：五边形需画出 5 个清晰的角和 5 个边，同时两个五边形交叉处形成菱形。线条的抖动和图形的旋转可以忽略。

判定标准：最高得分为 30 分，27～30 分为正常；＜27 分为认知功能障碍。

痴呆严重程度分级方法：轻度，≥21 分；中度，10～20 分；重度，≤9 分。

十四、简化 Fugl-Meyer 运动功能评分

简化 Fugl-Meyer 运动功能评分见表 5.20。

表 5.20 简化 Fugl-Meyer 运动功能评分表

	0分	1分	2分	月 日	月 日	月 日
I 上肢						
坐位与仰卧位						
1 有无反射活动						
（1）肱二头肌	不引起反射活动		能引起反射活动			
（2）肱三头肌	同上		同上			
2 屈肌协同运动						
（3）肩上提	完全不能进行	部分完成	无停顿地充分完成			
（4）肩后缩	同上	同上	同上			
（5）肩外展≥90°	同上	同上	同上			
（6）肩外旋	同上	同上	同上			
（7）肘屈曲	同上	同上	同上			
（8）前臂旋后	同上	同上	同上			
3 伸肌协同运动						
（9）肩内收、内旋	同上	同上	同上			
（10）肘伸展	同上	同上	同上			
（11）前臂旋前	同上	同上	同上			
4 伴有协同运动的活动						
（12）手触腰椎	没有明显活动	手仅可向后越过髂前上棘	能顺利进行			
（13）肩关节屈曲 90°，肘关节伸直	开始时手臂立即外展或肘关节屈曲	在接近规定位置时肩关节外展或肘关节屈曲	能顺利充分完成			
（14）肩 0°、肘屈 90°时，前臂旋前、旋后	不能屈肘或前臂不能旋前	肩、肘位正确，基本上能旋前、旋后	顺利完成			
5 脱离协同运动的活动						
（15）肩关节外展 90°，肘伸直，前臂旋前	开始时肘即屈曲，前臂偏离方向，不能旋前	可部分完成此动作或在活动时肘关节屈曲或前臂不能旋前	顺利完成			
（16）肩关节前屈举臂过头，肘伸直，前臂中立位	开始时肘关节屈曲或肩关节发生外展	肩屈曲中途，肘关节屈曲、肩关节外展	顺利完成			
（17）肩屈曲 30°～90°，肘伸直，前臂旋前旋后	前臂旋前旋后完全不能进行或肩肘位不正确	肩、肘位置正确，基本上能完成旋前旋后	顺利完成			
6 反射亢进						
（18）检查肱二头肌、肱三头肌和指屈肌三种反射	至少 2～3 个反射明显亢进	1 个反射明显亢进或至少 2 个反射活跃	活跃反射≤1 个，且无反射亢进			

续表

	0分	1分	2分	月 日	月 日	月 日
7 腕稳定性						
（19）肩0°、肘屈90°时，腕背屈	不能背屈腕关节达15°	可完成腕背屈，但不能抗拒阻力	施加轻微阻力仍可保持腕背屈			
（20）肩0°、肘屈90°时，腕屈伸	不能随意屈伸	不能在全关节范围内主动活动腕关节	能平滑地不停顿地进行			
8 肘伸直，肩前屈30°时						
（21）腕背屈	不能背屈腕关节达15°	可完成腕背屈，但不能抗拒阻力	施加轻微阻力仍可保持腕背屈			
（22）腕屈伸	不能随意屈伸	不能在全关节范围内主动活动腕关节	能平滑地不停顿地进行			
（23）腕环形运动	不能进行	活动费力或不完全	正常完成			
9 手指						
（24）集团屈曲	不能屈曲	能屈曲但不充分	能完全主动屈曲			
（25）集团伸展	不能伸展	能放松主动屈曲的手指	能完全主动伸展			
（26）钩状抓握	不能保持要求位置	握力微弱	能够抵抗相当大的阻力			
（27）侧捏	不能进行	能用拇指捏住一张纸，但不能抵抗拉力	可牢牢捏住纸			
（28）对捏（拇食指可捏住一根铅笔）	完全不能	捏力微弱	能抵抗相当的阻力			
（29）圆柱状抓握	同（26）	同（26）	同（26）			
（30）球形抓握	同上	同上	同上			
10 协调能力与速度（手指指鼻试验连续5次）						
（31）震颤	明显震颤	轻度震颤	无震颤			
（32）辨距障碍	明显的或不规则的辨距障碍	轻度的或规则的辨距障碍	无辨距障碍			
（33）速度	较健侧长6s	较健侧长2～5s	两侧差别<2s			
Ⅱ 下肢						
仰卧位						
1 有无反射活动						
（1）跟腱反射	无反射活动		有反射活动			
（2）膝腱反射	同上		同上			
2 屈肌协同运动						
（3）髋关节屈曲	不能进行	部分进行	充分进行			
（4）膝关节屈曲	同上	同上	同上			
（5）踝关节背屈	同上	同上	同上			

续表

	0 分	1 分	2 分	月　日	月　日	月　日
3　伸肌协同运动						
（6）髋关节伸展	没有运动	微弱运动	几乎与对侧相同			
（7）髋关节内收	同上	同上	同上			
（8）膝关节伸展	同上	同上	同上			
（9）踝关节跖屈	同上	同上	同上			
坐位						
4　伴有协同运动的活动						
（10）膝关节屈曲	无主动运动	膝关节能从微伸位屈曲，但屈曲<90°	屈曲>90°			
（11）踝关节背屈	不能主动背屈	主动背屈不完全	正常背屈			
站位						
5　脱离协同运动的活动						
（12）膝关节屈曲	在髋关节伸展位时不能屈膝	髋关节 0°时膝关节能屈曲，但<90°，或进行时髋关节屈曲	能自如运动			
（13）踝关节背屈	不能主动活动	能部分背屈	能充分背屈			
仰卧						
6　反射亢进						
（14）查跟腱、膝和膝屈肌三种反射	2～3 个明显亢进	1 个反射亢进或至少 2 个反射活跃	活跃的反射≤1 个且无反射亢进			
7　协调能力和速度（跟-膝-胫试验，快速连续作 5 次）						
（15）震颤	明显震颤	轻度震颤	无震颤			
（16）辨距障碍	明显不规则的辨距障碍	轻度规则的辨距障碍	无辨距障碍			
（17）速度	比健侧长 6s	比健侧长 2～5s	比健侧长 2s			

十五、蛛网膜下腔出血危重程度分级

颅内动脉瘤导致的蛛网膜下腔出血（subarachnoid hemorrhage，SAH）的患者发病初期的神经系统损害程度与转归明显相关，目前常用的 SAH 危重程度分级包括世界神经外科医师联合会计分法（WFNSS）（表 5.21）、Hunt 和 Hess 分级（表 5.22）。

（一）世界神经外科医师联合会计分法

表 5.21 世界神经外科医师联合会计分法

分级	GCS	运动功能障碍
I	15 分	无
II	13～14 分	无
III	13～14 分	有
IV	7～12 分	—
V	3～6 分	—

（二）颅内动脉瘤的 Hunt 和 Hess 分级

表 5.22 颅内动脉瘤的 Hunt 和 Hess 分级

分级	标准
0	未破裂的颅内动脉瘤
I	无症状，或仅表现为轻微头痛和轻度颈强直
II	中至重度头痛，颈强直，有或无脑神经麻痹
III	嗜睡、意识模糊，轻度局部神经系统体征
IV	意识不清，中至重度偏瘫，可表现为早期去大脑强直或植物状态
V	深度昏迷、去大脑强直、濒死状态

十六、肌 力 评 定

肌力是指肌肉运动时的最大收缩力。检查时令患者做肢体屈曲动作，检查者从相反方向给予阻力，测试患者对阻力的克服力量，并注意两侧比较。

肌力的记录采用 0～5 级六级分级法。

0 级：完全瘫痪，测不到肌肉收缩。

1 级：仅测到肌肉收缩，但不能产生动作。

2 级：肢体在床面上能水平移动，但不能抵抗自身重力，即不能抬离床面。

3 级：肢体能抬离床面，但不能抗阻力。

4 级：能做抗阻力动作，但不完全。

5 级：正常肌力。

临床意义：不同程度的肌力减退可分别称为完全性瘫痪和不完全性瘫痪（轻瘫）。不同部位或不同组合的瘫痪：①单瘫，单一肢体瘫痪，多见于脊髓灰质炎；②偏瘫，为一侧肢体（上、下肢）瘫痪，常伴有同侧脑神经损害，多见于颅内病变或脑卒中；③交叉性偏瘫，为一侧肢体瘫痪及对侧脑神经损害，多见于脑干病变；④截瘫，为双侧下肢瘫痪，是脊髓横贯性损伤的结果，见于脊髓外伤、炎症等。

十七、颅内压监测导致的出血分级

颅内压（intracranial pressure，ICP）监测导致的出血分级诊断标准见表 5.23。

表 5.23 颅内压监测导致的出血分级诊断标准

分级	诊断标准
1 级	穿刺部位少量出血，或局部蛛网膜下腔出血
2 级	脑实质出血，或弥漫性蛛网膜下腔出血，但无新出现的神经系统损害，不需要进行开颅血肿清除
3 级	脑实质出血，或弥漫性蛛网膜下腔出血，出现新的神经系统损害，需要进行开颅清除血肿

所有颅内置入的监测都有导致出血的危险性。Blaha 将 ICP 监测导致的出血进行了分级，该分级有助于比较各种监测手段的出血危险。对于脑实质测压，1 级和 2 级出血的发生率为 6.4%～9.2%，无 3 级出血的报道；对于脑室测压，需要手术干预的出血发生率约为 17%。

附：全面无反应性量表（full outline of unresponsiveness，FOUR）

（1）FOUR 昏迷得分=眼睛反应+运动反应+脑干反应+呼吸反应
（2）各种反应评分标准如下：

睁眼反应

0 分	疼痛刺激无睁眼
1 分	闭眼但刺痛睁眼
2 分	闭眼但大声呼唤后睁眼
3 分	睁眼但无跟随运动
4 分	睁眼，有跟随运动或听从指令眨眼

运动反应

0 分	对疼痛无反应或全身肌阵挛状态
1 分	伸展反应
2 分	疼痛后屈曲反应
3 分	对疼痛可定位
4 分	竖起拇指或握拳等

脑干反应

0 分	无反射（瞳孔、角膜及咳嗽）
1 分	无瞳孔及角膜反射
2 分	无瞳孔或角膜反射
3 分	单侧瞳孔散大且固定
4 分	双侧瞳孔及角膜反射存在

呼吸反应	
0分	呼吸暂停或完全依赖机械通气
1分	触发呼吸机或以高于呼吸机频率的呼吸
2分	异常呼吸模式
3分	潮式呼吸模式
4分	正常呼吸模式

十八、Epworth 嗜睡量表

Epworth 嗜睡量表（the Epworth sleeping scale，ESS）简单、方便，再加上其经过验证研究，使其可能成为最常使用的白天嗜睡自我评估量表。受试者在问题 1、3、6、7 时处于明确坐位状态；在问题 2、4、8 时处于假设坐位的状态；而在问题 5 时处于仰卧状态。正常人的评分为 7.6 分，睡眠呼吸障碍患者的评分明显升高（平均 14.3 分）。嗜睡可能性分为无（0）、轻度（1）、中度（2）、高度（3）（表 5.24）。

表 5.24 Epworth 嗜睡量表

问题	假设相关场景
1	坐着、阅读
2	看电视
3	在沉闷的公共场所（如电影院、开会）坐着
4	连续乘坐公共汽车 1h 无间断
5	情况允许下，午后躺下休息
6	坐着、与他人交谈
7	未饮酒，午餐后安静坐着
8	在汽车里，堵车几分钟

可以通过 ESS 对"嗜睡"作出半客观的评定：

在总计 24 分的量表中，评分>6 分提示瞌睡，>11 分则表示过度瞌睡，>16 分提示有危险性的瞌睡。

如果一个到医院看病的患者有无法解释的瞌睡或疲劳，应该到睡眠专科或神经、呼吸、精神科进一步检查，以明确诊断和治疗措施。不过，变换工作和由于任何原因引起的总睡眠时间不足，也会影响这一评分。

十九、院前卒中量表

国外开发了多个有效的院前卒中筛查工具，如辛辛那提院前卒中量表（Cincinnati pre-hospital stroke scale，CPSS）（表 5.25）、洛杉矶院前脑卒中识别量表（Los Angleles prohospital stroke screen，LAPSS）（表 5.26）、面-臂-语言-时间评分量表（the Face Arm Speech Time，FAST）（表 5.27），可以帮助紧急医疗服务人员现场准确、快速地识别卒中患者。

CPSS 是在 NIHSS 基础上简化而来的评价方法，FAST 是在 CPSS 的基础上改进而来。CPSS 是最简单的评分量表；LAPSS 排除了癫痫、低血糖原因导致的假卒中可能，特异性比较高。这三个量表共同的局限性是不能很好地识别后循环卒中。目前美国心脏病学协会（American Heart Association，AHA）推荐院前使用 CPSS 或 LAPSS，而欧洲常用 FAST。

（一）辛辛那提院前卒中量表

表 5.25　辛辛那提院前卒中量表

检查项目	正常	异常
面部运动（令患者示齿或微笑）	双侧面部运动对称	双侧面部运动不对称
上肢运动（令患者闭眼，双上肢举起 10s）	双侧正常一致	一侧不运动或很快下坠
言语（令患者说"老狗学不了新把戏"，国内有学者建议用"吃葡萄不吐葡萄皮"）	言语正确清楚	发音含糊、用词错误或不能言语

有一项异常即为筛查阳性，诊断为可疑卒中。

（二）洛杉矶院前脑卒中识别量表

表 5.26　洛杉矶院前脑卒中识别量表

项目	是		不详	否
1. 年龄＞45 岁				
2. 非癫痫性发作或癫痫病史				
3. 症状持续时间＜24h				
4. 发病前患者无卧床或依赖轮椅				
5. 血糖为 60～400mg/dl				
6. 根据以下三项查体检查，有明显单侧力弱	右侧	左侧		
面部表情（微笑或示齿）	面部下垂	面部下垂		
握力	力弱	力弱		
	不能抓握	不能抓握		
上肢力量	摇摆	摇摆		
	快速坠落	快速坠落		

若项目 1～6 全部为"是"（或"不详"），则符合 LAPSS 筛检标准。如果符合 LAPSS 筛检标准，应立即电话通知接诊医院，否则继续选择适当的治疗措施。

（三）面-臂-语言-时间评分量表

表 5.27　面-臂-语言-时间评分量表

症状	是	否
面部麻木（特别是单侧麻木）		

续表

症状	是	否
上肢无力或麻木（尤其是单侧上肢）		
发音模糊或言语困难、难以理解		

上述三个体征有一项突然发作，即考虑可能发生脑卒中，需立即拨打急救电话求救。

二十、脑出血相关评分

（一）Graeb 评分

Graeb 评分（表 5.28）又称 Graeb 脑室内出血评分，于 1982 年由 Douglas A. Graeb 等提出，主要用于对 CT 影像学上脑室内出血量进行评估，是一种便捷的临床测评方式。

表 5.28　Graeb 评分

侧脑室	
1 分	出现血迹或轻度出血
2 分	一半以下的脑室内充血
3 分	一半以上的脑室内充血
4 分	全脑室充血膨胀
第三或第四脑室	
1 分	脑室内出血，但脑室未膨胀
2 分	全脑室充血膨胀

注：Graeb 总分=左侧脑室评分+右侧脑室评分+第三脑室评分+第四脑室评分（最高 12 分）。

2013 年，Timothy C. Morgan 等在原有的 Graeb 评分基础上进行了改进，制定了改良 Graeb 评分（mGS）（表 5.29），并首次确证了其有效性。作为一种半定量评分法快速、精确评估脑室内出血量及出血范围，并可用于脑室内溶栓法治疗脑室内出血的进展监测。

表 5.29　改良 Graeb 评分标准

	无出血	出血量占脑室比≤25%	出血量占脑室比>25%且≤50%	出血量占脑室比>50%且≤75%	出血量占脑室比>75%	若合并脑室膨胀
左侧脑室	0	1	2	3	4	+1
右侧脑室	0	1	2	3	4	+1
第三脑室	0	2	2	4	4	+1
第四脑室	0	2	2	4	4	+1

续表

	无出血	出血量占脑室比≤25%	出血量占脑室比＞25%且≤50%	出血量占脑室比＞50%且≤75%	出血量占脑室比＞75%	若合并脑室膨胀
左侧枕角	0	1	1	2	2	+1
右侧枕角	0	1	1	2	2	+1
左侧颞角	0	1	1	2	2	+1
右侧颞角	0	1	1	2	2	+1

注：mGS总分=左侧脑室评分+右侧脑室评分+第三脑室评分+第四脑室评分+左侧枕角评分+右侧枕角评分+左侧颞角评分+右侧颞角评分（最高32分）。

（二）HAT评分

HAT评分（hemorrhage after thrombolysis score）（表5.30）用于预测缺血性脑卒中溶栓后颅内出血风险的评估，是比较常用、简单、易操作的出血评估办法。不同分值对应不同的出血风险。

表5.30　HAT评分

指标		评分
糖尿病病史或溶栓前随机血糖＞11.1mmol/L	否	0
	是	1
溶栓前NIHSS评分	＜15	0
	15~20	1
	≥20	2
可见的早期卒中CT表现	无	0
	＜1/3大脑中动脉支配区	1
	≥2/3大脑中动脉支配区	2

HAT评分对应的出血风险

HAT评分	0分	1分	2分	3分	＞3分
出血风险	2%	5%	10%	15%	44%

二十一、焦虑自评量表

焦虑自评量表（self-rating anxiety scale，SAS）含有20个项目，用于评价焦虑患者的主观感受（表5.31）。

项目、定义和评分标准：SAS采用4级评分，主要评定项目所定义症状出现的时间，其标准为"1"没有或很少时间；"2"小部分时间；"3"相当多的时间；"4"绝大部分或全部时间（其中"1""2""3""4"均指分值）。

表 5.31　焦虑自评量表

填表注意事项：下面有 20 条文字（括号中为症状名称），每一条文字后有四级评分，表示：没有或偶尔；有时；经常；总是如此。然后根据您最近一星期的实际情况，在分数栏 1～4 适当的分数下打"√"。

1. 我觉得比平时容易紧张和着急（焦虑）	1	2	3	4
2. 我无缘无故地感到害怕（害怕）	1	2	3	4
3. 我容易心里烦乱或觉得惊恐（惊恐）	1	2	3	4
4. 我觉得我可能将要发疯（发疯感）	1	2	3	4
5. 我觉得一切都很好，也不会发生什么不幸（不幸预感）	4	3	2	1
6. 我手脚发抖打颤（手足颤抖）	1	2	3	4
7. 我因为头痛、颈痛和背痛而苦恼（躯体疼痛）	1	2	3	4
8. 我感觉容易衰弱和疲乏（乏力）	1	2	3	4
9. 我觉得心平气和，并且容易安静坐着（静坐不能）	4	3	2	1
10. 我觉得心跳得快（心悸）	1	2	3	4
11. 我因为一阵阵头晕而苦恼（头昏）	1	2	3	4
12. 我有晕倒发作，或觉得要晕倒（晕厥感）	1	2	3	4
13. 我呼气、吸气都感到很容易（呼吸困难）	4	3	2	1
14. 我手脚麻木和刺痛（手足刺痛）	1	2	3	4
15. 我因胃痛和消化不良而苦恼（胃痛或消化不良）	1	2	3	4
16. 我常常要小便（尿意频次）	1	2	3	4
17. 我的手常常是干燥温暖的（多汗）	4	3	2	1
18. 我脸红发热（面部潮红）	1	2	3	4
19. 我容易入睡并且一夜睡得很好（睡眠障碍）	4	3	2	1
20. 我做噩梦（噩梦）	1	2	3	4

结果：原始分　　　　　　标准分

适用对象：SAS 适用于具有焦虑症状的成年人。

　　SAS 的主要统计指标为总分，将 20 个项目的各个得分相加。总分乘以 1.25 以后取得整数部分，就得到标准分。标准分越高，症状越严重。

　　SAS 是一种相当简便的分析主观焦虑感觉的临床工具。能较准确地反映有焦虑倾向的精神病患者的主观感受。焦虑是较常见的一种情绪障碍，SAS 已成为心理门诊中了解焦虑症状的高效、简便的评估工具。

二十二、抑郁自评量表

　　抑郁自评量表（self-rating depression scale，SDS）是一种评估抑郁症状的工具（表 5.32）。由美国杜克大学庄教授（William W. K. Zung）于 1965～1966 年开发，包括 20 个项目，每个项目由 7 级评分构成，包括精神性情感症状（2 项）、躯体性障碍（8 项）、精神运动性障碍（2 项）、抑郁性心理障碍（8 项）。量表使用简便，并可直观地反映抑郁患者的主观感受，适用于具有抑郁症状的成年人。但对具有严重迟缓症状的抑郁则难以评定。此外，对于文化程度较低或智力水平稍差的人，评定效果不佳。

表 5.32　抑郁自评量表

评定项目	很少有	有时有	时间有大部分	时间有绝大多数
1. 我觉得闷闷不乐，情绪低沉	1	2	3	4
2. 我觉得一天之中早晨最好	4	3	2	1
3. 我一阵阵哭出来或觉得想哭	1	2	3	4
4. 我晚上睡眠不好	1	2	3	4
5. 我吃得跟平常一样多	4	3	2	1
6. 我与异性密切接触时和以往一样感到愉快	4	3	2	1
7. 我发觉我的体重在下降	1	2	3	4
8. 我有便秘的苦恼	1	2	3	4
9. 我心跳比平时快	1	2	3	4
10. 我无缘无故感到疲乏	1	2	3	4
11. 我的头脑跟平常一样清楚	4	3	2	1
12. 我觉得经常做的事并没有困难	4	3	2	1
13. 我觉得不安而平静不下来	1	2	3	4
14. 我对将来抱有希望	4	3	2	1
15. 我比平常容易激动	1	2	3	4
16. 我觉得作出决定是容易的	4	3	2	1
17. 我觉得自己是个有用的人，有人需要我	4	3	2	1
18. 我的生活过得很有意思	4	3	2	1
19. 我认为如果我死了别人会生活得好些	1	2	3	4
20. 平常感兴趣的事我照样感兴趣	4	3	2	1

评定标准：评定采用 1～4 分计分，评定时间为过去一周内。把各题的得分相加为总分，分值越高，抑郁倾向越明显。

结果：20 分以下者为无抑郁；20～41 分为轻微抑郁或者情绪不佳；42～49 分为轻度抑郁；50～57 分为中度抑郁；58～80 分为重度抑郁。

二十三、脑积水的 CT 诊断标准

脑积水的 CT 诊断标准参考 Gado 计分法（表 5.33）。

表 5.33　Gado 计分法

项目	计分
侧脑室轻度扩大	+1
侧脑室中度扩大	+2
侧脑室重度扩大	+3

续表

项目	计分
第三脑室正常	0
第三脑室扩大	+2
脑沟正常	0
脑沟扩大	−2

评价标准：测量结果＞3分为脑积水。

二十四、日常生活能力评定量表（Barthel 指数评定）

日常生活能力评定量表（Barthel 指数评定）见表 5.34。

表 5.34 日常生活能力评定量表（分）

项目	自理	稍依赖	较大依赖	完全依赖
进食	10	5	0	0
洗澡	5	0	0	0
修饰	5	0	0	0
穿衣	10	5	0	0
控制大便	10	5	0	0
控制小便	10	5	0	0
上厕所	10	5	0	0
床椅转移	15	10	5	0
行走	15	10	5	0
上下楼梯	10	5	0	0

注：＞40分的患者治疗效益最大。

评定标准：总分100分。

100分：日常生活能力良好，不需要依赖他人。

＞60分：评定为良，表示有轻度功能障碍，但日常生活基本自理。

60～41分：中度功能障碍，日常生活需要一定的帮助。

40～21分：重度功能障碍，日常生活明显需要依赖他人。

＜20分：完全残疾，日常生活完全依赖他人。

二十五、肝豆状核变性相关评分

肝豆状核变性相关评分见统一肝豆状核变性（UWDRS）评分量表（表 5.35）及肝豆状核变性诊断评分（表 5.36）。

表 5.35　统一肝豆状核变性评分量表

第一部分　神经功能评分（neurological subscale）

A. 日常活动（1~9，由患者或其家属填写）

下面这些测验题目，列出了某些人可能出现的问题，请患者或其家属仔细阅读每一条，并根据最近 2~4 周内患者的实际情况，选择适当的答案

1. 活动（在平面上）

　0=正常

　1=稍微不正常（不需要帮助）

　2=靠别人帮助行走

　3=依赖轮椅

　4=不能动

2. 跌倒

　0=无

　1=很少跌倒

　2=偶尔跌倒，少于每天一次

　3=平均每天跌倒一次

　4=每天跌倒超过一次或不能动

3. 流口水

　0=正常

　1=有点超过正常，可能晚上流出

　2=口水稍多，会流出少许

　3=明显多，会流口水

　4=流口水明显，需要用手帕经常清理

4. 吞咽

　0=正常

　1=很少噎塞

　2=偶尔噎塞

　3=需要软的食物

　4=需要鼻胃管或胃造瘘术灌食

5. 吃饭（如使用刀叉困难）

　0=正常

　1=有点困难，但不需帮助

　2=尽管有些困难，但可以切开大多数食物，需要帮助

　3=别人切开食物，但可以自己吃

　4=需要喂食或胃造瘘术灌食

6. 穿衣

　0=正常

　1=有缺陷，但不需要帮助

　2=偶尔需要帮助扣纽扣，可以自己将手臂穿到袖子里

　3=需要很大帮助，但可以独自做一些事情

　4=完全需要帮助

第一部分　神经功能评分（neurological subscale）

7. 洗澡或淋浴

0=正常

1=有点慢，但不需要帮助

2=偶尔需要帮助

3=一直要有帮助

4=完全依赖帮助

8. 梳洗

0=正常

1=有点慢，但不需要帮助

2=偶尔需要帮助，刷牙困难

3=一直要有帮助

4=完全依赖帮助

9. 上厕所

0=正常

1=有点慢，但不需要帮助

2=偶尔需要帮助

3=一直要有帮助

4=完全依赖帮助

B. 神经系统检查（10～27，医生检查）

除项目 10、15、16、17、19、20 和 24 以外，每个项目基本上是指一个神经症状的严重程度，如运动迟缓、僵直、震颤、肌张力障碍、共济失调舞蹈

10. 言语

0=正常

1=轻微构音障碍，轻度措辞困难

2=中度构音障碍或单调、言语含糊，但仍可以理解

3=明显有障碍，难以理解

4=不可理解

假如不正常：锥体外系或小脑，或不能分类的

11. 面部表情

面部表情是正常还是不正常？如面部表情正常，直接跳到第 12 项

A. 口腔肌肉张力障碍（如得分大于 2，跳到 11B）

0=无障碍

1=稍微有点扭曲或其他口部运动

2=很大的运动，但少于 50%的时间

3=有肌肉运动障碍或大多数时间痉挛

4=严重肌肉运动障碍或大多数时间痉挛

续表

第一部分　神经功能评分（neurological subscale）

B 表情缺乏

0=正常

1=很少表情缺乏，可以正常

2=有点但不正常的面部表情衰退

3=面具脸，有时双唇开合

4=固定表情或完全没有面部表情，双唇开合 6mm 或更多

12. 静止性震颤（患者双手应放在大腿上）（1 代表右上肢，2 代表左上肢，3 代表右下肢，4 代表左下肢）

0=无

1=轻度，有时发生

2=幅度中等，间歇性发生

3=幅度中等，多数情况下存在

4=幅度大，持续存在

1　2　3　4

13. 头部震颤（如坐或站时）

0=无

1=稍微有点或几乎不可察觉的颤抖，可能是间隔性的

2=摆动（<2cm），可能是间隔性的

3=明显摆动（2~4cm）

4=严重摆动（>4cm）

14. 肌僵直（患者坐位且放松，检查肢体，忽略齿轮样僵直）（N=颈部 1 代表右上肢，2 代表左上肢，3 代表右下肢，4 代表左下肢）

0=无

1=轻度，只能在患者作另一个动作而转移注意力时察觉到

2=轻度到中度

3=明显僵硬，但仍较容易完成完整动作

4=严重僵硬，难以完成完整动作

N　1　2　3　4

15. 手指捏合（拇指和食指最大幅度、最快频率的捏合）

0=正常

1=有点缺陷

2=中等缺陷

3=严重缺陷

4=不能完成任务

（左　右）

16. 双手快复轮替动作

0=正常

1=有点缺陷

2=中等缺陷

3=严重缺陷

4=不能完成任务

（左　右）

第一部分　神经功能评分（neurological subscale）

17. 书写能力（患者写的字保存在档案里）

　　0=正常

　　1=有点缺陷

　　2=中等缺陷，所有文字可以辨识

　　3=严重缺陷，少数文字可以辨识

　　4=不能握住笔

18. 手臂震颤（要求患者维持姿势至少30s）

　　A 姿位性震颤（手臂向前伸展，手腕向前，手指展开）

　　0=无

　　1=稍微或几乎不可察觉站姿颤抖，可能是间隔的

　　2=中等幅度（<2cm），可能是间隔的

　　3=明显的幅度（2～4cm）

　　4=严重幅度（>4cm）

　　B 扑翼样震颤（手臂举起后抖动）

　　0=无

　　1=稍微或几乎不可察觉站姿颤抖，可能是间隔的

　　2=中等幅度（<2cm），可能是间隔的

　　3=明显的幅度（2～4cm）

　　4=严重幅度（>4cm）

19. 指鼻实验（要求患者在睁、闭眼时完成这个动作一次）

　　0=正常

　　1=轻度不稳

　　2=中度不稳

　　3=严重不稳

　　4=不能完成

　　（左　　右）

20. 腿灵敏性［患者以脚跟快速连续地触地然后抬起，幅度至少为1.6cm］

　　0=正常

　　1=轻度的损害

　　2=中度的损害

　　3=严重的损害

　　4=不能完成

　　（左　　右）

21. 腿部姿位性震颤（患者仰卧，屈膝屈髋）

　　0=正常

　　1=轻轻抖动，可以是间断的

　　2=中等幅度的抖动（<2cm），可以是间断的

　　3=显著幅度的抖动（2～4cm）

　　4=严重的抖动（>4cm）

　　（左　　右）

续表

第一部分　神经功能评分（neurological subscale）

22. 颈部肌张力障碍

0=无

1=很轻的，偶尔出现

2=明显的斜颈，但是程度缓和

3=中等

4=严重

23. 手臂和手掌肌张力障碍

0=无

1=很轻的肌张力障碍，临床上无意义

2=有肌张力障碍，但不影响功能

3=中等的，但可以完成抓握等动作

4=严重的，不能完成抓握等动作

（左　　右）

24. 从有扶手的椅子上起立（患者尝试从直靠背椅子上起来，手臂在胸部交叉）

0=正常

1=较慢，可能需要努力一次以上

2=需双手在扶手上用力

3=起立后有后倒倾向，可能需要努力一次以上，但无须帮助

4=没有帮助不能站起

25. 姿势

姿势：正常或不正常，如正常，请跳至26，如不正常，继续25A、B和C

A 躯干的肌张力障碍（如果评分>2分，跳至25B和25C）

0=无肌张力障碍

1=轻微的弯曲，临床上无意义

2=明显的弯曲，但不影响站立

3=中度的弯曲，妨碍站立

4=严重的弯曲，以致不能站立

B 共济失调

0=没有

1=很轻微（摇摆仅仅出现在没有视觉反馈的时候）

2=中等的（中等的摇摆；但仍可以双脚站在一起）

3=明显的（明显的摇晃；不能双脚站在一起）

4=严重的（没有支持不能站立或卧床不起）

C 帕金森综合征

0=正常直立

1=背微驼，可见于正常老年人

2=明显异常驼背，可向一侧微倾

3=驼背伴随脊柱弯曲，可明显向一侧倾斜

4=严重姿势异常

第一部分 神经功能评分（neurological subscale）

26. 步态

步态 正常或不正常

如果步态正常，请跳至 27，如不正常，继续 26A、B 和 C

A 腿部肌张力障碍（如果评分＞2 分，跳至 26B 和 26C）

0=无肌张力障碍

1=轻微的肌张力障碍，但没有引起症状，临床无意义

2=轻度的肌张力障碍，不需要帮助可以行走

3=中度的肌张力障碍，严重影响到行走或需要辅助设备

4=严重的肌张力障碍，不能行走

B 共济失调

0=没有

1=很轻（共济失调仅仅在走直线或没有视觉反馈时出现）

2=中度的（正常行走可出现共济失调；走直线困难）

3=明显（阔基底步态，蹒跚步态；不能走直线）

4=严重，没有帮助不能行走或卧床不起

C 帕金森综合征

0=正常

1=行走缓慢，可有拖步、碎步，但无慌张步态

2=行走困难，但基本不需帮助，可有慌张步态

3=严重障碍，需要帮助

4=在帮助下亦不能行走

27. 舞蹈（F：面部；T：躯干）

F	T	RUE	LUE	RLE	LLE

0=无

1=很轻的/间断的

2=轻度的

3=中度的

4=严重的

神经功能评分：_____/208 分

注：RUE. 右上肢，LUE. 左上肢，RLE. 右下肢，LLE. 左下肢

第二部分 肝脏功能评分

A. 生活状况（28～33），由患者或家属根据最近 2～4 周内的实际情况，选择适当的答案

28. 一般损害（不是由于神经性或精神性并存症状引起的）

0=无表现

1=疲劳但不影响生活

2=对日常生活工作活动有少许影响

3=中等效率丧失对日常或职业生活有些限制

4=患者无法工作，日常生活需要帮助

续表

第二部分 肝脏功能评分

29. 骨质疏松或关节病（不是由其他肌肉骨骼系统疾病引起的）

    0=无表现

    1=有时少许背痛或关节疼痛，但不需镇痛药

    2=经常中等背痛或关节疼痛，有时需用镇痛药

    3=轻伤后骨折或经常严重背痛或关节疼痛

    4=自发性骨折或持续的严重背痛或关节疼痛

30. 便血（鲜血便或黑便）

    0=从来没有

    1=很少有少量的鲜血便或黑便

    2=有时有少量的鲜血便或黑便

    3=经常有鲜血便或黑便

    4=几乎持续性的鲜血便或黑便

31. 瘙痒

    0=从来没有

    1=很少在单个身体部分发生

    2=有时在单个身体部分或全身发生

    3=经常，通常是全身发痒

    4=持续性的全身发痒

32. 呕血

    0=从来没有

    1=唾液中很少带血

    2=唾液中经常带血

    3=呕血

    4=重复剧烈呕血

33. 其他流血或血肿（如自发流鼻血或轻微受伤后血肿）

    0=从来没有

    1=很少（<1 次/月）

    2=有时（<1 次/周）

    3=经常（2～3 次/周）

    4=非常频繁（>2～3 次/周）

B. 体格检查（34～36，医生检查）

34. 肝性脑病

    0=无症状

    1=定向障碍，情绪不稳，反应迟钝和注意力不集中（非精神疾病），轻到中度扑翼样震颤

    2=嗜睡增多或淡漠，肌肉无力，明显的扑翼样震颤

    3=持续睡眠但可以叫醒，仍有扑翼样震颤

    4=患者昏迷，对伤害性刺激无反应

续表

第二部分　肝脏功能评分

35. 黄疸

　　0=无黄疸

　　1=巩膜稍微黄染

　　2=巩膜中度黄染

　　3=明显巩膜黄染和中度黄疸

　　4=明显巩膜黄染和明显黄疸

36. 皮肤和其他变化（如蛛状痣、肝掌、光滑舌、指甲苍白）

　　0=无

　　1=一种或少数几种皮肤变化

　　2=伴有男性第二性征的丧失（如体毛），男性乳房发育症和（或）睾丸萎缩或月经失调，或以上所有皮肤变化

　　3=另有脐周静脉曲张，或皮肤干枯

　　4=另有肌营养不良或腹水

肝脏功能评分：_____/36分

第三部分　精神症状评分

A. 日常活动（37～39）

下面这些测验题目用于个体时段的精神状态评估时间，并根据最近 2～4 周内的实际情况，与患者的病前人格进行比较。请患者或者患者家属仔细阅读，适当选择

37. 睡眠

　　0=习惯性的睡眠持续时间

　　1=减少 25%的睡眠持续时间

　　2=减少 50%的睡眠持续时间

　　3=减少 75%的睡眠持续

　　4=没有睡眠

38. 自主神经紊乱（代表性描述：心悸，头晕，出汗增多，手脚冰冷，口干，腹泻或尿频）

　　0=无自主神经紊乱

　　1=在情绪应急时，比以前易出现自主神经紊乱

　　2=持续轻度自主神经紊乱

　　3=频繁或强烈自主神经紊乱，且令人不适或影响社交

　　4=非常频繁的自主神经紊乱，且干扰或中断日常活动

39. 性兴趣（即性兴趣或性活动的描述）

　　Ⅰ.减少

　　0=没有性兴趣减少

　　1=性兴趣承认减少，但活动不受到损害

　　2=中度性兴趣减少，通常性活动适度减少

　　3=明确性兴趣减少，通常性活动减少或不存在

　　4=完全性冷漠

第三部分　精神症状评分

Ⅱ. 增强

0=无性兴趣增强

1=略有增强的性兴趣，有幻想或未反映在活动中

2=适度增强的性兴趣，有幻想或活动

3=明确增强的性兴趣或性活动

4=专注于性幻想，非常显著增强的性活动

40. 记忆障碍（表现主观回忆能力障碍，与过去相比）

0=像往常一样记忆

1=偶尔增加的记忆失误

2=报告社交影响或记忆丧失

3=相当大的记忆失误，干扰日常活动

4=抱怨完全不能回忆

41. 注意障碍（表现在集中自己的思想困难，缺乏注意力，排除抑郁导致；计分根据注意缺乏的强度、频率和程度）

0=集中精力没有困难

1=在集中自己的思想方面偶尔困难

2=轻～中度的集中注意力困难，日常生活无损害

3=集中注意力和维持思维困难，影响阅读或会话

4=集中注意困难使之不能胜任工作

42. 接触

0=正常接触

1=花时间与熟人共处的需要减少和能力下降

2=患者减少与他人联系，不觉得有需要或没有能力保持与家庭以外的人联系（同事、病友、护士）

3=患者拒绝与他人联系，包括亲密的朋友和家人

4=完全孤立的，与他人接触不具有任何意义，封闭自己，似乎情感已经丧失

43. 敌对情绪（表现为愤怒、敌意和侵略性的情感，不论他们是否采取行动。不能感到生气的是 0 分）

0=不容易生气

1=容易愤怒，显示敌对情绪，很容易消退

2=对刺激发生过度的愤怒或敌意的挑衅

3=明显增强的无端愤怒的侵略性

4=持续愤怒或强烈的仇恨，很难或无法控制

44. 迫害观念（表现多疑，夸大自我，坚信自己被人谈论、被观看或被恶意迫害）

0=无不适当的猜疑和自我意识

1=轻微猜疑和不信任

2=模糊感到被观看；偶尔怀疑有恶意

3=持续感觉被人谈论、受威胁或迫害

4=不可改变的坚信有被恶意迫害；妄想地曲解普通的事件或"提示"；在超出现实范围被定罪（如在电视或报纸

第三部分　精神症状评分

45. 评议性幻听（表现在有听到自己的想法被说出或大声重复的经历，评论或争执第三人）

　0=无此症状

　1=模糊或不确定的听幻觉或评议声音

　2=确定的听幻觉或评议声音，但非致残性的

　3=频繁的致残性的听幻觉或评议声音

　4=持续的致残性的听幻觉或评议声音

46. 视觉幻觉（表现在曲解一个视觉刺激即错觉，或没有任何实际的外部视觉刺激产生的虚假视觉感知即幻觉）

　0=无错视觉体验，除了可能的入睡前现象

　1=偶尔的错视觉

　2=经常的错视觉或偶尔视幻觉

　3=频繁的清晰的视幻觉

　4=持久的视幻觉

47. 自杀冲动

　0=无自杀冲动

　1=患者感到不值得活着，但并不希望死了

　2=患者希望已经死了，但是没有任何自杀的具体计划

　3=患者很可能计划实施自杀

　4=患者前几天企图自杀，正被监视在锁定的监护病房

精神病理学观察

48. 思维奔逸

　0=内聚性的言语，无思维奔逸

　1=生动活泼的联想，保持内聚性的言语

　2=散在的音联

　3=较多的音联

　4=难以追踪患者的音联

49. 自尊

　0=正常自尊

　1=轻度增加自尊，稍夸大

　2=中度增加自尊，夸大，频繁地使用最高级形容词

　3=自夸，不切实际的想法

　4=难以纠正的夸大观念

50. 语音/噪声水平

　0=正常的音量

　1=大声说话但不嘈杂

　2=语音在远处能清晰听见，有点嘈杂

　3=响亮的语音在很远处能清晰听见，嘈杂

　4=大喊，尖叫，唱歌或使用其他刺耳的噪声

续表

第三部分　精神症状评分

51. 言语活动

A　增加

0=正常言语活动

1=有点爱说话

2=很健谈，在谈话中没有自发的间隔

3=难以中断

4=不可能中断，在谈话中完全占主导地位

B　减少

0=正常言语活动

1=口头表达能力略有受损或患者不想谈话

2=在谈话中明显被动（如倾向于延长谈话间隔）

3=由于谈话间隔延长和回应缩短，使谈话时间明显延长

4=谈话无法完成

52. 心境

A　增加

0=正常心境

1=轻度欢欣的心境，乐观，但仍适应环境

2=中度欢欣的心境，开玩笑，谈笑风生

3=明显欣快的心境，无论是在方式和语言上都非常丰富

4=极度欣快的心境，与环境毫不相干

B　抑郁

0=正常心境

1=患者跟其他人相比，轻度表现沮丧和无精打采

2=患者自发报告（或当被问及时容易出现）感到沮丧和无精打采。只有很少的非言语迹象，如哭泣

3=非言语性的抑郁症迹象很明显，如频繁的哭泣、脸色苍白、皱眉和发出不安的声音

4=患者在自然的和非语言的交流中，感到沮丧和无助、无望，且难以分散此情绪

53. 焦虑

0=患者没有出现焦虑、紧张和不安

1=患者显得有点焦虑、紧张和不安

2=患者感到焦虑、不安和紧张，几乎难以控制，并影响其工作效率

3=有时有非常明显的焦虑和不安，患者可能惊恐，如不安情绪失控

4=患者几乎持续出现惊慌失措，很难分散患者的恐慌情绪，而交谈几乎是不可能的

54. 不稳定的情绪反应（表现为迅速变化的情绪，如对突然的喜悦或悲伤倾向显示强烈的情绪反应；不应该与优势心情相混淆）

0=无突然情绪变化

1=稀有和可理解的快速情绪变化

2=偶尔迅速和意外的情绪变化

3=经常突然或夸大的情绪变化

4=在紧张对立的情绪之间非常迅速的变化

续表

第三部分 精神症状评分

55. 定向障碍

　0=完全定向

　1=有些时间定向障碍

　2=明显的时间定向障碍，有些空间定向障碍

　3=时间和空间定向障碍，有些地点的定向障碍

　4=时间、地点、环境和人物的定向障碍

精神症状分量表分数：_____/76 分

总分：_____/320 分

表 5.36　肝豆状核变性诊断评分

常规指标	分值	特殊检查	分值
K-F 环		肝铜（无胆汁淤积者）	
有	2	>5×ULN*（>4μmol/g）	2
无	0	0.8～4μmol/g	1
神经系统症状		正常（<0.8μmol/g）	−1
重度	2	丹罗宁阳性颗粒	1
轻度	1	尿铜（无急性肝炎者）	
无	0	正常	0
铜蓝蛋白		1～2×正常值上限（ULN）	1
正常（>0.2g/L）	0	>2×ULN	2
0.1～0.2g/L	1	正常，但使用青霉胺后>5×ULN	2
<0.1g/L	2	突变分析	
Coombs 阴性溶血性贫血		两个染色体均突变	4
有	1	一个染色体有突变	1
无	2	无突变	0

＊ULN，正常值上限。

评分标准：≥4 分诊断成立；3 分疑似诊断，需进一步检查；≤2 分排除诊断。

参 考 文 献

陈文彬，2008. 诊断学［M］. 7 版. 北京：人民卫生出版社：203.

短暂性脑缺血发作中国专家共识组，2011. 短暂性脑缺血发作的中国专家共识更新版（2011 年）［J］. 中华内科杂志，50（6）：530.

刘大为，2010. 实用重症医学［M］. 北京：人民卫生出版社：159.

赵九良，冯云路，2014. 协和内科住院医师手册［M］. 2 版. 北京：中国协和医科大学出版社：65.

第六章

呼吸功能评分

一、Murray 肺损伤评分

Murray 肺损伤评分见表 6.1。

表 6.1 Murray 肺损伤评分

项目	评分
1. 胸片评分	
无肺泡浸润	0
肺泡浸润限于 1 个象限	1
肺泡浸润限于 2 个象限	2
肺泡浸润限于 3 个象限	3
肺泡浸润限于 4 个象限	4
2. 低氧血症评分（PaO_2/FiO_2）	
≥300mmHg	0
225～299mmHg	1
175～224mmHg	2
100～174mmHg	3
<100mmHg	4
3. 呼气末正压（PEEP）评分	
≤5cmH$_2$O	0
6～8cmH$_2$O	1
9～11cmH$_2$O	2
12～14cmH$_2$O	3
≥15cmH$_2$O	4
4. 肺顺应性评分	
80ml/cmH$_2$O	0
60～79ml/cmH$_2$O	1
40～59ml/cmH$_2$O	2
20～39ml/cmH$_2$O	3
≤19ml/cmH$_2$O	4

注：上述 4 项或 3 项（除肺顺应性）评分的总和除以项目数（分别为 4 或 3），得到肺损伤评分结果。

无肺损伤，最终评分 0 分；轻度至中度肺损伤，最终评分 0.1～2.5 分；重度肺损伤>2.5 分。

1988 年 Murray 等提出的肺损伤程度评分法可以对 ARDS 的肺损伤程度做量化分析，包括 3 方面内容：①肺损伤程度的定量评分；②具有 ARDS 患病的危险因素；③合并肺外器官功能不全。根据氧合指数（PaO_2/FiO_2）、呼气末正压（PEEP）水平、X 线胸片中受累象限数及肺顺应性变化的评分评价肺损伤程度。评分＞2.5 分为重度肺损伤，即 ARDS；0.1～2.5 分者为轻中度肺损伤。该标准强调了肺损伤从轻到重的连续发展过程，对肺损伤做量化评价。

二、临床肺部感染评分

临床肺部感染评分（simplified clinical pulmonary infection score，CPIS）见表 6.2 和表 6.3。

表 6.2　临床肺部感染评分

	评分
1. 体温（℃）	
≥36.5 且≤38.4	0
≥38.5 且≤38.9	1
≥39.0 或≤36.0	2
2. 白细胞计数（$\times 10^9$/L）	
≥4.0 且≤11.0	0
＜4.0 或＞11.0	1
或杆状核≥50%	1
3. 气道分泌物（24h 吸出物性状、数量）	
无痰或少许	0
中–大量非脓性痰	1
中–大量脓性分泌物	2
4. 氧合情况（PaO_2/FiO_2）	
＞240mmHg 或 ARDS	0
≤240mmHg 且无 ARDS 证据	2
5. 胸部影像学	
无浸润阴影	0
弥漫性或斑片样浸润	1
局限融合成片状阴影	2
6. 肺部渗出进展	
无进展	0
有进展	2
7. 痰培养	
病原菌无或少量或无生长	0
病原菌中量或大量	1
病原菌与革兰氏染色相同	加 1

表 6.3　临床肺部感染评分（CPIS）项目赋值

CPIS 分值	0	1	2
气道分泌物	少	多	多且脓性
胸片	无浸润	散在	片状
体温	36.5～38.4℃	38.5～38.9℃	≥39℃或≤36℃
外周血 WBC	（4～11）×10⁹/L	<4×10⁹/L 或>11×10⁹/L	<4×10⁹/L 或>11×10⁹/L 且杆状核>50%
氧合指数（PaO_2/FiO_2）	>240mmHg 或 ARDS		≤240mmHg 且无 ARDS
气道吸引物培养到细菌	1 种或无	>1 种	>1 种且革兰氏染色发现相同细菌

注：总分 12 分，CPIS>6 分提示存在 HAP（医院获得性肺炎）或 VAP（呼吸机相关性肺炎）。

临床肺部感染评分是一项综合了临床、影像学和微生物学标准等来评估感染严重程度，预测患者使用的抗生素应该调整或停用的评分系统，目的是减少不必要的抗生素暴露。指标共 7 项，包括体温、白细胞计数、气管分泌物、氧合情况、X 线胸片、肺部浸润影的进展情况和气管吸取物培养。最高评分为 12 分，当评分≤6 分时可以停用抗生素，降低治疗费用，减少药物不良反应。

三、肺炎严重程度评分

肺炎严重程度评分（PSI）见表 6.4。

表 6.4　肺炎严重程度评分

指标	分数
人口学因素	
年龄	
男	岁数
女	岁数-10
在护理单位居住	+10
合并疾病	
肿瘤	+30
肝脏疾病	+20
充血性心力衰竭	+10
脑血管疾病	+10
肾脏疾病	+10
体检结果	
精神状态改变	+20
呼吸频率≥30 次/分	+20

续表

指标	分数
sBp＜90mmHg	+20
T＜35℃或≥40℃	+15
P＞125 次/分	+10
实验室和放射线检查	
动脉血 pH＜7.35	+30
BUN≥11mmol/L	+20
钠＜130mmol/L	+20
BG≥14mmol/L	+10
血细胞比容＜30%	+10
动脉血 PaO_2＜60mmHg	+10
胸腔积液	+10

PSI 评分将社区获得性肺炎（community acquired pneumonia，CAP）患者分为Ⅱ～Ⅳ级，预示病情严重程度及预后、死亡率，分值≤70 分为Ⅱ级，分值 71～90 分为Ⅲ级，分值 91～130 分为Ⅳ级，分值＞130 分为Ⅴ级（表 6.5）。根据统计Ⅳ～Ⅴ级患者的死亡率明显增高，须住院或进入 ICU 治疗。此评分系统并没有明确说明进入 ICU 的标准，多用于对病情较轻患者的筛选，而且其评价项目较多，虽然结果较为准确，但临床操作较为困难。

表 6.5 呼吸科肺炎严重程度评分

姓名：　　　性别：　　　年龄：　　岁　　　病室：　　　床号：　　床　　　住院号：

第一步：分层风险Ⅰ类和风险Ⅱ～Ⅴ类

存在风险	
年龄大于 50 岁	无，继续下一项
精神状态改变	无，继续下一项
脉搏≥125 次/分	无，继续下一项
呼吸＞30 次/分	无，继续下一项
收缩压＜90mmHg	无，继续下一项
体温＜35℃或≥40℃	无，继续病史项
病史	
肿瘤疾病	无，继续下一项
充血性心力衰竭	无，继续下一项
脑血管疾病	无，继续下一项
肾脏疾病	无，继续下一项
肝脏疾病	无，风险级别为Ⅰ级

续表

第二步：分层风险 II、III、IV、V

统计	评估分数	实际分数
男	年龄	
女	年龄−10	
常住养老院	+10	
合并症		
肿瘤疾病	+30	
肝脏疾病	+20	
充血性心力衰竭	+10	
脑血管疾病	+10	
肾脏疾病	+10	
体征		
精神状态改变	+20	
脉搏≥125 次/分	+20	
呼吸≥30 次/分	+20	
收缩压＜90mmHg	+15	
体温＜35℃或≥40℃	+10	
实验室和影像学表现		
pH＜7.35	+30	
血尿素氮≥9mmol/L	+20	
血钠＜130mmol/L	+20	
血糖≥14mmol/L	+10	
红细胞比容＜30%	+10	
PaO_2＜60mmHg	+10	
胸腔积液	+10	
合计		

PSI 分析

	分数	死亡率	风险	处理
I 级	0 分	0.1%	低风险	门诊治疗
II 级	＜70 分	0.6%	低风险	门诊治疗
III 级	71～90 分	2.8%	低风险	短期住院观察
IV 级	91～130 分	8.2%	中度风险	
V 级	＞130 分	29.2%	高风险	住院管理

四、社区获得性肺炎 CURB-65 评分

社区获得性肺炎 CURB-65 评分见表 6.6。

表 6.6 社区获得性肺炎 CURB-65 评分

临床指标	分值	
意识障碍	1	
血尿素氮＞7mmol/L（19mg/L）	1	
呼吸频率≥30 次/分	1	
收缩压＜90mmHg 或舒张压≤60mmHg	1	
年龄≥65 岁	1	
总评分		
CURB 评分	死亡率（%）	建议
0	0.9	死亡危险极低，一般不需要住院
1	5.2	死亡风险增加，可考虑住院治疗
2	12	
3 或 4	31.2	高危，需要紧急住院治疗

注：CURB-65 得分=意识障碍+血尿素氮+呼吸频率+血压+年龄。

CURB-65 能较好地判断低死亡风险患者及明确严重患者住院或进入 ICU 的指征，CURB-65 得分达 2～4 分或以上时，可诊断重症社区获得性肺炎（SCAP），死亡率＞19%，须住院或进入 ICU 治疗。

五、重症肺炎 SMAT-COP 评分系统

重症肺炎 SMAT-COP 评分系统见表 6.7。

表 6.7 重症肺炎 SMAT-COP 评分

项目	分值
收缩压＜90mmHg	+2
多肺叶浸润	+1
白蛋白＜35g/L	+1
呼吸频率加快（按年龄分）	+1
年龄≤50 岁且呼吸频率≥25 次/分	
年龄＞50 岁且呼吸频率≥30 次/分	
心动过速≥125 次/分	+1
意识障碍	+1
氧合作用差（按年龄分）	+2

续表

项目	分值
年龄≤50 岁，PaO_2<70mmHg 或 SO_2≤93%或 PaO_2/FiO_2<333mmHg	
年龄>50 岁，PaO_2<60mmHg 或 SO_2≤90%或 PaO_2/FiO_2<250mmHg	
pH<7.35	+2

注：SMAT-COP 评分≥3 分建议入住 ICU。

六、重症肺炎 PIRO 评分系统

重症肺炎 PIRO 评分系统见表 6.8。

表 6.8　重症肺炎 PIRO 评分系统

项目	分值
COPD 或免疫缺陷	+1
年龄>70 岁	+1
菌血症	+1
多肺叶浸润	+1
休克	+1
重度低氧血症	+1
ARDS	+1
急性肾衰竭	+1

注：PIRO 评分≥5 分建议入住 ICU。

七、非典型肺炎与细菌性肺炎的鉴别评分

非典型肺炎与细菌性肺炎的鉴别评分见表 6.9。

表 6.9　非典型肺炎与细菌性肺炎的鉴别评分

项目	分值
1. 年龄小于 60 岁	+1
2. 没有或仅有轻微的基础疾病	+1
3. 阵发性咳嗽	+1
4. 胸部体征不明显	+1
5. 无痰或快速诊断实验未发现病原体	+1
6. 外周白细胞计数<$10×10^9$/L	+1

鉴别诊断	非典型肺炎	细菌性肺炎
1~5 项	≥3 分	≤2 分
1~6 项	≥4 分	≤3 分

注：上述 6 项得分至少 4 分应考虑非典型肺炎，敏感性为 77.0%，特异性为 93.0%；上述 1~5 项得分至少 3 分应考虑非典型肺炎，敏感性为 83.9%，特异性为 87.0%。

八、肺栓塞相关评分

（一）肺栓塞验前概率评估（wells 肺栓塞评分，见表 6.10）

表 6.10 Wells 肺栓塞评分

变量	评分（计算总分）
■ PE 较其他诊断可能性大	3
■ DVT 临床症状/体征	3
● 心率＞100 次/分	1.5
● 既往 DVT/PE 病史	1.5
● 制动（卧床≥3d）/术后 4 周内	1.5
● 咯血	1
● 恶性肿瘤病史	1

Wells 验前概率评估（用于 V/Q）		
＜2 分	2～6 分	＞6 分
低危	中危	高危

两分类 Wells 验前概率评估（用于 CTPA）	
≤4 分：PE "不太可能"	＞4 分：PE "可能"

注：PE，肺栓塞；DVT，下肢深静脉血栓。

（二）修订后的日内瓦评分（表 6.11）

表 6.11 修订后的日内瓦评分

危险因子	分值
年龄＞65 岁	1
既往下肢深静脉血栓或肺栓塞	3
1 个月内行全麻手术或下肢骨折	2
恶性肿瘤	2
症状	
单侧肢体疼痛	3
咯血	2
临床体征	
HR 75～94 次/分	3
HR≥95 次/分	5
下肢深静脉压痛和单侧水肿	4
临床可能性评估	得分
高度可能	≥11
中度可能	4～10

注：该评分避免了对肺栓塞可能性判断的主观因素。

（三）肺栓塞排除标准

对于预测概率较低（Wells 评分<2 分）的患者，宜采用肺栓塞排除标准（pulmonary embolism rule-out criteria，PERC）。PERC 由 Kline 等提出，认为如果有以下 8 项，即可排除 PE：年龄<50 岁、脉搏<100 次/分、血氧饱和度>95%、没有咯血、未使用雌激素、近 4 周内无手术史、无 VTE 病史、无单侧腿部肿胀。在应用 PERC 规则时必须避免三个常见的误区：首先患者必须满足所有 8 项标准，否则其应用的敏感性下降；其次，这一规则仅适用于预测概率较低的患者，不适用于中、高概率组；最后，有些患者不适用于 PERC 规则，包括癌症患者、有血栓性疾病病史或相关家族史的患者，PERC 对这些患者的诊断是不可靠的。

（四）肺栓塞严重程度指数

对于心脏血管造影（CTA）阳性的患者，可应用肺栓塞严重程度指数（the pulmonary embolism severity index，PESI）来评估 30 天死亡率，采用 11 项临床标准：年龄、性别、癌症史、心力衰竭史、慢性肺病史、心率>110 次/分、收缩压<100mmHg、呼吸频率>30 次/分、体温<36℃、精神状态改变及血氧饱和度<90%（表 6.12）。研究显示，对于极低风险患者（得分<65 分），30 天死亡率<2%，而低风险患者（得分 66~85 分），90 天死亡率为 1.1%。一项试验进一步表明，在适当的临床环境下，极低风险和低风险的患者可以选择门诊治疗。

诊断后评估患者的严重程度可以使用 PESI 和简化 PESI（simplified PESI，sPESI）。因 PESI 变量太多，目前临床使用较多的是 sPESI，赋予以下每个变量 1 分：年龄大于 80 岁、癌症病史、慢性心肺疾病、心率大于或等于 110 次/分，收缩压低于 100mmHg，以及动脉血氧饱和度低于 90%。总分为 0 分，表明死亡风险低，得分大于或等于 1 分提示风险高。

表 6.12　sPESI 评分

危险因素	分值
年龄>80 岁	1
癌症	1
慢性心力衰竭和肺部疾病	1
心率>100 次/分	1
收缩压<100mmHg	1
血氧饱和度<90%	1

注：分数为 0 的患者死亡风险为 1.1%。sPESI 评分为 0 分的出院治疗者可定期随访。不符合低风险 PE 标准的患者应入院治疗。

九、非急性发作期哮喘控制水平分级

非急性发作期哮喘控制水平分级见表 6.13。

表 6.13 非急性发作期哮喘控制水平分级标准

临床特征	控制（满足以下所有情况）	部分控制（任何 1 周出现以下 1 种表现）	未控制
日间症状	无（或≤2 次/周）	＞2 次/周	
活动受限	无	任何 1 次	任何 1 周出现部分控制
夜间症状（憋醒）	无	任何 1 次	表现≥3 项
对缓解药物治疗/急救治疗的需求	无（或≤2 次/周）	＞2 次/周	
肺功能	正常	FEV_1＜80%预计值或最佳值	
急性发作	无	≥1 次/年	任何 1 周出现 1 次

注：①患者出现急性发作后都必须对维持治疗方案进行回顾分析，以确保治疗方案的合理性；②任何 1 周出现 1 次哮喘发作，表明这周的哮喘没有得到控制。

十、哮喘急性发作的病情严重度的分级

哮喘急性发作的病情严重度的分级见表 6.14。

表 6.14 哮喘急性发作的病情严重度的分级表

临床特点	轻度	中度	重度	危重
气短	步行、上楼时	稍事活动	休息时	
体位	可平卧	喜坐位	端坐呼吸	
讲话方式	连续成句	常有中断	单字	不能讲话
精神状态	可有焦虑，尚安静	时有焦虑或烦躁	常有焦虑或烦躁	嗜睡、意识模糊
出汗	无	有	大汗淋漓	
呼吸频率	轻度增加	增加	常大于 30 次/分	
辅助呼吸肌活动及三凹征	无	可有	常有	胸腹矛盾运动
哮鸣音	散在，呼吸末期	响亮、弥漫	响亮、弥漫	减弱乃至无
脉率（次/分）	＜100	100～120	＞120	脉率变慢或不规则
奇脉（深吸气时收缩压下降）	无，＜10mmHg	可有，10～25mmHg	常有，＞25mmHg	无
使用β_2激动剂后最高呼气流量（PEF）预计值或个人最佳值	＞80%	60%～80%	＜60%或＜100L/min 或作用时间＜2h	
PaO_2（吸空气）	正常	＞60mmHg	＜60mmHg	
$PaCO_2$（mmHg）	＜45	≤45	＞45	
SaO_2（未吸氧）（%）	＞95	91～95	≤90	
pH				降低

十一、术后肺部并发症危险度评分

术后肺部并发症危险度评分和评分标准见表 6.15 和表 6.16。

表 6.15 术后肺部并发症危险度评分

危险因素		评分
年龄	≤50 岁	0
	51~80 岁	3
	>80 岁	16
术前 SpO$_2$	≥96%	0
	91%~95%	8
	≤90%	24
1 个月内呼吸道感染		17
术前 Hb≤100g/L		11
手术切口	上腹部	15
	胸部	24
手术时间	≤2h	0
	2~3h	16
	>3h	23
急诊手术		8

表 6.16 评分标准

危险度分级	总分	肺部并发症发生率（%）
低	<26	1.6
中	26~44	13.3
高	≥45	42.1

十二、慢性阻塞性肺疾病评估测试

慢性阻塞性肺疾病评估测试（COPD assessment test，CAT）见表 6.17。

表 6.17 慢性阻塞性肺疾病评估测试

我从不咳嗽	0	1	2	3	4	5	我一直咳嗽
我一点痰也没有	0	1	2	3	4	5	我有很多痰
我一点也没有胸闷的感觉	0	1	2	3	4	5	我有很重的胸闷的感觉
当我爬坡或爬一层楼梯时，我并不感到喘不过气	0	1	2	3	4	5	当我爬坡或爬一层楼梯时，我感到喘不过气
在家里的任何劳动都不受 COPD 的影响	0	1	2	3	4	5	在家里的任何劳动都受 COPD 影响

每当我想外出时就能外出	0	1	2	3	4	5	因为我有 COPD，所以从来没有外出
我睡眠非常好	0	1	2	3	4	5	因为我有 COPD，我的睡眠非常不好
我精力旺盛	0	1	2	3	4	5	我一点精力都没有

CAT 评分与 COPD 患者临床表现之间的关系见表 6.18。

表 6.18　CAT 评分与 COPD 患者临床表现之间的关系

CAT 评分	影响程度	建议防治措施
>30	非常严重	增加药物治疗，确保采用最佳治疗方案，减少 AE* 至最小化
20~30	严重	增加药物治疗，确保采用最佳治疗方案，减少 AE 至最小化
10~20	中等	优化诊疗，减少 AE
<10	轻微	减少暴露于 AE 的危险因素

＊AE（adverse event）：不良事件。

CAT 纳入 GOLD2011 新的评估体系，作为症状评估的工具，建议使用频率为 3 个月 1 次；CAT 是一种简单、快捷评估和监测 COPD 病情的工具，为 COPD 患者的生活质量评估提供了有效、可靠、标准化的方法。

十三、改良英国呼吸困难评分

改良英国呼吸困难评分（modified British medical research council dyspnea score，mMRC）见表 6.19。

表 6.19　改良英国呼吸困难评分

分级	困难严重程度
0	我仅在费力运动时出现呼吸困难
1	我平地快步行走或爬小坡时出现气短
2	我由于气短，平地行走时比同龄人慢或需要停下来休息
3	我在平地行走 100m 左右或数分钟后需要停下来休息
4	我因严重呼吸困难以至于不能离开家，或在穿衣服、脱衣服时出现呼吸困难

十四、COPD 综合评估量表

稳定期 COPD 患者病情严重程度综合评估分组见表 6.20。

表 6.20　稳定期 COPD 患者病情严重程度综合评估分组

患者分组	特征	肺功能分级	每年急性加重次数	mMRC	CAT
A 组	低风险，症状少	GOLD 1~2	≤1	0~1	<10
B 组	低风险，症状多	GOLD 1~2	≤1	≥2	≥10

续表

患者分组	特征	肺功能分级	每年急性加重次数	mMRC	CAT
C组	高风险，症状少	GOLD 3～4	≥2	0～1	<10
D组	高风险，症状多	GOLD 3～4	≥2	≥2	≥10

注：GOLD，Global Initiative for Chronic Obstructive Lung Disease，慢性阻塞性肺病全球倡议；mMRC，modified British Medical Research Council dyspnea score，改良英国呼吸困难评分；CAT，COPD assessment test，慢性阻塞性肺疾病评估测试。

十五、法氏烟草依赖评估量表

对有烟草依赖的患者，可根据法氏烟草依赖评估量表（Fagerstrm test for nicotine dependence，FTND）（表6.21）和吸烟严重度指数（heaviness of smoking index，HSI）（表6.22）评估严重程度。两个量表的累计分值越高，说明吸烟者的烟草依赖程度越高，该吸烟者从强化戒烟干预，特别是戒烟药物治疗中获益的可能性越大。

表6.21　法氏烟草依赖评估量表

评估内容	0分	1分	2分	3分
您早晨醒来后多长时间吸第一支烟？	>60min	31～60min	6～30min	≤5min
您是否在许多禁烟场所很难控制吸烟的需求？	否	是		
您认为哪一支烟您最不愿意放弃？	其他时间	早晨第一支		
您每天吸多少支烟？	≤10支	11～20支	21～30支	>30支
您早晨醒来后第一个小时是否比其他时间吸烟多？	否	是		
您卧病在床时仍旧吸烟吗？	否	是		

注：积分0～3分为轻度依赖；4～6分为中度依赖；≥7分为高度依赖。

表6.22　吸烟严重度指数

评估内容	0分	1分	2分	3分
您早晨醒来后多长时间吸第一支烟？	>60min	31～60min	6～30min	≤5min
您每天吸多少支卷烟？	≤10支	11～20支	21～30支	>30支

注：≥4分为重度烟草依赖。

参 考 文 献

陈灏珠，林果为，王吉耀，2013. 实用内科学［M］. 14版. 北京：人民卫生出版社：1722.

刘大为，2010. 实用重症医学［M］. 北京：人民卫生出版社：494-495.

赵九良，冯云路，2014. 协和内科住院医师手册［M］. 2版. 北京：中国协和医科大学出版社：136.

朱继红，2011. 急诊科疑难病例分析［M］. 北京：人民卫生出版社：96.

Mattw A，2019. 避免急诊常见错误［M］. 2版. 郭树彬主译. 北京：中国科学技术出版社：511.

第七章

心血管功能评分

一、长 QT 综合征诊断评分

长 QT 综合征诊断评分见表 7.1。

表 7.1　长 QT 综合征诊断评分

指标		评分
心电图	A. QTc＞0.48s	3
	0.46～0.47s	2
	＞0.45s（男）	1
	B. 尖端扭转型室性心动过速（Tdp）	2
	C. T 波电交替	1
	D. 3 个导联中 T 波有切迹	1
	E. 心率低于同龄正常值	0.5
临床病史	A. 晕厥与体力或精神有关	2
	B. 晕厥与体力或精神无关	1
	C. 先天性耳聋	0.5
家族史	A. 家族中有确切的长 QT 综合征者	1
	B. 直系中有 30 岁以下无法解释的心脏性猝死者	0.5

注：≤1 分，长 QT 综合征（LQTS）可能性小；1～3 分可能为 LQTS；≥3.5 分 LQTS 可能性大。

附：遗传性长 QT 综合征诊断评分（表 7.2）

表 7.2　遗传性长 QT 综合征诊断评分

指标		评分
一、心电图表现		
	1. QTc＞480ms	3
	460～470ms	2
	＞450ms	1
	2. Tdp	2
	3. T 波交替	1

续表

指标	评分
4. T 波切迹（3 个导联）	1
5. 静止心率低于正常 2 个百分位数	0.5
二、临床表现	
1. 晕厥：紧张引起	2
非紧张引起	1
2. 先天性耳聋	0.5
三、家族史	
1. 家庭成员中有肯定的长 QT 综合征	1
2. 有<30 岁的心脏性猝死（直系亲属中）	0.5

注：>4 分为肯定的长 QT 综合征，2～3 分为可能的长 QT 综合征。

二、Wells 深静脉血栓的临床评分

Wells 深静脉血栓的临床评分见表 7.3。静脉血栓栓塞性疾病评分见表 7.4。

表 7.3　Wells 深静脉血栓临床评分

临床特征	分值
肿瘤	1
瘫痪、不完全瘫痪或近期下肢石膏固定	1
近期卧床>3 天，或 12 周内需要全麻或局部麻醉的大手术	1
沿深静脉走行的局部疼痛	1
全下肢的水肿	1
与无症状侧相比，小腿水肿>3cm（胫骨粗隆下 10cm 处测量）	1
局限于有症状腿部的指凹性水肿	1
深静脉的侧支循环（无静脉曲张的情况下）	1
下肢深静脉血栓（DVT）和诊断为其他疾病的可能性一样大	−2

注：临床可能性，低度≤0 分；中度 1～2 分；高度≥3 分。若双侧下肢均有症状，以症状严重的一侧为准。对 DVT 阳性预测值分为为 5%、20% 和 80%。

表 7.4　静脉血栓栓塞性疾病评分

临床特征	分值
既往肺栓塞（PE）或下肢深静脉血栓（DVT）病史	1.5
HR>100 次/分	1.5
近期外科手术或制动	1
DVT 的临床表现	1
诊断为其他疾病的可能性小于 PE	1

续表

临床特征	分值
咯血	1
肿瘤	1

注：临床可能性，低度 0～1 分；中度 2～6 分；高度 ≥7 分。

由于单纯应用个体的临床特征诊断静脉血栓栓塞性疾病（venous thromboembolism，VTE）的准确性较差，美国医师学会深静脉血栓栓塞性疾病诊疗指南推荐应使用有效的预测方法估计 VTE 的危险性，并以此作为进一步采用其他实验室和影像学方法的根据，或解释其他检查结果的基础。迄今为止，多个临床研究证实了 Wells 预测法的有效性。但应注意，无并发疾病、年龄较小和有 VTE 病史的患者应用 Wells 预测法的预测价值较高。

附　临床常用肺血栓栓塞症（pulmonary thromboembolism，PTE）诊断评价和预后评分（表 7.5 和表 7.6）

表 7.5　临床常用肺血栓栓塞症诊断评价

临床情况	分值
DVT 症状或体征	3.0
PTE 较其他诊断可能性大	3.0
心率 >100 次/分	1.5
4 周内制动或接受外科手术	1.5
既往有 DVT 或 PTE 病史	1.5
咯血	1.0
6 个月内接受抗肿瘤治疗或肿瘤转移	1.0

注：评分标准，>4 分为高度可疑；≤4 分为低度可疑。

表 7.6　PTE 临床预后评分

项目	评分
恶性肿瘤	1
心力衰竭	2
既往 VTE 病史	1
收缩压 <100mmHg	1
超声提示有 DVT	1

预测预后可能性分级：

预后差、低危者 ≤2 分；预后差、高危者 ≥3 分。两者 3 个月内死亡，复发性 PTE 和（或）严重出血发生率分别为 2.2% 和 26.1%。

三、Geneva 方法肺血栓栓塞症临床可能性评分

Geneva 方法肺血栓栓塞症临床可能性评分见表 7.7。

表 7.7 Geneva 方法肺血栓栓塞症临床可能性评分

项目	评分
PTE 或 DVT 病史	2
心率>100 次/分	1
近期外科手术史	3
年龄	
60～79 岁	1
≥80 岁	2
$PaCO_2$	
<36mmHg	2
36～38.9mmHg	1
PaO_2	
<48.7mmHg	4
48.7～59.9mmHg	3
60～71.2mmHg	2
71.3～82.9mmHg	1
肺不张	1
左或右侧膈肌抬高	1

预测可能性分级：低度可能，0～4 分；中度可能，5～8 分；高度可能，≥9 分。对 PTE 阳性预测值分别为 10%、38% 和 81%。

四、肺动脉高压的 WHO 功能分级

肺动脉高压的 WHO 分级标准：

Ⅰ级：体力活动不受限，一般体力活动不引起呼吸困难、乏力、胸痛或晕厥。

Ⅱ级：体力活动轻度受限，休息时无不适，一般体力活动可引起呼吸困难、乏力、胸痛或晕厥。

Ⅲ级：体力活动明显受限，休息时无不适，轻微体力活动可引起呼吸困难、乏力、胸痛或晕厥。

Ⅳ级：不能进行任何形式的体力活动，出血有心力衰竭的表现，甚至在休息时也可出现呼吸困难和（或）乏力，随着体力活动增加，症状加重。

五、欧洲心血管手术危险因素评分系统（EuroSCORE）

（一）心脏外科手术风险评分

心脏外科手术风险评分见表 7.8。

表 7.8 心脏外科手术风险评分

患者相关因素	得分	心脏相关因素	得分
年龄（60 岁以上每增加 5 岁）	1	不稳定型心绞痛需注射硝酸盐类药物	2
女性	2	射血分数 30%～50%	1
慢性肺疾病	1	射血分数＜30%	3
心外动脉瘤	2	近期心肌梗死（90d 内）	3
神经系统功能障碍	2	肺动脉收缩压＞60mmHg	2
既往心脏手术史	3	急症手术	2
血清肌酐＞200μmol/L	2	非孤立冠状动脉旁路移植术（CABG）	2
活动性心内膜炎	3	胸主动脉手术	3
术前病情危重	3	心肌梗死后室间隔破裂	4

危险因素得分：低危组，0～2 分，死亡率 0.8%；中危组，3～5 分，死亡率 3.0%；高危组，≥6 分，死亡率 11.2%。总死亡率：4.7%。

（二）EuroSCORE 评分（版本 2）

EuroSCORE 是 1995 年确立的欧洲心血管手术危险因素评分系统（表 7.9）。较以往的评分体系而言，EuroSCORE 相对简便而且有较高的准确性，使用者只要回答"是"与"否"就可以根据分值预测手术死亡率，是简便、快捷的"床边工具"。

EuroSCORE 最初的小组人员包括心脏内外科医师和流行病学专家，选择了 68 个术前危险因素和 29 个手术相关危险因素，对收录的 1995 年 9～12 个月期间 8 个欧洲国家、132 个外科中心的 20 014 例成人心血管手术患者进行分析。最后从 97 个危险因素中筛选出和死亡率相关的 17 个针对欧洲患者的高危因素。

表 7.9 EuroSCORE 评分

	因素		评分
患者相关因素	年龄≥60 岁	每增加 5 岁	1
	女性		1
	慢性肺疾病	长期应用支气管扩张药或类固醇治疗肺部疾病	1
	心外动脉系统疾病	跛行，颈动脉闭塞或狭窄＞50%，先前或计划对腹主动脉，四肢动脉或颈动脉进行的干预	2
	神经系统功能障碍		2
	既往心脏手术史		3

续表

	因素		评分
患者相关因素	血肌酐浓度>200μmol/L		2
	活动性心内膜炎	手术时仍在接受抗生素治疗的心内膜炎患者	3
	术前危急状态	室性心动过速或心室颤动或心脏性猝死,术前心脏按压,麻醉前需要机械通气,术前需要血管收缩药或 IABP,术前急性肾衰竭(无尿或少尿<10ml/h)	3
心脏相关因素	需要药物干预的不稳定型心绞痛		3
	左室功能不全	左室射血分数 30%~50%	1
		左室射血分数<30%	3
	近期心肌梗死史	90d 内	2
	肺动脉高压	肺动脉收缩压>60mmHg	2
手术相关因素	急诊手术	手术必须在下一个工作日之前进行	2
	CABG 合并其他心脏手术	除 CABG 外的重要心脏病史	2
	胸主动脉手术	升主动脉、主动脉弓、降主动脉手术	3
	心肌梗死后室间隔穿孔		4

注:1~2 分为低危,死亡率 0.8%;3~5 分为中危,死亡率 3.0%;≥6 分为高危,死亡率 11.2%。

六、弥散性血管内凝血评分

(一)常用弥散性血管内凝血评分标准表

弥散性血管内凝血(disseminated intravascular coagulation,DIC)评分标准见表 7.10。

表 7.10 弥散性血管内凝血评分标准表

项目	0 分	1 分	2 分
血小板计数(×10⁹/L)	≥100	<100	<50
PDP 或 D-二聚体	正常	中度增加	高度增加
PT 延长时间(s)	<3	3~6	>6
纤维蛋白原(g/L)	≥1.0	<1.0	

评分标准:若总分>5 分,则表明存在 DIC 可能性大,需每天进行评分;若 2 分≤总分<5 分,提示 DIC 可能性小,隔 2~3 日重新评分。

(二)国际血栓和止血协会弥散性血管内凝血积分系统

国际血栓和止血协会(ISTH)DIC 积分系统见表 7.11。

表 7.11　ISTH DIC 积分系统

DIC 积分系统
危险度评估：是否已知患者有 DIC 相关的潜在疾病？
如果有：进行积分运算
如果没有：不适合用本法运算
总体凝血试验序列：PT、血小板数、纤维蛋白原、纤维蛋白相关标志物
试验结果的积分
• 血小板数 >100×10^9/L 计 0 分，<100×10^9/L 计 1 分，<50×10^9/L 计 2 分
• 纤维蛋白标志物增加（D-二聚体、纤维蛋白裂解产物）：
未增加计 0 分，中度增加计 2 分，强度增加计 3 分
• PT 延长：<3s 计 0 分，>3s 且 <6s 计 1 分，>6s 计 2 分
• 纤维蛋白原水平：>1g/L 计 0 分，<1g/L 计 1 分
计算积分
≥5 分属于显性 DIC：每天重复积分
<5 分提示非显性 DIC：1~2 天重复

　　ISTH 标准提议五步诊断系统计算 DIC 积分，采用简单的实验室试验。存在已知与 DIC 相关的潜在疾病是应用该计算法的前提条件，提议由延长的 PT、减低的血小板数和纤维蛋白原、增高的纤维蛋白（原）裂解的相关的标志物（即 D-二聚体或纤维蛋白降解产物）的累计积分。该积分系统用于与急性发作的 DIC（败血症）和慢性 DIC（血管畸形和动脉瘤）相关的疾病。

　　ISTH DIC 积分系统对感染和非感染病因是敏感的，其敏感性为 91%，特异性为 97%。DIC 积分确实在预测死亡率上有更高的价值。

七、心房颤动患者继发脑卒中风险评估

　　2008 年美国胸科医师协会（American College of Chest Physicians，ACCP）推荐的心房颤动导致脑卒中的危险分层：高危患者指脑卒中和（或）短暂性脑缺血史、二尖瓣狭窄和（或）人工心脏瓣膜、体循环血栓栓塞史，或有 2 项危险因素；中危患者指有 1 项危险因素；低危患者指无危险因素。危险因素为年龄 ≥75 岁、高血压、糖尿病、中重度心脏收缩功能不全或心力衰竭。

　　美国心脏病学会（ACC）/AHA/欧洲心脏病学会（ESC）推荐采用 CHADS2 评分对心房颤动患者脑卒中进行危险分层。其中，心力衰竭、高血压、年龄 >75 岁、糖尿病各 1 分，脑血管意外或短暂性脑缺血病史 2 分（表 7.12）。评分 0 分为低危，1 分为中危，>2 分为高危。未予抗凝治疗的心房颤动患者，CHADS2 评分为 0~6 分者，脑卒中年发病率分别为 1.9%、2.8%、4.0%、5.9%、8.5%、12.5%、18.2%。

　　因 CHADS2 未包括所有已知的脑卒中危险因素，ESC2010 更新的心房颤动指南推荐采用新的 CHA2DS2-VASc 评分对心房颤动患者进行危险分层并根据积分来选择抗栓治疗策略（表 7.13 和表 7.14）。新评分系统将 CHADS2 评分中 5 项因素归为主要危险因素，并将年龄≥75 岁由 1 分改为 2 分；同时增加了血管疾病（心肌梗死病史、外周动脉疾病或主动脉斑块）、年龄（65～74 岁）、性别（女性）等 3 个危险因素作为临床相关的非主要危险因素，每项 1 分，最高 9 分；CHA2DS2-VASc 评分为 0 分者脑卒中年发病率为 0%，2 分为 1.3%，4 分为 4.0%，6 分为 9.8%。

结合老年人出血风险高，入选抗凝治疗的患者应严格，且 CHADS2 具有简单易行、操作性强的优点。建议推荐在老年心房颤动患者中应用 CHADS2 评分方法对其继发脑卒中的风险进行评估。

表 7.12 CHADS2 评分表

危险因素	评分（分）
充血性心力衰竭（CHF）	1
高血压（hypertension）	1
年龄（age）	1
糖尿病（DM）	1
既往卒中（stroke）或 TIA	2

评分标准：总分为 6 分，0～1 分为低危，2～3 分为中危，4～6 分为高危。

CHADS2 总分 6 分，是众多评价心房颤动患者卒中风险运用最广泛一种，2011 年 AHA、美国卒中协会（ASA）缺血性卒中二级预防指南对心源性卒中患者药物治疗推荐使用的是该评分表，高危组需抗凝治疗。由于 CHADS2 评分存在一定缺陷，有些指南增加了心脏超声左室射血分数项，使得一部分患者归入高危组。

表 7.13 CHA2DS2-VASc 评分表（非瓣膜病心房颤动）

缩写	危险因素	分值
C	充血性（congestive）心力衰竭/左室功能异常	1
H	高血压（hypertension）	1
A_2	年龄（age）≥75 岁	2
D	糖尿病（diabetes mellitus）	1
S_2	卒中（stroke）/TIA/血栓栓塞	2
V	血管病（vascular）：既往心肌梗死/外周血管病/主动脉斑块	1
A	年龄（age）65～74 岁	1
S_C	性别（sex category）：女性	1

注：积分越高，血栓栓塞风险越高；根据不同积分选择治疗方案。
评分≥2 分，推荐口服抗凝药治疗（如华法林）（I/A）。
评分 1 分，可选择华法林或阿司匹林抗凝，但是推荐口服抗凝药治疗（I/A）。
评分 0 分，可选择阿司匹林或不用抗栓治疗，推荐不抗栓治疗（I/A）。
I/A：I 级推荐，A 级证据。

表 7.14 治疗方案

积分	抗凝方案
≥2	口服抗凝药物（如华法林，INR 2～3）
1	口服抗凝药物（推荐）或阿司匹林 75～325mg，qd
0	不必抗凝（推荐）或阿司匹林 75～325mg，qd

注：瓣膜病心房颤动患者血栓栓塞风险较高，一般推荐口服抗凝药物。

八、HAS-BLED 评分–出血风险评分

高龄是心房颤动患者发生缺血性脑卒中的危险因素，也是应用华法林抗凝治疗并发出血的独立危险因素。出血并发症常出现在治疗前 3 个月内，严重出血的独立危险因素有年龄＞65 岁、脑卒中史、消化道出血史、肾功能不全（血肌酐＞132.6μmol/L）和严重贫血（血细胞比容＜30%）。无危险因素的患者（低危）12 个月内大出血的发生率为 1%，≥3 分的高危患者出血发生率为 30%。

ESC 2010 心房颤动治疗指南推荐应用 HAS-BLED 评分对心房颤动患者进行出血风险评估，高血压（收缩压＞160mmHg）1 分，肝功能异常（肝酶增加 3 倍、胆红素增加 2 倍以上）、肾功能异常（肌酐＞200pmol/L）各 1 分，脑卒中史 1 分，出血史（包括出血体质、贫血等）1 分，不稳定 INR（过高或不稳定，不达标占 60%）1 分，65 岁以上 1 分，药物（抗血小板药物联用，或服用非甾体抗炎药）或酗酒各 1 分，总计 9 分，≥3 分为出血高危（表 7.15）。

表 7.15 HAS-BLED 评分–出血风险评分表

字母代号	项目	评分	得分
H（hypertension）	高血压	1	
A（abnormal renal and liver function）	肝肾功能不全	各 1	
S（stroke）	卒中	1	
B（bleeding）	出血	1	
L（labile INRs）	异常 INR 值	1	
E（elderly）	年龄＞65 岁	1	
D（drugs or alcohol）	药物或饮酒	各 1	
总分		9	

评分标准：≥3 分时提示出血"高危"，出血高危患者无论接受华法林还是阿司匹林治疗均应谨慎，并在开始抗栓治疗之后加强复查。

九、急性冠脉综合征非 ST 段抬高型心肌梗死出血风险新评分——CRUSADE 评分

CRUSADE 评分见表 7.16～表 7.18。

表 7.16　2011 ESCNST-ACS 指南对 CRUSADE 评分的推荐内容

推荐内容	推荐类别	证据水平
疑似 NSTE-ACS 患者，应综合其病史、临床症状、体格检查、心电监测或心电图（多次复查）及心肌损伤标志物的结果进行诊断及缺/出血风险评估	I	A
ACS 患者应尽可能地安置在胸痛监护室或冠心病监护室	I	C
推荐使用已有风险评估评分对患者的预后及出血风险进行评估（如 GRACE 评分或 CRUSADE 评分）	I	B
患者应在接诊 10min 内记录 12 导联心电图并由经验丰富的医师进行解读，每次胸痛发作时，以及接诊后 6～9h、24h、出院前均应描记 12 导联心电图	I	B
若 12 导联心电图正常，应描记 V_{3R}、V_{4R}、V_7～V_9	I	C

表 7.17　CRUSADE 风险评分内容

评估内容	评分
红细胞压积（%）	
<31	9
31～33.9	7
34～36.9	3
37～39.9	2
≥40	0
血肌酐清除率（ml/min）	
≤15	39
>15～30	35
>30～60	28
>60～90	17
>90～120	7
>120	0
心率（次/分）	
≤70	0
71～80	1
81～90	3
91～100	6
101～110	8
111～120	10
≥121	11
性别	
男性	0
女性	8
是否有心力衰竭	
否	0

续表

评估内容	评分
是	7
既往血管疾病（动脉疾病史或卒中史）	
否	0
是	6
糖尿病	
否	0
是	6
收缩压（mmHg）	
≤90	10
91～100	8
101～120	5
121～180	1
181～200	3
≥201	5

表 7.18 风险分级

积分	风险	出血率（%）
11～20	极低危	3.1
21～30	低危	5.5
31～40	中危	8.6
41～50	高危	11.9
51～91	极高危	19.5

十、ST 段抬高型心肌梗死危险评分

ST 段抬高型心肌梗死（STEMI）危险评分见表 7.19，表 7.20。

表 7.19 STEMI 危险评分

3 分	2 分	1 分
年龄 65～74 岁	年龄≥75 岁	糖尿病
收缩压<100mmHg	HR>100 次/分	高血压
	新发心力衰竭	胸痛
		体重<67kg
		前壁 ST 段抬高
		新发左束支传导阻滞
		从发病到治疗时间>4h

表 7.20 根据评分预测 30 天病死率

评分	30 天病死率（%）
0	0.8
2	2.2
4	7.3
6	16.1
≥8	35.9

（一）急性心肌梗死 Killip 法分级

急性心肌梗死 Killip 法分级见表 7.21。

表 7.21 急性心肌梗死的 Killip 法分级

分级	症状与体征
I 级	无心力衰竭
II 级	有心力衰竭，两肺中下部有湿啰音，占肺野下 1/2，可闻及奔马律，X 线胸片有肺淤血
III 级	严重心力衰竭，有肺水肿，细湿啰音遍布两肺（超过肺野下 1/2）
IV 级	心源性休克，低血压（收缩压≤90mmHg），发绀、出汗、少尿

注：1mmHg=0.133kPa。

（二）急性左心衰的 Forrester 法分级

急性左心衰的 Forrester 法分级见表 7.22。

表 7.22 急性左心衰的 Forrester 法分级

分级	PCWP（mmHg）	CI（ml/s · m²）	组织灌注状态
I 级	≤18	>36.7	无肺淤血，无组织灌注不良
II 级	>18	>36.7	有肺淤血
III 级	<18	≤36.7	无肺淤血，有组织灌注不良
IV 级	>18	≤36.7	有肺淤血，有组织灌注不良

注：PCWP，肺毛细血管楔压；CI，心脏排血指数，其法定单位与旧制 L/（min · m²）的换算因子为 16.67。

（三）急性左心衰的临床程度分级

急性左心衰的临床程度分级见表 7.23。

表 7.23 急性左心衰的临床程度分级

分级	皮肤	肺部啰音
I 级	干、暖	无
II 级	湿、暖	有
III 级	干、冷	无/有
IV 级	湿、冷	有

十一、溶栓再通判断指标暨 TIMI 分级

溶栓再通判断标准：

1. 直接指征 冠脉造影检查观察血管再通情况，根据 TIMI 分级（表 7.24）达到 II 级、III 级者表明血管再通。

2. 间接指征

（1）心电图中抬高的 ST 段于 2h 内回降＞50%。

（2）胸痛于 2h 内基本消失。

（3）2h 内出现再灌注性心律失常。

（4）血清 CK-MB 峰值提前出现，在发病 14h 内。

具备上述 4 项中 2 项或以上者，考虑再通；但第 2、3 两项组合不能被判定为再通。

表 7.24 TIMI 分级标准

级别	具体内容
0 级	无血流灌注，闭塞血管远端无血流
I 级	部分造影剂通过，冠状动脉狭窄的远端不能完全充盈
II 级	冠状动脉狭窄的远端可以完全充盈，但显影慢，造影剂消除慢
III 级	冠状动脉远端完全而且迅速充盈与消除，与正常冠状动脉相同

十二、高血压病相关评分

（一）血压水平的定义和分级

血压水平的定义和分级见表 7.25。

表 7.25 血压水平的定义和分级

级别	收缩压（mmHg）		舒张压（mmHg）
正常血压	＜120	和	＜80
正常高值	120～139	和（或）	80～89
高血压	≥140	和（或）	≥90
1 级高血压（轻度）	140～159	和（或）	90～99
2 级高血压（中度）	160～179	和（或）	100～109
3 级高血压（重度）	≥180	和（或）	≥110
ISH	≥140	和	＜90

注：适用于 18 岁以上成人的血压按不同水平定义和分级。ISH：单纯收缩期高血压。若患者的收缩压与舒张压分属不同级别时，则以较高的级别为准；ISH 也可按照收缩压水平分为 1、2、3 级。

（二）高血压患者危险分层的检查评估指标

高血压患者危险分层的检查评估指标见表 7.26。

表 7.26 高血压患者危险分层的检查评估指标

检查项目	基本要求	常规要求
询问病史和简单体检		
测量血压：分为 1、2、3 级	+	+
肥胖：BMI≥28kg/m² 或腰围男≥90cm，女≥85cm	+	+
年龄＞55 岁	+	+
正在吸烟	+	+
已知血脂异常	+	+
缺乏体力活动	+	+
早发心血管家族史（一级亲属，50 岁以前发病）	+	+
脑血管病（脑卒中、短暂性脑缺血发作）病史	+	+
心脏病（冠心病，心绞痛、心肌梗死、冠脉重建、心力衰竭）病史	+	+
周围血管病	+	+
肾脏病	+	+
糖尿病	+	+
实验室检查		
空腹血糖≥7.0mmol/L	−	+
心电图（左心室肥厚）	−	+
空腹血脂：血总胆固醇≥5.7mmol/L，LDL-C≥3.6mmol/L；HDL-C＜1.0mmol/L；甘油三酯≥1.7mmol/L	−	+
血肌酐：男≥115μmol/L（≥1.3mg/L）；女≥107μmol/L（≥1.2mg/L）	−	+
尿蛋白	−	+
尿微量白蛋白 30～300mg/24h，或白蛋白/肌酐：男≥22mg/g，女≥31mg/g	−	+
眼底（视盘水肿、眼底出血）	−	+
X 线胸片（左室扩大）	−	+
超声（颈动脉内膜增厚或斑块，心脏左心室肥厚）	−	+
动脉僵硬度（PWV）＞12m/s	−	+
其他必要检查	−	+

注：BMI，体重指数；冠心病，冠状动脉性心脏病；LDL-C，低密度脂蛋白胆固醇；HDL-C，高密度脂蛋白胆固醇；PWV，脉搏波传导速度。−，选择性检查的项目；+，要求完成的检查项目。按"基本要求"检查评估的项目较少，可能低估了患者心血管病发生的危险；有条件的地区应按常规要求完成全部项目的检查评估。

（三）简化危险分层表

简化危险分层表见表 7.27。

表 7.27 简化危险分层表

分层	主要内容
低危	（1）高血压 1 级且无其他危险因素

续表

分层	主要内容
中危	（1）高血压 2 级或 （2）高血压 1 级伴危险因素 1～2 个
高危	（1）高血压 3 级或 （2）高血压 1 或 2 级伴危险因素≥3 个或 （3）靶器官损害或 （4）临床疾病

（四）简化危险分层项目内容

简化危险分层项目内容见表 7.28。

表 7.28　简化危险分层项目内容

项目	具体内容
高血压分级	1 级：140～159/90～99mmHg；2 级：160～179/100～109mmHg；3 级：≥180/100mmHg
危险因素	年龄≥55 岁；吸烟；血脂异常；早发心血管病家族史；肥胖；缺乏体力活动
靶器官损害	左心室肥厚；颈动脉内膜增厚，斑块；肾功能受损
临床疾病	脑血管病；心脏病；肾脏病；周围血管病；视网膜病变；糖尿病

（五）根据心血管总体危险量化估计预后危险度分层表

根据心血管总体危险量化估计预后危险度分层表见表 7.29。

表 7.29　根据心血管总体危险量化估计预后危险度分层表

其他危险因素、靶器官损害和疾病史	血压		
	1 级高血压 收缩压 140～159mmHg 或舒张压 90～99mmHg	2 级高血压 收缩压 160～179mmHg 或血压 100～109mmHg	3 级高血压 收缩压≥180mmHg 或舒张压≥110mmHg
Ⅰ：无其他危险因素	低危	中危	高危
Ⅱ：1～2 个危险因素	中危	中危	高危
Ⅲ：≥3 个危险因素、靶器官损害并存临床疾病	高危	高危	高危

注：《基层高血压防治指南》将《中国高血压指南》（2005 年修订版）的高危和很高危分层合并为高危。危险因素包括高血压、年龄≥55 岁、吸烟、血脂异常、早发心血管病家族史、肥胖、缺乏体力活动；靶器官损害包括左心室肥厚、颈动脉内膜增厚或斑块、肾功能受损；临床疾病包括脑血管病、心脏病、肾脏病、周围血管病、视网膜病变、糖尿病。

十三、GRACE 评分系统

全球急性冠状动脉事件注册（GRACE）评分见表 7.30 和表 7.31，是 2010 年 ESC 修订的 NSTE-ACS 指南建议首选的对急性冠脉综合征患者进行风险评估的分层标准，可用于预测患者住院期间的死亡率、ACS 的远期预后及有创策略的获益水平（表 7.32 和表 7.33）。

表 7.30 GRACE 评分表

年龄（岁）	评分（分）	心率（次/分）	评分（分）	动脉收缩压（mmHg）	评分（分）	肌酐（mmol/L）	评分（分）
<40	0	<49.9	0	<79.9	24	0~0.39	1
40~49	18	50~69.9	3	80~99.9	22	0.4~0.79	3
50~59	36	70~89.9	9	100~119.9	18	0.8~1.19	5
60~69	55	90~109.9	14	120~139.9	14	1.2~1.59	7
70~79	73	110~149.9	23	140~159.9	10	1.6~1.99	9
80~89	91	150~199.9	35	160~199.9	4	2~3.99	15
>90	100	>200	43	>200	0	>4	20

表 7.31 GRACE 心脏风险评分表

临床项目	评分
CFH 病史	24
ST 段压低	11
MI 病史	12
心肌酶升高	15
住院期间未行 PCI	14

表 7.32 GRACE 评分与院内死亡风险的关系

危险级别	GRACE 评分	院内死亡风险（%）
低危	≤108	<1
中危	109~140	1~3
高危	>140	>3

表 7.33 GRACE 评分与出院后 6 个月死亡风险的关系

危险级别	GRACE 评分	出院后 6 个月死亡风险（%）
低危	≤88	<3
中危	89~118	3~8
高危	>118	>8

GRACE 评分系统的优点是适用范围广泛，远期风险预测强，评估指标全面。

十四、SYNTAX 评分系统

SYNTAX 是首个基于左主干病变和（或）三支病变的随机对照试验，并建立了根据冠状动脉病变解剖特点进行分层的评分系统，根据病变位置、严重程度、分叉、钙化等解剖特点定量评价冠脉病变的复杂程度，以期作为手术方式选择的初步判断手段。

冠状动脉参照改良的 AHA 标准分为 16 个节段（图 7.1）。

该评分系统包括 12 个问题，包括优势类型、病变数目、累及节段和病变特征（完全闭塞病变、三分叉、分叉病变、开口病变、严重迂曲病变、病变长度>20mm、严重钙化病变、血栓病变、弥散/小血管病变）。每个病变独立进行评分，最终所有病变评分的相加的总和定义为该患者冠脉病变严重程度的积分（表 7.34～表 7.36）。

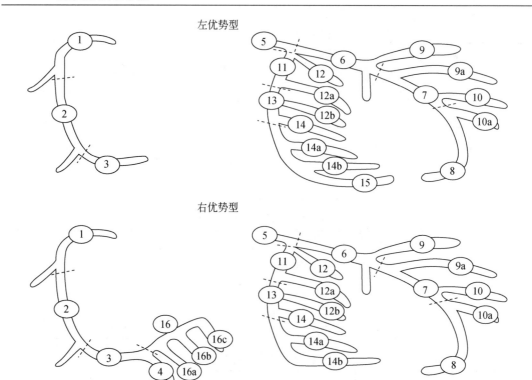

图 7.1　冠状动脉树

表 7.34　SYNTAX 评分表

区段号	号段定义	号段解释	右优势型	左优势型
1	右冠近端	右冠开口至第一锐缘支起始部	1	0
2	右冠中段	第一锐缘支起始部至第二锐缘支起始部	1	0
3	右冠远端	左优势中为第二锐缘支起始部以后部分；右冠优势中为第二锐缘支起始部至后降支起始部	1	0
4	后降支		1	/
16	来自右冠后侧支	后降支发出以后部分，只存在右优势型	0.5	/
16a	来自右冠后侧支		0.5	/
16b	来自右冠后侧支		0.5	/
16c	来自右冠后侧支		0.5	/
5	左主干		5	6
6	前降支近段	前降支开口至第一对角支	3.5	3.5
7	前降支中段	第一对角支至第二对角支	2.5	2.5
8	前降支远段	第二对角支发出以后	1	1
9	第一对角支		1	1
9a	第一对角支副支		1	1
10	第二对角支		0.5	0.5
10a	第二对角支副支		0.5	0.5

续表

区段号	号段定义	号段解释	右优势型	左优势型
11	回旋支近段		0.5	2.5
12	中间支/前侧支		1	1
12a	第一钝缘支		1	1
12b	第二钝缘支		1	1
13	回旋支末段		0.5	1.5
14	左室后侧支		0.5	1
14a	左室后侧支		0.5	1
14b	左室后侧支		0.5	1
15	后降支		不存在	1

表 7.35　病变严重程度分值

病变分类	分值
狭窄程度	
完全闭塞	×5
明显闭塞	×2
完全闭塞	
病程>3 个月或时间不明	+1
钝性残端	+1
桥状侧支	+1
闭塞远段显影程度	+1/未显影病变节段
边支：存在，<1.5mm	+1
多个边支<1.5mm 或≥1.5mm	+1
三支病变	
1 个病变节段	+3
2 个病变节段	+4
3 个病变节段	+5
4 个病变节段	+6
分叉病变	
A、B、C 型	+1
D、E、F、G 型	+2
成角>70°	+1
开口狭窄	+1
严重扭曲	+2
病变长度>20mm	+1
严重钙化	+2
血栓性病变	+1
弥漫性/小血管病变	+1/每个病变节段

表 7.36　SYNTAX 评分系统的临床意义

严重程度（积分）	临床意义
低（0～22 分）	PCI 与 CABG 效果相当
中（23～32 分）	对于单纯左主干病变患者，CABG 与 PCI 效果仍然相当，但在 3 支病变人群中，CABG 优于 PCI
高（≥33 分）	CABG 的主要不良心脑血管事件（MACCE）发生率明显低于 PCI

　　该评分系统是主要针对冠状动脉左主干病变和（或）三支病变，根据冠状动脉病变解剖特点进行危险分层的积分系统，根据病变位置、严重程度、分叉、钙化等解剖特点定量评价冠脉病变的复杂程度，根据积分的高低为手术方式选择提供初步判断，积分≥33 分的患者建议行 CABG，积分为 23～32 分的患者可以选择 PCI，也可以选择 CABG，积分≤22分的患者建议 PCI、CABG 均可。

　　分叉病变分型中，边支血管直径至少 1.5mm 以上才构成分叉病变。采用 Duke 分型法（图 7.2）。

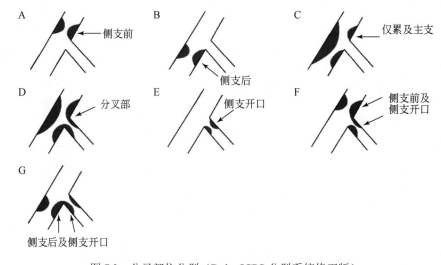

图 7.2　分叉部位分型（Duke-ICPS 分型系统修正版）

　　A 型：侧支前狭窄，不累及侧支开口。
　　B 型：主血管侧支后狭窄，不累及侧支开口。
　　C 型：跨越侧支的狭窄，但不累及侧支开口。
　　D 型：狭窄累及主支及侧支开口。
　　E 型：只累及侧支开口的狭窄。
　　F 型：直接累及主血管/（侧支前）及侧支开口的狭窄。
　　G 型：直接累及主血管（侧支后）及侧支开口的狭窄。

（一）各节段的权重因数

　　各节段的权重因数见表 7.37。

表 7.37　各节段的权重因数

冠脉节段	右优势型冠脉	左优势型冠脉
1. 右冠状动脉近段	1	0
2. 右冠状动脉中段	1	0
3. 右冠状动脉远段	1	0
4. 右冠-后降支	1	/
16. 右冠-后侧支	0.5	/
16a. 右冠-后侧支第一分支	0.5	/
16b. 右冠-后侧支第二分支	0.5	/
16c. 右冠-后侧支第三分支	0.5	/
5. 左主干	5	6
6. 前降支近段	3.5	3.5
7. 前降支中段	2.5	2.5
8. 前降支心尖段	1	1
9. 第一对角支	1	1
9a. 第一对角支 a	1	1
10. 第二对角支	0.5	0.5
10a. 第二对角支 a	0.5	0.5
11. 回旋支近段	1.5	2.5
12. 中间支	1	1
12a. 第一钝缘支	1	1
12b. 第二钝缘支	1	1
13. 回旋支远段	0.5	1.5
14. 左后侧支	0.5	1
14a. 左后侧支 a	0.5	1
14b. 左后侧支 b	0.5	1
15. 回旋支-后降支	/	1

（二）病变不良特征评分

病变不良特征评分见表 7.38。

表 7.38　病变不良特征评分

血管狭窄	
完全闭塞	×5
50%～99%狭窄	×2
完全闭塞	
大于 3 个月或闭塞时间不详	+1
钝型残端	+1
桥状侧支	+1

续表

血管狭窄	
闭塞后的第一可见节段	+1/每一不可见节段
边支小于1.5mm	+1
三叉病变	
1个病变节段	+3
2个病变节段	+4
3个病变节段	+5
4个病变节段	+6
分叉病变	
A、B、C型病变	+1
E、D、F、G型病变	+2
角度小于70°	+1
开口病变	+1
严重扭曲	+2
长度大于20mm	+1
严重钙化	+2
血栓	+1
弥漫病变/小血管病变	+1/每一节段

十五、心脏危险性术前评估量表

心脏危险性术前评估量表见表7.39。

表 7.39 心脏危险性术前评估量表

术前6个月内心肌梗死	10分
年龄>70岁	5分
颈静脉怒张或第三心音奔马律	11分
主动脉瓣狭窄	3分
心律失常：房性期前收缩和窦性心律以外的心律	7分
$PO_2 < 60mmHg$ 或 $PCO_2 > 50mmHg$ 血钾<3.0mmol/L 血 $HCO_3^- > 20mmol/L$ 血尿素氮>50mg/dl 血肌酐>3.0mg/dl AST 增高	各3分
急症手术	4分
胸腹或大血管手术	3分

评分标准：Ⅰ级，0~5分，重要并发症<1%，心源性死亡0.2%；Ⅱ级，6~12分，重要并发症7%，心源性死亡2%；Ⅲ级，13~25分，重要并发症14%，心源性死亡2%。Ⅳ级，26分以上，重要并发症78%，心源性死亡56%。

十六、ACUITY 出血风险评分

ACUITY（acute catheterization and urgent intervention triage strategy）评分是 2015 年 ESC NSTE-ACS 管理指南推荐用于评估接受冠脉造影患者出血风险的评分系统，也是用于评估 ACS 患者出血风险的评分系统（表 7.40）。

表 7.40 ACUITY 评分方法

评分要素	项目	分值
年龄（岁）	<50	0
	50~59	3
	60~69	6
	70~79	9
	≥80	12
性别	男性	0
	女性	8
血肌酐（mg/dl）	<1.0	0
	1.0~1.1	2
	1.2~1.3	3
	1.4~1.5	5
	1.6~1.7	6
	1.8~1.9	8
	≥2.0	10
白细胞计数（$\times 10^9$/L）	<10	0
	10~11	2
	12~13	3
	14~15	5
	16~17	6
	18~19	8
	≥20	10
贫血	无	0
	有	6
疾病表现	STEMI	6
	NSTEMI-生物标志物升高	2
	NSTEMI-生物标志物正常	0

（1）ACUITY 评分可以有效评估接受冠脉造影的 NSTE-ACS 患者短期（30d 内）严重出血事件的发生风险及 1 年内的死亡率（表 7.41）。

表 7.41　ACUITY 评分危险分层及 30d 内出血发生率

分层	分数	肝素+GPI 治疗者	比伐卢定单独治疗者
低危	<10	1.9%	0.7%
中危	10~14	3.3%	2.0%
高危	15~19	6.9%	3.7%
极高危	≥20	12.4%	8.4%

（2）ACUITY 评分还可评估接受冠状动脉造影的 STEMI 患者的出血风险（表 7.42）。

表 7.42　ACUITY 评分评估 STEMI 患者的出血风险

风险分层	分数	出血发生率
低危	<10	0.1%
中危	10~14	1.9%
高危	≥15	5.7%

十七、TIMI 危险评分

TIMI（the thrombolysis in myocardial infarction）危险评分是临床上针对急性冠脉综合征患者预后的危险评分，其评分的变量是来自 TIMI 试验人群经多因素 logistic 回归分析法筛选出的对预后具有独立预测作用的变量，试验认为评分与 30 天和 1 年的死亡率有较好的相关性（表 7.43~表 7.48）。

（一）非 ST 段抬高型急性冠脉综合征 TIMI 危险评分

表 7.43　非 ST 段抬高型急性冠脉综合征 TIMI 危险评分

项目	评分
年龄≥65 岁	1
≥3 个冠心病危险因素	1
7d 内应用阿司匹林	1
冠脉造影显示冠脉堵塞≥50%	1
24h 内≥2 次静息状态下心绞痛发作	1
心电图 ST 段改变	1
心肌损伤标志物水平升高	1

表 7.44　不同危险评分患者心血管事件发生率

危险分层	TIMI 评分	心血管事件发生率（%）
低危	0~1	4.7
	2	8.3

续表

危险分层	TIMI 评分	心血管事件发生率（%）
中危	3	13.2
	4	19.9
高危	5	26.2
	6～7	40.9

注：心血管事件包括 14d 内的总死亡率；新发或复发的心肌梗死；严重缺血，需紧急血运重建。

（二）ST 段抬高型心肌梗死的 TIMI 危险评分

表 7.45　ST 段抬高型心肌梗死的 TIMI 危险评分

项目	评分
年龄 65～74 岁 ≥75 岁	2 3
收缩压＜100mmHg	3
心率＞100 次/分	2
Killip 分级Ⅱ～Ⅳ级	2
体重＜67kg	1
前壁 ST 段抬高或左束支传导阻滞	1
距离就诊时间＞4h	1

表 7.46　不同危险评分患者危险分层

危险分层	评分
低危	0～3
中危	4～6
高危	7～14

（三）简化版 TIMI 评分

TIMI 危险分层方法包括下列 7 项指标：年龄≥65 岁；至少具有 3 项冠心病危险因素；冠状动脉狭窄≥50%；心电图显示 ST 段变化；24h 内至少有 2 次心绞痛发作；最近 7d 服用过阿司匹林；心肌损伤标志物升高。每项指标计 1 分，相加后得到 TIMI 危险计分。低危 0～2 分；中危 3～4 分；高危 5～7 分。

表 7.47　简化版 TIMI 评分

危险因素	评分
年龄＞65 岁	1
冠心病危险因素≥3 项	1
既往冠心病病史	1

危险因素	评分
ST 段变化≥0.5mm	1
24h 心绞痛发作≥2 次	1
最近 7d 服用过阿司匹林	1
肌钙蛋白升高	1

表 7.48 简化版 TIMI 评分预后评估

评分	14d 心血管事件发生率（%）
0～1	5
2	8
3	13
4	20
5	26
6～7	41

十八、Framingham 危险评分

Framingham 危险评分（FPS）来自 Framingham 心脏病研究（FHS）项目，是根据胆固醇水平和非胆固醇水平因素计算个体未来 10 年冠心病的发病概率。Framingham 危险评分在临床和科研中得到了广泛使用。

有几种不同的 Framingham 风险模型。MDCalc 使用重症冠状 Framingham 结局模型，该模型适用于 30～79 岁且无冠心病、间歇性跛行的非糖尿病患者。它最广泛地适用于无心脏病史的患者。

预测变量：年龄（表 7.49，表 7.55），总胆固醇（表 7.50，表 7.56），高密度脂蛋白（表 7.52，表 7.58），收缩压（表 7.53，表 7.59），高血压治疗（表 7.53，表 7.59），吸烟状况（表 7.51，表 7.57）。FPS 总分与 10 年内风险的关系见表 7.54，表 7.60。

（一）男性 10 年风险的评估

表 7.49 年龄因素

年龄（岁）	分值
20～34	−9
35～39	−4
40～44	0
45～49	3
50～54	6
55～59	8

续表

年龄（岁）	分值
60～64	10
65～69	11
70～74	12
75～79	13

表 7.50 总胆固醇水平

总胆固醇（mg/dl）	20～39 岁	40～49 岁	50～59 岁	60～69 岁	70～79 岁
160～199	4	3	2	1	0
200～239	7	5	3	1	0
240～279	9	6	4	2	1
≥280	11	8	5	3	1

表 7.51 吸烟状况

吸烟状况	20～39 岁	40～49 岁	50～59 岁	60～69 岁	70～79 岁
不吸烟	0	0	0	0	0
吸烟	8	5	3	1	1

表 7.52 高密度脂蛋白水平

高密度脂蛋白（mg/dl）	分值
≥60	−1
50～59	0
40～49	1
<40	2

表 7.53 收缩压和治疗情况

收缩压（mmHg）	无治疗	有治疗
<120	0	0
120～129	0	1
130～139	1	2
140～159	1	2
≥160	2	3

表 7.54 FPS 总分与 10 年内风险

总分	10 年内风险
<0	<1%
0	1%
1	1%

续表

总分	10 年内风险
2	1%
3	1%
4	1%
5	2%
6	2%
7	3%
8	4%
9	5%
10	6%
11	8%
12	10%
13	12%
14	16%
15	20%
16	25%
≥17	30%

（二）女性 10 年风险的评估

表 7.55 年龄因素

年龄（岁）	分值
20～34	−7
35～39	−3
40～44	0
45～49	3
50～54	6
55～59	8
60～64	10
65～69	12
70～74	14
75～79	16

表 7.56 年龄因素和总胆固醇水平

总胆固醇（mg/dl）	20～39 岁	40～49 岁	50～59 岁	60～69 岁	70～79 岁
<160	0	0	0	0	0
160～199	4	3	2	1	1

续表

总胆固醇（mg/dl）	20～39 岁	40～49 岁	50～59 岁	60～69 岁	70～79 岁
200～239	8	6	4	2	1
240～279	11	8	5	3	2
≥280	13	10	7	4	2

表 7.57　吸烟状况

吸烟状况	20～39 岁	40～49 岁	50～59 岁	60～69 岁	70～79 岁
不吸烟	0	0	0	0	0
吸烟	9	7	4	2	1

表 7.58　高密度脂蛋白水平

高密度脂蛋白（mg/dl）	分值
≥60	−1
50～59	0
40～49	1
<40	2

表 7.59　收缩压和治疗情况

收缩压（mmHg）	无治疗	有治疗
<120	0	0
120～129	1	3
130～139	2	4
140～159	3	5
≥160	4	6

表 7.60　FPS 总分与 10 年内风险

总分	10 年内风险
<9	<1%
9	1%
10	1%
11	1%
12	1%
13	2%
14	2%
15	3%
16	4%
17	5%
18	6%

续表

总分	10 年内风险
19	8%
20	11%
21	14%
22	17%
23	22%
24	27%
≥25	≥30%

十九、心血管疾病一级预防临床评分

心血管疾病一级预防（primary prevention of cardiovascular events，PPCE）临床评分系统（表 7.61）主要用于心血管事件的一级预防。

表 7.61　PPCE 临床评分系统

危险因素	评分
男性≥50 岁或女性绝经期后	1
高血压	1
高胆固醇血症	1
肥胖（体重指数≥28kg/m²）	1
早发心血管病家族史（男<55 岁、女<65 岁发病史）	1
糖尿病	1
吸烟	1

评分标准：评分≥3 分，需长期口服阿司匹林进行心血管事件的一级预防。

目前此评分系统已开始大样本临床试验研究，需待结果以明确临床价值，并为后期的完善及推行提供依据。

参 考 文 献

胡丹，阮磊，张存泰，2011. 先天性长 QT 综合征的新进展 [J]. 中国心脏起搏与心电生理杂志，25（5）：377.

急性冠状动脉综合征非血运重建患者抗血小板治疗中国专家共识组，2009. 急性冠状动脉综合征非血运重建患者抗血小板治疗的中国专家共识（修订案）[C]. 中华内科杂志，48（9）：793-798.

老年人心房颤动诊治中国专家建议写作组，《中华老年医学杂志》编辑委员会，2011. 老年人心房颤动诊治中国专家建议（2011）[J]. 中华老年医学杂志，30（11）：894.

林果为，王吉耀，2013. 实用内科学 [M]. 14 版. 北京：人民卫生出版社：1392.

刘大为，2010. 实用重症医学 [M]. 北京：人民卫生出版社：537-547.

刘力生，王文，姚崇华，2010. 中国高血压防治指南（2009 年基层版）[J]. 中华高血压杂志，1：28.

刘业成，朱华栋，2019. 协和急诊疑难病例解析［M］. 北京：科学出版社：19.

申华，周玉杰，2011. 2011 欧洲心脏病学会非 ST 段抬高型急性冠脉综合征处理指南更新解读［J］. 中国医学前沿杂志，3（5）：97.

王学文，2010. 弥散性血管内凝血的诊断和治疗指南［J］. 江苏医药，4：5.

张彧，2015. 急诊医学［M］. 北京：人民卫生出版社：440.

赵九良，冯云路，2014. 协和内科住院医师手册［M］. 2 版. 北京：中国协和医科大学出版社：171，180-181.

中华人民共和国卫生部疾病预防控制局，卫生部心血管病防治研究中心，高血压联盟（中国），2010. 中国高血压防治指南（2009 年基层版）［J］. 中华高血压杂志，18（1）：11.

中华医学会心血管病学分会，中华心血管病杂志编辑委员会，2010. 急性心力衰竭诊断和治疗指南（2010）［J］. 中华心血管病杂志，38（3）：195.

中华医学会心血管病学分会肺血管病学组，中国医师协会心血管内科医师分会，2010. 急性肺血栓栓塞症诊断治疗中国专家共识［J］. 中华内科杂志，1：28.

第八章

肾脏功能评分

一、急性肾损伤的诊断和分级标准——RIFLE 标准

2002 年急性透析质量倡议组织（Acute Dialysis Quality Initiative，ADQI）提出了（acute kidney injury，AKI）AKI 的概念，并提出了 AKI 的分层诊断标准，即 RIFLE 标准，包括风险（risk）、损伤（injury）、衰竭（failure）、肾功能丧失（loss）和终末期肾病（end-stage kidney disease）五个分级（表 8.1）。为了使 RIFLE 分级标准更实用和准确，2005 年急性肾损伤网络组织（Acute Kidney Injury Network，AKIN）对 RIFLE 分级标准进行改良，仅保留前面 3 个急性病变期（AKI 1 期、2 期、3 期）。

表 8.1　急性肾损伤的 RIFLE 分级标准

分级	GFR 或 Scr	尿量
危险	Scr 增加 1.5 倍或 GFR 下降>25%	<0.5ml/（kg·h），持续 6h
损伤	Scr 增加 2 倍或 GFR 下降>50%	<0.5ml/（kg·h），持续 12h
衰竭	Scr 增加 3 倍或 GFR 下降>75%或 Scr≥335μmol/L 或 Scr 升高>44.2μmol/L	<0.5ml/（kg·h），持续 24h 或无尿 12h
丢失	持续肾功能完全丢失>4 周	
终末期肾病	持续肾功能完全丢失>3 个月	

注：GFR. 肾小球滤过率；Scr. 血清肌酐。

二、AKIN 急性肾损伤分期标准

AKIN 急性肾损伤分期标准见表 8.2。

表 8.2　AKIN 急性肾损伤分期标准

分期	血清肌酐（Scr）标准（48h 内）	尿量标准
1 期	Scr>26.4μmol/L（0.3mg/dl）或增加到基线的 1.5～2 倍	<0.5ml/（kg·h），超过 6h
2 期	Scr 增加到基线的 2～3 倍	<0.5ml/（kg·h），超过 12h
3 期	Scr 增加到>基线 3 倍，或>354μmol/L（4mg/dl），且急性上升>44μmol/L（0.5mg/dl）	<0.5ml/（kg·h），超过 24h，或无尿超过 12h

三、PCI 术前造影剂肾病风险评估

PCI 术前造影剂肾病（contrast-induced nephropathy，CIN）风险评估见表 8.3 和表 8.4。

表 8.3　PCI 术前造影剂肾病风险评估

危险因素	评分
· 低血压 [1]	5 分
· IABP	5 分
· CHF [2]	5 分
· 年龄＞75 岁	4 分
· 贫血 [3]	3 分
· 糖尿病	3 分
· 造影剂剂量	1 分/100ml
· 肾功能不全	4 分：Cr＞133μmol/L
	2 分：肾小球滤过率（eGFR）[4] 40～60ml/（min · 1.73m^2）
	4 分：eGFR 20～40ml/（min · 1.73m^2）
	6 分：eGFR＜20ml/（min · 1.73m^2）

1 收缩压＜80mmHg 或使用升压药物；2 NYHA Ⅲ～Ⅳ；3 HCT＜39%（男性）或＜36%（女性）；4 MDRD 公式计算，单位 ml/（min · 1.73m^2）。

表 8.4　评估得分与 CIN 风险、HD 风险的关系

总分	CIN 风险（%）	HD 风险（%）
0～5	7.5	0.04
6～10	14	0.12
11～16	26	1.09
＞16	57	12.6

注：HD，血液透析。

参 考 文 献

李春盛，2010. 急诊医学高级教程 [M] . 北京：人民军医出版社：157.

赵九良，冯云路，2014. 协和内科住院医师手册 [M] . 2 版. 北京：中国协和医科大学出版社：296.

第九章

消化功能评分

一、上消化道出血危险因素评分

（一）急性上消化道出血患者的 Rockall 再出血和死亡危险性评分系统

急性上消化道出血患者的 Rockall 再出血和死亡危险性评分系统见表 9.1。

表 9.1　Rockall 评分系统

变量	评分			
	0	1	2	3
年龄（岁）	＜60	60～79	≥80	
休克	无休克 [a]	心动过速 [aa]	低血压 [aaa]	
伴发	无		心力衰竭、缺血性心脏病和其他重要伴发病	肝衰竭、肾衰竭和肿瘤播散
内镜诊断	无病变	Mallory-Weiss 综合征、溃疡等其他病变	上消化道恶性疾病	
内镜下出血征象	无或有黑斑		上消化道血液潴留、血凝块黏附、血管显露或喷血	

a 收缩压＞100mmHg，心率＜100 次/分；aa 收缩压＞100mmHg，心率＞100 次/分；aaa 收缩压＜100mmHg，心率＞100 次/分。

Rockall 评分系统将患者分为高危、中危或低危人群，总分≥5 分者为高危，3～4 分为中危，0～2 分为低危。例如，某出血患者，61 岁，收缩压为 105mmHg，心率为 110 次/分，胃镜下可见一巨大溃疡，活检示胃腺癌，附血凝块，无伴发病。则该患者 Rockall 总分=年龄（2）+心动过速（1）+无伴发病（0）+胃癌（2）+近期出血征象（2）=7 分，为高危患者。

（二）急性上消化道出血 Blatchford 评分

急性上消化道出血 Blatchford 评分见表 9.2。

表 9.2　急性上消化道出血 Blatchford 评分

项目	检查结果	评分
收缩压（mmHg）	100～109	1
	90～99	2
	<90	3
血尿素氮（mmol/L）	6.5～7.9	2
	8.0～9.9	3
	10.0～24.9	4
	≥25.0	6
血红蛋白（g/L）	男性　120～129	1
	100～119	3
	<100	6
	女性　100～119	1
	<100	6
其他表现	脉搏≥100 次/分	1
	黑便	1
	晕厥	2
	肝脏疾病	2
	心力衰竭	2

评分：Blatchford 评分用于在内镜检查前预判哪些患者需要接受输血、内镜检查或手术等后续干预措施，取值范围 0～23 分。评分≥6 分为中高危，<6 分为低危。

近期研究认为，Blatchford 评分在预测上消化道出血患者病死率方面与 Rockall 评分准确性相当，而在预测输血率、手术率方面则优于 Rockall 评分。

（三）急性上消化道出血患者危险 AIMS-65 评分系统

急性上消化道出血患者危险 AIMS-65 评分系统见表 9.3。

表 9.3　AIMS-65 评分系统

项目	评分
白蛋白<30g/L	1
国际标准化比值（INR）>1.5	1
意识状态改变	1
收缩压<90mmHg	1
年龄>65 岁	1

注：评分为 0～5 分的急性上消化道出血患者死亡率分别为 0、1.5%、2.5%、8.0%、27.0%、95.0%。

二、肝功能分级

1964 年 Child 和 Turcotte 提出了肝功能评分系统（表 9.4），1973 年 Pugh 进行修订的 Child-Pugh 分级是目前应用最为广泛的肝病严重程度（表 9.5）及预后的评分系统。对肝功能 ABC 级患者而言，手术死亡率分别为 1%、10%、50%。Pugh 修订后的评分，5～6 分相当于肝功能 A 级，7～9 分相当于肝功能 B 级，10～15 分相当于肝功能 C 级。

表 9.4 Child-Turcotte 分级

参数	A	B	C
胆红素（μmol/L）	<34	34～51	>51
白蛋白（g/L）	>35	30～35	<30
腹水	无	容易控制	较难控制
神经系统功能障碍	无	较轻	深度"昏迷"
营养状况	良好	较好	较差-消耗

表 9.5 肝脏疾病严重程度评分（Child-Pugh 分级）

测定	异常指标或评分		
	1	2	3
腹水			
脑病			
胆红素（μmol/L）	<34	34～51	>51
白蛋白（g/L）	>35	30～35	<30
PT（%）	>70	40～70	<40

三、自身免疫性肝炎相关评分

自身免疫性肝炎（autoimmune hepatitis，AIH）相关评分见表 9.6 和表 9.7。

（一）成人自身免疫性肝炎诊断评分系统

表 9.6 成人自身免疫性肝炎诊断评分系统

类别	要素	分数
性别	女性	+2
AKP/AST（或 ALT）比	>3	−2
	<1.5	+2

续表

类别	要素	分数
γ - 球蛋白或 IgG（超出正常上限数倍）	＞2.0	+3
	1.5～2.0	+2
	1.0～1.5	+1
	＜1.0	0
ANA，SMA 或抗 LKM1 滴度	＞1：80	+3
	1：80	+2
	＞1：40	+1
	＜1：40	0
AMA	阳性	−4
活动性感染的病毒指标（HAV，HBV，HCV）	阳性	−3
	阴性	+3
使用肝毒性药物	是	-4
	否	+1
酒精（平均消耗）	＜25g/d	+2
	＞60g/d	−2
同时伴随的免疫性疾病	任何肝外免疫相关性疾病	+2
其他自身抗体	抗 SLA/LP，actin，LC1，pANCA	+2
组织学表现	界面性肝炎	+3
	浆细胞	+1
	玫瑰花结	+1
	以上均无	−5
	胆道改变*	−3
	不典型改变**	−3
人类白细胞抗原（HLA）	DR3 或 DR4	+1
治疗反应	仅缓解	+2
	缓解后复发	+3
治疗前分数		
明确诊断		＞15
疑似诊断		10～15
治疗后分数		
明确诊断		＞17
疑似诊断		12～17

＊ 包括破坏性和非破坏性胆管炎或胆管稀少。

＊＊ 包括脂肪肝，支持遗传性血色病的铁超负荷，酒精诱导的肝炎，病毒感染表现（毛玻璃样肝细胞）或包涵体（巨细胞病毒、单纯疱疹病毒）。

（二）简化自身免疫性肝炎诊断评分系统

表 9.7　简化自身免疫性肝炎诊断评分系统

变量	标准	分值	备注
ANA 或 SMA	1：40	1	
ANA 或 SMA	1：80		
或 LKM-1	1：40	2	多项同时存在时最多 2 分
或 SLA	阳性		
IgG	＞正常值上限	1	
	＞1.10 倍上限	2	
肝组织学	符合 AIH	1	特征性 AIH 组织学改变：界面性肝炎、汇管区和小叶内淋巴浆细胞浸润、肝细胞玫瑰样花结
	典型 AIH	2	典型 AIH 表现：3 项同时存在
排除病毒性肝炎	是	2	
		≥6	AIH 可能
		≥7	AIH 确诊

注：ANA，血清核抗体；SMA，抗平滑肌抗体；LKM-1，抗肝肾胃颗粒抗体-1；SLA，抗可溶性肝抗原；LC1，抗 1 型肝细胞胞质抗体；AIH，自身免疫性肝炎；IgG，血清免疫球蛋白。

四、慢性肝病分级及预后

Child-Pugh 分级（表 9.8）不适用于胆汁淤积性肝病，如原发性胆汁性肝硬化（PBC）。

表 9.8　Child-Pugh 分级

	1 分	2 分	3 分	分级分数	生存率
肝性脑病	无	Ⅰ～Ⅱ期	Ⅲ～Ⅳ期	A 级 5～6	1 年 100%
胆红素（mg/dl）	＜2	2～3	＞3		2 年 85%
腹水	无	易控制	难控制	B 级 7～9	1 年 80%
白蛋白（g/dl）	＞3.5	2.8～3.5	＜2.8		2 年 60%
PT 延长（秒）或 INR	＜4	4～6	＞6	C 级 10～15	1 年 45%
	＜1.7	1.8～2.3	＞2.3		2 年 35%

五、药物性肝病的 CIOMS/RUCAM 量表

药物性肝病的 CIOMS/RUCAM 量表见表 9.9 和表 9.10。

（一）CIOMS/RUCAM 量表

表 9.9 CIOMS/RUCAM 量表

基准	分数
1. 按时间顺序标准（肝细胞型或胆汁淤积型/混合型）	
发病的时间与用药时间	
提示有时间关联	+2
可疑	+1
从停止用药到发病的时间	
可疑	+1
2. 反应过程	
高度阳性	+3
阳性	+2
可疑	+1
排除药物作用	−2
不确定或不详	0
3. 危险因素	
年龄（≥55 岁）	+1
饮酒	+1
妊娠（胆汁淤积型）	+1
4. 伴随药物	
无	0
时间上不相配	0
时间上相配但未知反应	−1
出现反应的时间相配，且已知伴随用药有肝毒性	−2
伴随用药肝损伤证据明确（再用药反应阳性，或有价值的检测）	−3
没有或无可用信息	0
5. 排除非药物相关原因[*]	
排除所有原因	+2
排除 I 组中所有原因	+1
排除 I 组中 4 或 5 种原因	0
排除 I 组中至少 4 种原因	−2
高度怀疑非药物因素	−3
6. 药物肝毒性的已知信息	
在说明书中已注明肝毒性	+2
曾有报道但在说明书中无相关信息	+1
尚无肝毒性报告	0

续表

基准	分数
7. 再次用药	
阳性	+3
可疑阳性	+1
阴性	−2
未再用药或无法解释	0

注：CIOMS，国际医学组织理事会。RUCAM，Roussel Uclaf，因果关系评估方法。CIOMS/RUCAM，≤0，不可能；1~2 分，可能性小；3~5分，有可能；6~8分，很有可能；≥8分，高度可能或确定。

*非药物相关原因：Ⅰ组，病毒性肝炎，胆道梗阻，酒精性肝病，近2周内有低血压、心力衰竭或肝缺血病史；Ⅱ组，潜在其他疾病，如CMV、EBV或HSV感染等。

（二）新版 RUCAM 量表

表9.10　新版 RUCAM 量表

肝细胞损伤型评估项目	分值	结果
1. 从服用药物/草药至肝损伤发病的时间		
5~90d（再用药：1~15d）	+2	□
<5d 或>90 d（再用药：>15d）或从停用药物/草药至肝损伤发病的时间	+1	□
≤15d（慢代谢化学药物除外：>15d）	+1	□
2. 停用药物/草药后的 ALT 变化过程（ALT 峰值和 ULN 的百分数差）		
8d 内下降≥50%	+3	□
30d 内下降≥50%	+2	□
无信息或继续用药	0	□
30d 后下降≥50%	0	□
30d 后下降<50%或再次升高	−2	□
3. 危险因素		
饮酒（当前饮酒量：女性>20g/d，男性>30g/d）	+1	□
饮酒（当前饮酒量：女性≤20g/d，男性≤30g/d）	0	□
年龄≥55 岁	+1	□
年龄<55 岁	0	□
4. 同时应用的药物/草药		
无同时应用的药物/草药，或无信息	0	□
同时应用的药物/草药与肝损伤发病时间不相容	0	□
同时应用的药物/草药与肝损伤发病时间相容或提示	−1	□
已知同时应用的药物/草药具有肝毒性，且与肝损伤发病时间相容或提示	−2	□
有证据显示同时应用的药物/草药在本例起作用（再用药反应或确证试验阳性）	−3	□

续表

肝细胞损伤型评估项目	分值	结果
5. 其他肝损伤病因的检查	阴性 √	未做 √
组 I（7 类病因）		
HAV 感染：抗-HAV IgM	□	□
HBV 感染：HBsAg，抗-HBc IgM，HBVDNA	□	□
HCV 感染：抗-HCV，HCV RNA	□	□
HEV 感染：抗-HEV IgM，抗-HEV IgG，HEV RNA	□	□
肝胆超声成像/肝血管彩色多普勒成像/腔内超声检查/CT/MRC	□	□
酒精中毒（AST/ALT≥2）	□	□
近期有急性低血压病史（尤其是在有潜在心脏疾病时）	□	□
组 II（5 类病因）		
合并脓毒症、转移性恶性肿瘤、自身免疫性肝炎、慢性乙型或丙型肝炎、原发性胆汁性胆管炎（曾称原发性胆汁性肝硬化）、遗传性肝病等	□	□
CMV 感染：抗-CMV IgM，抗-CMV IgG，CMV-PCR	□	□
EBV 感染：抗-EBV IgM，抗-EBV IgG，EBV-PCR	□	□
HSV 感染：抗-HSV IgM，抗-HSV IgG，HSV-PCR	□	□
VZV 感染：抗-VZV IgM，抗-VZV IgG，VZV-PCR	□	□
组 I 和组 II 计分		
所有组 I 和组 II 的病因均能合理地排除	+2	□
组 I 的 7 种病因可排除	+1	□
组 I 的 6 或 5 种病因可排除	0	□
组 I 可排除的病因不足 5 种	−2	□
所有病因高度可能	−3	□
6. 药物/草药的既往肝毒性		
产品说明书上有肝毒性标注	+2	□
肝毒性有报道，但说明书上未标注	+1	□
未知	0	□
7. 非故意的再暴露反应		
再用药前 ALT 低于 5ULN，再次单用药物/草药后 ALT 加倍升高	+3	□
再次给予首次反应时应用的药物/草药，ALT 加倍升高	+1	□
在与首次用药相同的条件下，ALT 升高但低于 ULN	−2	□
其他情况	0	□

该病例的总评分：

注：总评分与因果关系分级，≤0 分，可排除；1～2 分，不可能；3～5 分，有可能；6～8 分，很可能；≥9 分，极可能。

ALT，丙氨酸氨基转移酶；AST，门冬氨酸氨基转移酶；CMV，巨细胞病毒；CT，计算机断层扫描；DILI，药物诱导性肝损伤；EBV，EB 病毒；HAV，甲型肝炎病毒；HBc，乙型肝炎病毒核心；HbsAg，乙型肝炎表面抗原；HBV，乙型肝炎病毒；HCV，丙型肝炎病毒；HEV，戊型肝炎病毒；HILI，草药诱导性肝损伤；HSV，单纯疱疹病毒；MRC，磁共振胆管造影；ULN，正常上限值；VZV，水痘–带状疱疹病毒。

六、胰腺炎相关评分

目前对急性胰腺炎（acute pancreatitis，AP）的评估主要集中于临床评分系统、影像评分及单个化验指标分析三个方面，临床上多通过对临床评分、影像评分及化验指标进行联合分析及追随，以预测患者重症急性胰腺炎发生率和病死率。

（一）胰腺炎分型（表 9.11）

表 9.11　胰腺炎分型

	轻症胰腺炎	重症急性胰腺炎
器官衰竭	无	有
局部并发症	无	有
RANSON 标准	符合<3 条	符合≥3 条
APACHE II 评分	<8 分	≥8 分
CT 分级	A、B、C 级	D、E 级

（二）Imrie 评分

Imrie 评分又称 Glascow 评分系统，是由 Imrie 等于 1978 年提出的，包括 9 项指标，旨在提高胆源性胰腺炎病情评估的准确度。1981 年和 1984 年进行了 2 次修改，内容减为 8 项，在欧洲广泛应用（表 9.12）。

1. 评分特点

（1）评分系统主要依据实验室检查，强调了客观检验数据；

（2）评分意义、预后评估与 Ranson 系统几乎相同；

（3）预测病情程度和预后的敏感度为 70%～80%；

（4）Imrie 评分<3 分，可诊断为轻型胰腺炎，进行非手术治疗；≥3 分为 SAP，需转送到 ICU 病房或采取内镜、手术等治疗手段；

（5）以阳性计数判断病情的严重程度和预后，可较准确地反映患者入院 48h 内的病情。

2. 不足

（1）不包含器官衰竭评价，患者入院时伴有器官衰竭者较无器官衰竭者的病死率明显升高；

（2）评分项目过多，需要 48h 才能完成，不利于病情的早期判断与评估，有些指标受治疗等因素的影响大；

（3）指标中不包括患者以往的健康信息，也没有患者的症状、体征等分析；

（4）不能动态观察各项指标的变化情况。

表 9.12　1984 年 Imrie 评分（每项 1 分）

项目	标准
年龄	>55 岁

项目	标准
WBC	>15×10⁹/L
血糖	>10mmol/L
尿素氮	>16mmol/L
PaO₂	<60mmHg
血钙	<2mmol/L
白蛋白	<32g/L
LDH	>600U/L

（三）急性胰腺炎严重程度床边指数

急性胰腺炎严重程度床边指数（BISAP）见表9.13。

表 9.13　急性胰腺炎严重程度床边指数

参数	结果	评分
血尿素氮（mg/dl）	≤25	0
	>25	1
意识障碍（Glasgow 昏迷量表评分，最高分为 15 分，即意识清楚）	15 分	0
	<15 分	1
SIRS	无	0
	有	1
年龄（岁）	≤60	0
	>60	1
胸膜渗出	无	0
	有	1

注：以上 5 项，24h 内出现 1 项记 1 分，总分为 5 分，<3 分为 MAP；≥3 分需考虑 MSAP 或 SAP。SIRS 具有以下两项或两项以上的体征：①体温>38℃或<36℃；②心率>90 次/分；③呼吸>20 次/分或 PaCO₂<32mmHg；④白细胞计数> 12.0×10⁹/L 或<4.0×10⁹/L 或幼稚细胞>10%。

（四）Ranson 评分

20 世纪 70 年代初，Ranson 在研究了 100 名急性胰腺炎患者入院 48h 的情况后，提出了 Ranson 评分系统。该评分系统被认为是急性胰腺炎严重程度估计指标的里程碑，包括入院时的 5 项临床指标和 48 小时的 6 项指标，各项 1 分，合计 11 分，评分在 3 分及以上时即为重症胰腺炎（SAP）。3 分以下病死率 0.9%，3～4 分为 16%，5～6 分为 40%，6 分以上为 100%。

1. 与急性胰腺炎重要并发症或死亡危险相关的早期客观预后指标（表 9.14）

表 9.14 与急性胰腺炎重要并发症或死亡危险相关的早期客观预后指标

	非胆结石性胰腺炎	胆结石性胰腺炎
入院时		
年龄（岁）	＞55	＞70
白细胞计数（×10⁹/L）	＞16	＞18
血糖（mmol/L）	＞11	＞12
血清乳酸脱氢酶（U/L）	＞350	＞400
谷草转氨酶（U/L）	＞250	＞250
入院后 48h 内		
HCT 下降（%）	＞10	
BUN 升高（mmol/L）	＞1.79	＞0.71
Ca（mmol/L）	＜2.0	＜2.0
PaO₂（mmHg）	＜60	
碱缺失（mmol/L）	＞4	＞5
液体潴留（L）（入量−出量）	＞6	＞4

2. Ransom 急性胰腺炎预后因素计分

Ransom 急性胰腺炎预后因素计分见表 9.15。

表 9.15 Ransom 急性胰腺炎预后因素计分

预后因素	范围	计分
入院时		
年龄（岁）	＞55	1
	≤55	0
WBC 计数	＞16 000/μL	1
	≤16 000/μL	0
血糖	＞200mg/dl（11.1mmol/L）	1
	≤200mg/dl（11.1mmol/L）	0
血清 LDH	＞350U/L	1
	≤350U/L	0
血清 AST	＞250U/L	1
	≤250U/L	0
入院后第一个 24h		
血清钙	＜8mg/dl（2mmol/L）	1
	≥8mg/dl（2mmol/L）	0
红细胞压积	比入院时下降＞10%	1
	无下降	0
	比入院时下降≤10%	0

续表

预后因素	范围	计分
BUN	比入院时上升>5mg/dl（1.79mmol/L）	1
	无上升	0
	比入院时上升≤5mg/dl（1.79mmol/L）	0
动脉 PO$_2$	<60mmHg	1
	≥60mmHg	0
酸碱平衡	代谢性酸中毒，碱缺失>4mmol/L	1
	代谢性酸中毒，碱缺失≤4mmol/L	0
	正常或代谢性碱中毒	0

注：得分=入院时分值+入院后第一个 24 小时分值；结果受病因及治疗影响。

评分标准：最低分，0 分；最高分，10 分。分数越高死亡率越高。评分≤2 分，死亡率 1%；评分 3～4 分，死亡率 15%；评分 5～6 分，死亡率 40%；评分≥7 分，死亡率 100%。

（五）MCTSI 评分

MCTSI 评分见表 9.16。

表 9.16　MCTSI 评分

项目	评分
胰腺炎症	
正常	0
胰腺±胰周炎症	2
≥1 处积液或胰周脂肪坏死	4
胰腺坏死	
无	0
30%	2
>30%	4
胰外并发症（胸腔积液、腹水、血管、胃肠道等）	2
总分	

评分标准：0～2 分为轻度 AP，4～6 分为中度，8～10 分为重度。

急性胰腺炎 CT 分级：①A 级，正常胰腺；②B 级，胰腺肿大；③C 级，B 级+胰周围炎症；④D 级，C 级+单区液体积聚；⑤E 级，多区液体积聚。A～E 级得分依次为 0～4 分。坏死范围评分：①无坏死，0 分；②<1/3，2 分；③1/3～1/2，4 分；④>1/2，6 分。CT 严重程度指数（CT severity index，CTSI）是指 CT 分级+坏死范围评分。

七、溃疡性结肠炎评分

溃疡性结肠炎评分（改良的 Mayo 评分）见表 9.17。

表 9.17　改良的 Mayo 评分

评分	0	1	2	3
腹泻	正常	超过正常 1~2 次/天	超过正常 3~4 次/天	超过正常 5 次/天
便血	无	少许	明显	以血为主
内镜发现	正常	轻度病变（红斑、血管纹理减少、轻度易脆）	中度病变（明显红斑、血管纹理缺乏、易脆、糜烂）	重度病变（自发性出血、溃疡形成）
评估病情	正常	轻度病情	中度病情	重度病情

评分标准：各项得分之和≤2 分为症状缓解，3~5 分为轻度活动，6~10 分为中度活动，11~12 分为重度活动。

八、克罗恩病评分

克罗恩病评分（简化 CDAI 评分）见表 9.18。

表 9.18　简化 CDAI 评分

评分	0	1	2	3	4
一般情况	良好	稍差	差	不良	极差
腹痛	无	轻	中	重	—
腹泻	稀便每日 1 次记 1 分				
腹块	无	可疑	确定	伴触痛	—
伴随疾病	以下每项计 1 分：关节痛、虹膜炎、结节性红斑、坏疽性脓皮病、口腔阿弗他溃疡、新瘘管和脓肿等				

九、阑尾炎相关评分

急性腹痛是紧急普外科入院的最常见原因之一，其中最频发的两种为非特异性腹痛（54%）和急性阑尾炎（19%）。对疑似阑尾炎的处理是一项复杂的决策，由于高阴性探查率（21%，开腹或腹腔镜探查时示阑尾正常）和高非特异性腹痛入院准入率，需要对决策进行改善和提高。

阑尾炎炎症反应（AIR）评分是一项最近出现的诊断性工具，据此对患者进行分级：低危、中危、高危。另外 AIR 评分被认为不优于传统的 Alvarado 评分。共有 7 项指标，最高分为 12 分，0~4 分为低危、5~8 分为中危、9~12 分为高危（表 9.19）。

表 9.19　阑尾炎炎症反应评分

项目	得分
呕吐	1
右髂窝痛	1
反跳痛或肌紧张	
轻度	1
中度	2
重度	3

续表

项目	得分
体温≥38.5℃	1
白细胞计数（×10⁹/L）	
10～14.9	1
≥15	2
中性粒细胞比例（%）	
70～84	1
≥85	2
C反应蛋白（mg/L）	
10～49	1
≥50	2

  一项研究结果显示，464名患者中有210人（63.3%）非阑尾性腹痛正确地被分为AIR评分低危，但是有13名低危患者患有阑尾炎。低危患者占入院总人数的48.1%，其中进行探查的84人中有48人显示为阴性（50.7%）。AIR评分≥5分（中危或者高危），对诊断严重阑尾炎或进展性阑尾炎（出现坏疽或穿孔证据的阑尾炎）的敏感性均较高，分别为90%和98%。AIR评分≥9分（高危），对诊断阑尾炎的特异性为97%，高危组大部分患者（30人中的21人）会出现穿孔或坏疽。

  超声检查不能排除低危患者患阑尾炎的可能，但可诊断中危患者患阑尾炎的可能。CT可以排除低危患者患阑尾炎的可能，也可以确定中危患者患阑尾炎的可能。

  依据阑尾炎炎症反应得分对可疑阑尾炎进行危险分层，对可疑阑尾炎患者的观察和治疗推荐算法图。

  需要说明的是，此评分并不能代替临床决策，而是作为一种对选择最佳诊断策略的指导。

  本项研究表明，使用阑尾炎AIR评分对患者进行危险分级可辅助决策，从而减少入院率，提高诊断性影像学优化选择，降低阴性探查率。

  1986年Alvarado对305例疑似急性阑尾炎患者进行回顾性研究分析，建立了Alvarado评分系统（表9.20）。分值越高提示急性阑尾炎的可能性越大，分值越低提示急性阑尾炎的可能性越小。

表 9.20 Alvarado 评分系统

症状/体征/实验室检查	有	无
转移性腹痛	1分	0分
厌食或纳差	1分	0分
恶心呕吐	1分	0分
右下腹压痛	2分	0分
反跳痛	1分	0分

续表

症状/体征/实验室检查	有	无
体温升高≥37.3℃	1分	0分
白细胞计数≥10×10⁹/L	1分	0分
中性白细胞≥75%	2分	0分
总分	10分	0分

研究结果：

（1）Alvarado 评分（截止评分）<5 分排除阑尾炎是足够灵敏且敏感的 [Ⅰ/A]；

（2）Alvarado 评分在诊断急性阑尾炎方面没有足够的特异性 [Ⅰ/A]；

（3）一个理想的（高灵敏度和特异度）、临床适用的诊断评分系统/临床规则仍悬而未决，仍然是今后研究的一个方向 [Ⅰ/B]。

Ⅰ/A：Ⅰ级推荐，A 级证据；Ⅰ/B：Ⅰ级推荐，B 级证据。

结果解读：0~4 分，阑尾炎的可能性极低；5~6 分，有阑尾炎的可能；≥7 分，阑尾炎的可能性极大。

参 考 文 献

葛均波，徐永健，王辰，等，2018. 内科学 [M] . 9 版. 北京：人民卫生出版社：403.

林果为，王吉耀，2013. 实用内科学 [M] . 14 版. 北京：人民卫生出版社：2011，2014.

赵九良，冯云路，2014. 协和内科住院医师手册 [M] . 2 版. 北京：中国协和医科大学出版社：209-232.

第十章

护理学相关评分

一、体力状况评分

体力状况（performance status，PS）评分见表 10.1。

表 10.1 体力状况评分标准

体力状况	评分
正常活动	0
症状轻，生活自理，能从事轻体力活动	1
能耐受肿瘤的症状，生活自理，但白天卧床时间不超过 50%	2
症状严重，白天卧床时间超过 50%，但还能起床站立，部分生活能够自理	3
病重，卧床不起	4
死亡	5

二、健康状况评价

健康状况评价（health utilities index mark）见肿瘤章节的功能状态评分（Kanofsky，KPS，表 11.1），一般要求不小于 70 分，PS 评分一般要求不大于 2，才考虑化疗等。

三、压疮评分

压疮评分见表 10.2。

表 10.2 压疮评分表

科室： 姓名： 性别： 年龄： 床号： 分值：

项目/分值	4	3	2	1
活动情况	活动自如	扶助行走	能坐轮椅	卧床不起
感觉	未受损害	轻度丧失	严重丧失	完全丧失
潮湿	很少发生	偶尔发生	非常潮湿	持久潮湿
意识状态	清醒	淡漠	模糊	昏迷

续表

项目/分值	4	3	2	1
年龄（岁）	<49	49～60	60～80	>80
皮肤	完好	干燥红薄	表皮擦伤	水肿
大小便失禁	未发生	偶尔发生	大便或小便失禁	二便均失禁
营养	良好	适当	不足	恶劣
循环	毛细血管再灌注迅速	毛细血管再灌注减慢	轻度水肿	中重度水肿

评分标准：24～18 分为有风险，每 5 天评一次；18～13 分为高风险，每 3 天评一次；小于 13 分为很高风险，每天评一次。

附：压疮预防措施

（一）24～18 分

（1）必须使用气垫床、软枕、翻身单、水囊等压疮保护性用具。

（2）定时翻身，叩背，侧卧时侧倾 30°，避免 90°卧位。

（3）保持床铺平整、无屑，穿棉质衣物；长期卧床者给予前后倒穿衣不系扣。

（4）保持皮肤清洁柔润；避免尿不湿直接与皮肤接触，使用棉质松软尿垫。

（5）检查各种导线、管路是否打折或压于身下。

（6）根据病情给予合理饮食，保证营养摄入。

（7）每班交接说明受压部位。

（8）出现难免压疮时建立压疮登记本。

（二）18～13 分

（1）根据病情适当缩短翻身时间，骨隆凸处垫软枕保护，足跟悬空，头枕水囊。

（2）建翻身卡，内容为床号、姓名、年龄、翻身时间、体位、皮肤情况、保护性用具、交班时双签名。

（3）易受压部位的皮肤，如枕后、骶尾、骨隆凸、足跟处，应随时检查有无异样。

（三）小于或等于 13 分

（1）避免损伤皮肤，床挡、便器用毛巾包裹；使用呼吸机、冰帽时，与皮肤接触部位用干毛巾保护。

（2）取被迫体位时，受压处皮肤给予压疮敷料预防性保护。

（3）避免一切不良因素对皮肤的刺激，如纽扣、导联线、呼吸机管路等。

（4）保护好约束部位的皮肤，松紧适宜，定时检查。

（四）针对单项高危因素采取措施

1. 被迫取半卧位、端坐位时采取相应措施

（1）病情相对允许时，尽量采取小于等于 30°卧位。

（2）必须半卧位时摇起膝下支架，防下滑，减少剪切力；把床单做成床罩，或将床单铺好后绑紧，减少剪切力。

（3）正确使用翻身单，方法正确，抬起再移动，避免拖拉拽，翻身后保持体位稳定。

（4）使用波动气垫床，维持皮肤柔润，清洁后涂擦无味乳液。

2. Ⅰ型呼吸衰竭、肾功能不全等伴随严重水肿时采取相应措施

（1）采取坐位或半卧位，下肢水肿者抬高。

（2）清淡易消化饮食，少量多餐。

（3）限制水分、钠盐等摄入，给予低盐饮食，重度水肿为 1g/d 以下，中度水肿为 3g/d 以下，轻度水肿为 5g/d 以下。

（4）严格控制出入量，用精密尿袋准确记录每小时尿量。

（5）观察水肿消退情况，用皮尺测量并记录；阴囊水肿者用软毛巾托起，并保持干燥。

3. 腹泻时采取相应措施

（1）维持局部皮肤洁净柔润，清洁干燥后可涂香油或透明膜。

（2）禁止用爽身粉涂擦。

（3）大便失禁时，用带线绳的棉球填塞肛门，定时更换，以减少局部刺激；肛周皮肤红时，尽可能暴露局部，保持清洁干燥。

（4）清醒者，指导其排便训练，注意调整饮食结构。

（5）做好心理护理，解除思想压力。

第十一章

肿瘤科相关评分

一、肿瘤患者功能状态 KPS 评分、ZPS 评分

作为肿瘤患者的临床功能状态的检测指标，肿瘤患者 KPS 评分（表 11.1）和 ZPS 评分（表 11.2）具有简便、可靠、易于操作的特点，不仅适用于晚期癌症患者全身状况的评估，还可作为一种定量的检测指标，用于一般肿瘤患者和其他慢性危重患者功能状态的预测，并作为肿瘤患者治疗前后疗效的客观评估指标。

（一）Kanofsky 功能状态评分标准

Kanofsky（卡氏，KPS，百分法）评分见表 11.1。

表 11.1　KPS 评分

体力状况	评分
正常，无症状和体征	100
能进行正常活动，有轻微症状和体征	90
勉强可进行正常活动，有一些症状或体征	80
生活可自理，但不能维持正常生活工作	70
生活能大部分自理，但偶尔需要别人帮助	60
常需人照料	50
生活不能自理，需要特别照顾和帮助	40
生活严重不能自理	30
病重，需要住院和积极的支持治疗	20
重危，临近死亡	10
死亡	0

得分越高，表明健康状况越好，越能耐受治疗给身体带来的副作用，因而也就越有可能接受彻底的治疗。得分越低，健康状况越差，若低于 60 分，许多有效的抗肿瘤治疗就无法实施。肿瘤患者的生存质量越来越受到重视，成为恶性肿瘤尤其是中、晚期恶性肿瘤治疗的重要方面。肿瘤患者的生存质量主要包括 KPS 评分、体重、主要症状、疼痛等几方面。

（二）Zubrod-ECOG-WHO（ZPS）行为状态评分

Zubrod-ECOG-WHO（ZPS）行为状态评分见表 11.2。

表 11.2　ZPS 行为状态评分

临床表现	评分
正常活动	0
有症状，但几乎完全可自由活动	1
有时卧床，但白天卧床时间不超过 50%	2
需要卧床，卧床时间白天超过 50%	3
卧床不起	4
死亡	5

治疗前应该对患者一般健康状态作出评价，一般健康状态的一个重要指标是评价其功能状态。功能状态是从患者的体力来了解其一般健康状况和对治疗耐受能力的指标。国际常用 KPS 功能状态评分表。如果 KPS 评分在 40% 以下，治疗反应常不佳，且往往难以耐受化疗反应。

二、肿瘤患者的生活质量评分（QOL）

我国于 1990 年参考国外的相关标准，制订了一个草案，其标准如下：

1. 食欲　①几乎不能进食；②食量＜正常的 1/2；③食量为正常的 1/2；④食量略少；⑤食量正常。

2. 精神　①很差；②较差；③有影响，但时好时坏；④尚好；⑤正常，与病前相同。

3. 睡眠　①难入睡；②睡眠很差；③睡眠差；④睡眠略差；⑤大致正常。

4. 疲乏　①经常疲乏；②自觉无力；③有时常疲乏；④有时轻度疲乏；⑤无疲乏感。

5. 疼痛　①剧烈疼痛伴被动体位或疼痛时间超过 6 个月；②重度疼痛；③中度疼痛；④轻度疼痛；⑤无痛。

6. 家庭理解与配合　①完全不理解；②差；③一般；④较好；⑤好。

7. 同事的理解与配合（包括领导）　①全不理解，无人照顾；②差；③一般；④少数人理解和关照；⑤多数人理解和关照。

8. 自身对癌症的认识　①失望，全不配合；②不安，勉强配合；③不安，配合一般；④不安，但能较好配合；⑤乐观，有信心。

9. 对治疗的态度　①对治疗不抱希望；②对治疗半信半疑；③希望有疗效，又怕有副作用；④希望看到疗效，尚能配合；⑤有信心，积极配合。

10. 日常生活　①卧床；②能活动，多半时间需卧床；③能活动，有时卧床；④正常生活，不能工作；⑤正常生活和工作。

11. 治疗的副作用　①严重影响日常生活；②影响日常生活；③经过对症治疗可以不

影响日常生活；④未对症治疗，可以不影响日常生活；⑤不影响日常生活。

12. 面部表情　分①～⑤等级，分别为高兴、舒适、平静、焦虑、痛苦。

评分标准：上述 12 项内容每项均为 1～5 分，即对应相应的临床症状为评分标准，总计 60 分。

目前试用的生活质量分级：生活质量满分为 60 分，生活质量极差，<20 分；差，21～30 分；一般，31～40；较好，41～50 分；良好，51～60 分。

三、肿瘤患者镇痛药物选择标准

视觉模拟评分（VAS）详见第一章危重症评分中镇痛效果评分。

VAS 评分 1～4 分（轻度疼痛）：一阶梯镇痛药物［非甾体抗炎药（NSAID）］。

VAS 评分 5～6 分（中度疼痛）：二阶梯镇痛药物（弱阿片类药物）。

VAS 评分 7～10 分（重度疼痛）：强阿片类药物。

四、肿瘤疗效评价标准

肿瘤总疗效评价见表 11.3。

表 11.3　肿瘤总疗效评价

目标病灶	非目标病灶	新病灶	总疗效
CR	CR	无	CR
CR	未达 CR/SD	无	PR
PR	无 PD	无	PR
SD	无 PD	无	SD
PD	任何	有/无	PD
任何	PD	有/无	PD
任何	任何	有	PD

（一）WHO 评价标准

（1）完全缓解（complete remission，CR）：所有肿瘤病变完全消失，疗效持续 4 周以上。

（2）部分缓解（partial remission，PR）：肿瘤病灶最大直径与其垂直径乘积之和缩小 50% 以上，无其他新病灶出现，疗效持续 4 周以上。

（3）稳定（stable disease，SD）：肿瘤病灶最大直径与其垂直径乘积之和缩小不到 50% 或增大不超过 25%，无其他新病灶出现，疗效持续 4 周以上。

（4）进展（progression disease，PD）：肿瘤病灶最大直径与其垂直径乘积之和增大超过 25%，或出现新病灶。

（二）RECIST（the response evaluation criteria in solid tumors）评价标准

（1）完全缓解（complete remission，CR）：所有肿瘤病变完全消失，疗效持续 4 周以上。

（2）部分缓解（partial remission，PR）：肿瘤病灶最长径总和缩小 30%以上，疗效维持 4 周以上。

（3）稳定（stable disease，SD）：肿瘤病灶最长径总和缩小不到 30%或增大不超过 20%，无其他新病灶出现，疗效持续 4 周以上。

（4）进展（progression disease，PD）：肿瘤病灶最长径总和增加超过 20%，或出现新病灶。

五、营养风险筛查评分

营养风险筛查评分（NRS）见表 11.4。

表 11.4 营养风险筛查评分

营养风险筛查评分	营养状态
0 分	正常营养状态
轻度（1 分）	3 个月内体重减轻>5%或最近一周进食量（与正常需要量比）减少 25%～50%
中度（2 分）	2 个月内体重减轻>5%或最近一周进食量（与正常需要量比）减少 50%～75%或 BMI 18.5～20.5kg/m^2 并伴有一般情况差
重度（3 分）	1 个月内体重减轻>5%（3 个月内体重下降 15%）或最近一周进食量（与正常需要量比）减少 75%～100%或 BMI<18.5kg/m^2 并伴有一般情况差

注：

（1）恶性肿瘤患者一经明确诊断，即应进行营养风险筛查。

（2）现阶段应用最广泛的恶性肿瘤营养风险筛查工具为 NRS2002（见下文）。

（3）NRS 评分≥3 分为具有营养风险，需要根据患者的临床情况，制订基于个体化的营养计划，给予营养干预。

（4）NRS 评分<3 分者虽然没有营养风险，但应在其住院期间每周筛查 1 次。

（5）询问病史、体格检查及部分实验室检查有助于了解恶性肿瘤患者营养不良发生的原因及严重程度，以对患者进行综合营养评定。

（6）营养风险筛查及综合营养评定应与抗肿瘤治疗的影像学疗效评价同时进行，以全面评估抗肿瘤治疗的受益。

附 NRS2002 评分系统（表 11.5）

表 11.5 NRS2002 评分系统

1. 疾病严重程度评分				
1 分	□一般恶性肿瘤	□髋部骨折	□长期血液透析	□糖尿病	□慢性疾病（如肝硬化、COPD）
2 分	□血液系统恶性肿瘤	□重度肺炎	□腹部大手术	□脑卒中	
3 分	□颅脑损伤	□骨髓移植	□重症监护患者（APACHE>10 分）		

2. 营养受损状况评分	
1 分	□近 3 个月体重下降>5%，或近 1 周内进食量减少 1/4～1/2
2 分	□近 2 个月体重下降>5%，或近 1 周内进食量减少 1/2～3/4，或 BMI<20.5kg/m^2 及一般情况差
3 分	□近 1 个月体重下降>5%，或近 1 周内进食量减少 3/4 以上，或 BMI<18.5 kg/m^2 及一般情况差

3. 年龄评分	
1 分	□年龄＞70 岁

营养风险筛查评分=疾病严重程度评分+营养受损状况评分+年龄评分

附 患者自评-主观全面评定（PG-SGA）量表（表 11.6）

表 11.6 PG-SGA 量表

姓名：_____	年龄：_____ 岁	
性别：□男　　　　□女	ID：_____	住院号：_____
□住院　　　□日间门诊　　　□居家照顾　　　□安宁照顾		

1～4 项由患者填写

1. 体重变化

（1）已往及目前体重情形：

我目前的体重约_____kg	我的身高约_____cm
1 个月前我的体重大约_____kg	6 个月前我的体重大约_____kg

（2）在过去 2 周内，我的体重呈现：

□减少（1）　　　　□没有改变（0）　　　　□增加（0）

2. 饮食情况

（1）过去几个月以来，我吃食物的量与以往相比：

□没有改变（0）　　　□比以前多（0）　　　□比以前少（1）

（2）我现在只吃：

□比正常量少的一般食物（1）　　□一点固体食物（2）　　□只有流质饮食（3） □只有营养补充品（3）　　□非常少的任何食物（4）　　□管灌饮食或由静脉注射营养（0）

3. 症状

过去 2 周，我有下列的问题困扰，使我无法吃饱：（请详细检查下列所有项目）

□没有饮食方面的问题（0）　　　　□没有食欲，就是不想吃（3） □恶心（1）　　　□呕吐（3）　　　□便秘（1）　　　□腹泻（3）_____ □口痛（2）　　　□口干（1）　　　□吞咽困难（2）　　　□容易饱胀（1）_____
□有怪味困扰着我（2）	□吃起来感觉没有味道，或味道变得奇怪（1）
□疼痛；何处?（3）_____	□其他（1）_____

如忧郁、牙齿、金钱方面等

4. 身体状况

自我评估过去几个月来，身体状况处于：

□正常，没有任何限制（0）	□与平常的我不同，但日常生活起居还能自我料理（1）
□感觉不舒服，但躺在床上的时间不会长于半天（2）	□只能做少数活动，大多数时间躺在床上或坐在椅子上（3）
□绝大多数的时间躺在床上（3）	

患者签名：_____

A 项评分：_____

续表

5~7 项由医师填写

5. 疾病及其与营养需求的关系

主要相关诊断：_____	年龄_____
主要疾病分期（在您知道或适当等级上画圈）Ⅰ　Ⅱ　Ⅲ　Ⅳ	其他_____

建议以下疾病情况每项计 1 分：癌症、AIDS、肺源性或心源性恶病质、出现压疮、开放伤口或瘘、存在创伤、65 岁以上

B 项评分：_____

6. 代谢状态

□无应激（0）　　□轻度应激（1）　　□中度应激（2）　　□高度应激（3）_____

C 项评分：_____

7. 体格检查

体格检查是对身体组成的三方面的主观评价：脂肪、肌肉和水分状态。没有异常（0）、轻度异常（1）、中度异常（2）、严重异常（3）

脂肪储存：

颊部脂肪垫	0	1+	2+	3+
三头肌皮褶厚度	0	1+	2+	3+
下肋脂肪厚度	0	1+	2+	3+
总体脂肪缺乏程度	0	1+	2+	3+

肌肉情况：

颞部（颞肌）	0	1+	2+	3+
锁骨部位（胸部三角肌）	0	1+	2+	3+
肩部（三角肌）	0	1+	2+	3+
骨间肌肉	0	1+	2+	3+
肩胛部（背阔肌、斜方肌、三角肌）	0	1+	2+	3+
大腿（四头肌）	0	1+	2+	3+
总体肌肉评分	0	1+	2+	3+

水分情况：

踝水肿	0	1+	2+	3+
胫骨水肿	0	1+	2+	3+
腹水	0	1+	2+	3+
总体水评分	0	1+	2+	3+

D 项评分：_____

总评分（A+B+C+D）：_____

整体评估

□营养状态良好（SGA-A）（0~3 分）

□中度或可疑营养不良（SGA-B）（4~8 分）

□严重营养不良（SGA-C）（>8 分）

医师签名：_____	日期：_____年_____月_____日

六、前列腺癌的病理诊断和 Gleason 分级评分

主要依据肿瘤的组织结构和形态学特征进行诊断、分级，Gleason 分级与肿瘤的生物学行为和预后密切相关。目前认为 Gleason 评分可以划分为 4 组：2～4 分，5～6 分，7 分，8～10 分。其中 Gleason 2～4 分相当于 WHO I 级（高分化、低级别癌）、Gleason 5～7 分相当于 WHO II 级（中分化癌）、Gleason 8～10 分相当于 WHO III 级（低分化、高级别癌）。

以 Donald F. Gleason 命名的前列腺癌的 Gleason 分级系统是全世界普遍应用的分级系统。Gleason 分级系统将前列腺癌根据腺体结构分为五种不同分化程度的结构形式（也称为级别）。主要和次要结构形式或级别，即最占优势的和次之的结构形式或级别，相加来获得 Gleason 分数或总和加以报告（表 11.7）。

表 11.7　Gleason 分级

级别	描述
Gleason 1 级	由彼此分离、密集排列的腺体构成的境界清楚的结节，不浸润周围良性前列腺组织。腺体中等大小，大小和形状基本相似。细胞核小，细胞质通常丰富，淡染。肿瘤分级不考虑细胞核和细胞质的形态，极罕见，通常见于移行区的前列腺癌
Gleason 2 级	腺体呈圆形至椭圆形，边缘光滑。腺体排列较松散，腺体大小和形态不如 Gleason 1 级均匀一致，可有肿瘤性腺体在周围非肿瘤性前列腺组织中的微小浸润。腺体中等大小且比 Gleason 1 级大。腺体大小和腺体分散程度差异性较 Gleason 3 级小。2 级癌的细胞质丰富且浅染，这不在 Gleason 分级中评价。Gleason 2 级通常见于移行区的癌，偶尔也可见于外周区
Gleason 3 级	最常见，但形态学有异质性。腺体呈浸润性，且腺体间距大小不等的程度比 1 级和 2 级更明显。恶性腺体通常浸润到邻近的非肿瘤性腺体之间。3 级的腺体大小和形态不一致，且常成角。3 级典型特点是腺体小，但也可有大的或不规则的腺体。每个腺体均有腺腔，且被间质围绕。筛状结构在 3 级中少见，形态学上难以与筛状高级别前列腺上皮内瘤变（HGPIN）鉴别，后者存在基底细胞。3 级腺癌中筛状结构基底细胞缺失。最初 Gleason 3 级的异质性表现又分为 A、B、C 型
Gleason 4 级	腺体融合、筛状或难以界定的小腺体。融合的腺体是由一群不能完全被间质分离开的腺体组成。融合的腺体边缘呈扇形，其间偶尔可见细的前列腺癌结缔组织条索。由 Gleason 描述的肾上腺样结构是一种罕见变异型，具有透明或浅染胞质的融合性腺体。4 级癌的筛状腺体大或呈不规则形，边缘参差不齐。与融合性腺体不同，筛状腺体中没有间质条索。大部分筛状浸润癌属于 4 级而非 3 级。难以界定的腺体是指没有腺腔结构的细胞巢
Gleason 5 级	腺腔结构几乎完全消失，偶尔可见腺腔。上皮细胞呈实性片状、条索状或呈单个细胞，在间质中浸润；可见粉刺样坏死。对穿刺活检组织中的局限性癌灶为 Gleason 4 或 5 级时，应该注意排除低级别癌切线方向切片造成的人为假象

七、CLIP 评分系统

1998 年，意大利肝癌协作组将治疗前肝功能 Child-Pugh 分级、AFP 水平、肿瘤形态及门静脉癌栓等指标综合组成 CLIP 评分系统，目前已经应用于外科手术和经导管动脉栓塞化疗（TACE）等方面。具体评分：

0 分：Child A 级，单结节型，并侵犯≤50%；AFP<400μg/ml；无门静脉癌栓。

1 分：Child B 级，多结节型，并侵犯≤50%；AFP≥400μg/ml；有门静脉癌栓。

2 分：Child C 级，巨块型，或侵犯>50%。

该评分系统兼顾了肿瘤和肝功能两个因素，在预测 TACE 和肝癌手术后发生急性肝损伤方面具有独特优势。有研究显示，CLIP 评分<2 分的患者行 TACE 比 2 分者更安全。

八、FIGO 滋养细胞肿瘤预后评分标准（2000）

FIGO 滋养细胞肿瘤预后评分标准（2000）见表 11.8。

表 11.8　FIGO 滋养细胞肿瘤预后评分标准（2000）

预后因素	计分			
	0	1	2	4
年龄（岁）	<40	≥40		
末次妊娠	葡萄胎	流产	足月产	
妊娠终止至化疗开始的间隔（月）	<4	4~6	7~12	>12
HCG（U/L）	$<10^3$	10^3~10^4	10^4~10^5	$>10^5$
肿瘤最大直径（cm）		3~5	>5	
转移部位	肺*	脾、肾	胃肠道	脑、肝
转移瘤数目		8	5	>8
是否曾化疗			单药化疗	多药化疗

*肺内转移瘤超过 3cm 者，予以计数。总计分：0~6 分低危；≥7 分为高危。

FIGO 于 2000 年审定并通过了该滋养细胞肿瘤预后评分标准。该标准基本能反映疾病发展规律和预后，一直沿用至今。

对于滋养细胞肿瘤，如果病灶局限于子宫及低危转移性患者，化疗选择单药，治愈率接近 100%。对于肿瘤出现多处转移或高危患者，应采用两种或两种以上的药物联合化疗，以提高缓解率。

九、滤泡细胞淋巴瘤国际预后指数

滤泡细胞淋巴瘤国际预后指数（follicular lymphoma international prognostic index，FLIPI）分为两个评分模型。

FLIPI 1：即滤泡细胞淋巴瘤国际预后指数 1，其为应用利妥昔单抗治疗前，经回顾性研究分析得出的 5 个不良预后因素，分别为年龄≥60 岁、>4 个淋巴结区域受累、Ⅲ~Ⅳ期、LDH 升高、血红蛋白<120g/L。该 5 个不良因素中每个因素计 1 分，总分为每项得分的总和。

FLIPI 2：即滤泡细胞淋巴瘤国际预后指数 2，其为应用利妥昔单抗治疗后，经前瞻性研究分析得出的 5 个预后不良因素，分别为年龄≥60 岁、淋巴结最长径>6cm、骨髓侵犯、β_2 微球蛋白升高和血红蛋白<120g/L。

这两个评分模型，分别包含 5 个独立预后不良因素，均将患者分为 3 个风险组。

低危组：0~1 分。中危组：2 分。高危组：≥3 分。

高、中、低危患者的预后不同。

十、FNCLCC 软组织肉瘤分级标准

目前，国际上已经有 10 余个有关软组织肉瘤的分级标准，但没有一个能够很好地适用于所有组织学类型。1984 年，法国癌症中心联盟肉瘤学组（FNCLCC）制定了分级系统，由于其较强的实用性和可重复性，虽仍不完善，但仍是目前国际上最广为接受的软组织肉瘤分级标准（表 11.9）。

表 11.9　FNCLCC 软组织肉瘤分级标准

参数	标准
肿瘤分化程度	
1 分	肿瘤形态与正常成熟的间叶组织（如高分化脂肪肉瘤）相似
2 分	
3 分	可以明确组织类型的肿瘤（如黏液样脂肪肉瘤）
有丝分裂象	胚胎性及未分化肉瘤；不明组织学类型的肉瘤
1 分	0～9/10 HPFs
2 分	10～19/10 HPFs
3 分	≥20/10 HPFs
肿瘤坏死（镜下）	
0 分	无坏死
1 分	≤50%肿瘤组织坏死
2 分	≥50%肿瘤组织坏死
组织学分级	
1 级	总分 2，3
2 级	总分 4，5
3 级	总分 6，7，8

十一、Huvos 的评级系统

Huvos 的评级系统见表 11.10。

表 11.10　Huvos 的评级系统

Ⅰ级	几乎未见化疗所致的肿瘤坏死
Ⅱ级	化疗轻度有效，肿瘤组织坏死率>50%，尚存有活的肿瘤组织
Ⅲ级	化疗部分有效，肿瘤组织坏死率>90%，部分组织切片上可见残留的存活肿瘤组织
Ⅳ级	所有组织切片未见活的肿瘤组织

Huvos 评级系统是至今应用最广泛的评级系统，反映了软组织肉瘤化疗后的病理变化。评估的具体技术方法和标准：肿瘤坏死率Ⅲ～Ⅳ级者为化疗反应好，肿瘤坏死率Ⅰ～Ⅱ级

的化疗反应差。

十二、弥漫大 B 细胞淋巴瘤国际预后指数

弥漫大 B 细胞淋巴瘤（DLBCL）国际预后指数（international prognostic index，IPI）是目前国际上常用的 DLBCL 预后判断系统。此系统有 5 个独立的不良预后因素（表 11.11）。

表 11.11　弥漫大 B 细胞淋巴瘤国际预后评价

年龄＞60 岁
Ⅲ～Ⅳ期
结外累及部位数目＞1 个
美国东部肿瘤协作组（Eastern Cooperative Oncology Group，ECOG）体能状态评分≥2 分
血清 LDH 水平＞正常上限

上述的每一个不良预后因素为 1 分。IPI 评分 0～1 分，属于低危组；IPI 评分 2 分，属于低中危组；IPI 评分 3 分，属于高中危组；IPI 评分 4～5 分，属于高危组。每组患者的疾病风险程度不同，得分越高，预后越差。

十三、NSAID 相关胃肠道危险事件分级

NSAID 相关胃肠道危险事件分级见表 11.12。

表 11.12　NSAID 相关胃肠道危险事件分级

高危：
合并有消化性溃疡，特别是目前仍存在多项危险因素（＞2 项）
中危：（1～2 项危险因素）
年龄（＞65 岁）
高剂量 NSAID
无消化性溃疡病史
之前服用阿司匹林（包括低剂量）、糖皮质激素或抗凝药物
低危：
无相关危险因素

目前 NSAID 是消化性溃疡病的主要致病因素之一。在应用 NSAID 前需确定患者危险程度，并选择适当的方法预防消化性溃疡及其并发症的发生。根据 2009 年的美国胃肠病学会 NSAID 相关溃疡并发症预防指南，NSAID 溃疡并发症的预防需要根据不同风险程度采用不同的方案。对高风险患者，建议停止应用 NSAID，如果不能停用，则选择 COX-2 抑制剂+米索前列醇或高剂量 PPI；中风险患者，选用 COX-2 抑制剂或非选择性 NSAID+米索前列醇或 PPI；低风险患者可以应用非选择性 NSAID。幽门螺杆菌检测阳性患者进行根除治疗，根除治疗结束后是否使用黏膜保护剂治疗取决于患者潜在的消化道危险因素。

十四、根据 Khorana 评分进行 VTE 风险评估的模型（2014 年）

根据 Khorana 评分进行 VTE 风险评估的模型（2014 年）见表 11.13。

表 11.13 VTE 风险评估

变量	评分	比值比（OR）（95%可信区间）
肿瘤类型		
胃癌或胰腺癌	2	4.3（1.2~15.6）
肺癌、淋巴瘤、妇科肿瘤或睾丸癌	1	1.5（0.9~2.7）
血小板计数≥350×10⁹/L	1	1.8（1.1~3.2）
血红蛋白<100g/L	1	2.4（1.4~4.2）
白细胞计数>11×10⁹/L	1	2.2（1.2~4.0）
体重指数（BMI）≥35kg/m²	1	2.5（1.3~4.7）

评分标准：VTE 发生风险受多种因素影响，包括肿瘤类型、治疗方案和有无其他伴随疾病。Khorana 评分系统旨在建立 1 个静脉血栓风险评分模型。分值为 0~7 分，得分越高提示静脉血栓风险越高。累加各项评分计算 Khorana 评分；全血细胞计数为治疗前的数据；预示低危、中危、高危的 Khorana 评分分别为 0 分、1~2 分、≥3 分。ASCO 指南指出：对 Khorana 评分≥3 分或胰腺癌、肺癌、胃癌患者，需要向患者介绍预防性抗凝治疗的风险和获益，可使用预防剂量的低分子量肝素或普通肝素。

十五、结直肠癌组织学分级标准

结直肠癌组织学分级标准（依据 2010 版 WHO 标准）见表 11.14。

表 11.14 结直肠癌组织学分级标准 ª

标准	分化程度	数字化分级或程度 ᵇ	描述性分级
>95%腺管形成	高分化	1	低级别
50%~95%腺管形成	中分化	2	低级别
0~49%腺管形成	低分化	3	高级别
高水平微卫星不稳定性 ᶜ	不等	不等	低级别

注：a 此分级标准针对腺癌；b 仍保留未分化癌（4 级），这一类别指无腺管形成、黏液产生、神经内分泌、鳞状或肉瘤样分化；c MSI-H。

十六、肿瘤贫血程度分级

目前国际上贫血的诊断分级标准主要有两个，分别为美国国立癌症研究所（National Cancer Institute，NCI）贫血分级标准和世界卫生组织（WHO）贫血分级标准，国内也根据临床实践和治疗方法进行了分类（表 11.15）。贫血和患者的生活质量密切相关。对出现贫血的患者，经过治疗贫血改善后其生活质量也随之改善。当 Hb<7g/dl 或临床急需纠正缺氧状态时，或红细胞生成素治疗无效的慢性症状性贫血，以及在没有时间和机会接受红细胞生成素治疗的严重贫血可考虑输血治疗。根据中国输血法规定，只有患者血红蛋白下降到<60g/L 才允许输血。

表 11.15　肿瘤贫血程度分级

级别	NCI（Hb, g/L）	WHO（Hb, g/L）	中国（Hb, g/L）
0 级（正常）	正常值*	≥110	正常值*
1 级（轻度）	100～正常值*	95～109	91～正常值*
2 级（中度）	80～100	80～94	61～90
3 级（重度）	65～79	65～79	31～60
4 级（极重度）	<65	<65	<30

*　男性 120g/L，女性 110g/L。

参 考 文 献

刘志伟，刘艳芬，黄彩云，等，2013. Clip 评分系统在肝癌经导管动脉化疗栓塞术后急性肝损伤中的应用探讨 [J]. 胃肠病学和肝病学杂志，22（7）：693-694.

石远凯，孙燕，2015. 临床肿瘤内科手册 [M]. 6 版. 北京：人民卫生出版社：151，153，564-565.

北京大学肿瘤医院软组织与腹膜后肿瘤中心，2015. 北京大学肿瘤医院原发性腹膜后软组织肿瘤诊治专家共识（2015）[J]. 中国实用外科杂志，35（11）：1198-1205.

王臻，王佳玉，徐海荣，等，2014. 肢体软组织肉瘤临床诊疗专家共识 [J]. 临床肿瘤学杂志，17（7）：643.

季锐，李延青，2014. 消化性溃疡病诊断与治疗规范建议（解读）[J]. 临床内科杂志，31（8）：575-576.

中国临床肿瘤学会肿瘤与血栓专家共识委员会，2015. 中国肿瘤相关静脉血栓栓塞症预防与治疗专家指南（2015 版）[J]. 中国实用内科杂志，35（11）：907-920.

中华医学会肿瘤学分会，2015. 中国结直肠癌诊疗规范（2015 版）[J]. 中华消化外科杂志，14（10）：786.

陈灏珠，林果为，王吉耀，等，2013. 实用内科学 [M]. 14 版. 北京：人民卫生出版社：182，197.

赵九良，冯云路，2014. 协和内科住院医师手册. 2 版 [M]. 北京：中国协和医科大学出版社：352.

张之南，沈悌，2007. 血液病诊断及疗效标准 [M]. 3 版. 北京：科学出版社：5-6.

Groopman J, Itri LM, 2010. Chemotherapy-induced anemia in adults: incidence and treatment[J]. J Cln Oncol, 20（2）：4996-5010.

第十二章

儿科评分

一、Apgar 评分

Apgar 评分见表 12.1。

表 12.1 Apgar 评分

特征	评分标准		
	0 分	1 分	2 分
皮肤颜色	青紫或苍白	身体粉红、四肢青紫	全身粉红
心率	无	<100 次/分	>100 次/分
呼吸	缺乏	不规律，慢	正常，哭声响
对导管插鼻/触觉刺激的反射性反应	无	面部动作，如皱眉	打喷嚏，咳嗽
肌肉张力	松弛	四肢略屈曲	四肢能活动

评分标准：出生后 5min 评分 7～10 分为正常；4～6 分为中度窒息；0～3 分为重度窒息。

Apgar 评分法具体评分标准：

1. 皮肤颜色　评估新生儿肺部血氧交换的情况。全身皮肤呈粉红色为 2 分，手脚末梢呈青紫色为 1 分，全身呈青紫色为 0 分。

2. 心率　评估新生儿心脏跳动的强度和节律性。心搏有力，大于 100 次/分为 2 分，心搏微弱，小于 100 次/分为 1 分，听不到心音为 0 分。

3. 呼吸　评估新生儿中枢和肺的成熟度。呼吸规律为 2 分，呼吸节律不齐（如浅而不规则或急促费力）为 1 分，没有呼吸为 0 分。

4. 肌张力及运动　评估新生儿中枢反射及肌肉强健度。肌张力正常为 2 分，肌张力异常亢进或低下为 1 分，肌张力松弛为 0 分。

5. 反射　评估新生儿对外界刺激的反应能力。对弹足底或其他刺激大声啼哭为 2 分，低声抽泣或皱眉为 1 分，毫无反应为 0 分。

评分项目的依据是生理的成熟度，如皮肤颜色、肌肉张力、对鼻导管插鼻的反射性反应；低 Apgar 评分不仅是产后窒息的指征，也与是否发生长期的神经功能障碍有关。新生儿长时间（10min 以上）的低 Apgar 评分，在 1 年内死亡率增高，即使活下来也有脑瘫的可能。

Apgar 评分是一种很早就被国际公认的评价新生儿身体状态的一种方法，目前已普遍用于临床，为广大医师所熟知。然而，在 Apgar 之前已存在一些关于新生儿情况的评估方法，这些评估标准对 Apgar 评分法的形成具有重大的影响，如索兰纳斯（Soranus）对新生儿的评估标准，现已无临床应用。

二、新生儿危重病例评分

（一）新生儿危重病例评分法

新生儿危重病例评分（neonatal critical illness score，NCIS）法见表 12.2。

表 12.2　新生儿危重病例评分法

检查项目	测定值	入院分值	病情 1	病情 2	出院
心率（次/分）	<80 或>180	4	4	4	4
	80～100 或 160～180	6	6	6	6
	其余	10	10	10	10
血压：收缩压 [kPa（mmHg）]	<5.3（40）或>13.3（100）	4	4	4	4
	5.3～6.7（40～50）或 12～13.3（90～100）	6	6	6	6
	其余	10	10	10	10
呼吸（次/分）	<20 或>100	4	4	4	4
	20～25 或 60～100	6	6	6	6
	其余	10	10	10	10
PaO_2 [kPa（mmHg）]	<6.7（50）	4	4	4	4
	6.7～8.7（50～60）	6	6	6	6
	其余	10	10	10	10
pH	<7.25 或>7.55	4	4	4	4
	7.25～7.30 或 7.50～7.55	6	6	6	6
	其余	10	10	10	10
Na^+（mmol/L）	<120 或>160	4	4	4	4
	120～130 或 150～160	6	6	6	6
	其余	10	10	10	10
K^+（mmol/L）	>9 或<2	4	4	4	4
	7.5～9 或 2～2.9	6	6	6	6
	其余	10	10	10	10
Cr [μmol/L（mg/dl）]	>132.6（1.5）	4	4	4	4
	88.4～132.6（1.0～1.5）	6	6	6	6
	其余	10	10	10	10
BUN [mmol/L（mg/dl）]	>14.3（40）	4	4	4	4
	7.1～14.3（20～40）	6	6	6	6
	其余	10	10	10	10
HCT	<20	4	4	4	4
	20～40	6	6	6	6
	其余	10	10	10	10

续表

检查项目	测定值	入院分值	病情1	病情2	出院
胃肠表现	腹胀并消化道出血	4	4	4	4
	腹胀或消化道出血	6	6	6	6
	其余	10	10	10	10

评分标准：

（1）分值＞90分为非危重；70～90分为危重；＜70分为极危重。

（2）选24h内最异常测值，进行评分。

（3）首次评分，若缺项（＜2项）可按上述标准折算评分，如缺2项总分则为80。分值：72分为危重；56～72分为危重；＜56分为极危重（但需加注说明病情，何时填写）。

（4）当某项测值正常，临床考虑短期内变化可能不大，且取标本不便时，可按测值正常对待，进行评分（但需加注说明病情、时间）。

（5）不吸氧条件下测PaO_2。

（二）新生儿危重病例单项指标

凡符合下列指标一项或以上者可确诊为新生儿危重病例。①需行气管插管机械辅助呼吸者或反复呼吸暂停对刺激无反应者。②严重心律失常，如阵发性室上性心动过速合并心力衰竭、心房扑动和心房颤动、阵发性室性心动过速、心室纤颤、房室传导阻滞（Ⅱ度Ⅱ型以上）、心室内传导阻滞（双束支以上）。③弥散性血管内凝血者。④反复抽搐，经处理抽搐仍持续24h以上不缓解者。⑤昏迷患儿，弹足底5次以上无反应者。⑥体温≤30℃或＞41℃。⑦硬肿面积≥70%。⑧血糖＜1.1mmol/L。⑨有换血指征的高胆红素血症。⑩出生体重≤1000g。

NCIS可以准确评估病情、判断预后及评价救治水平，但在实际工作中受基层医院条件限制，此项工作不易开展。继之专家们总结出简化NCIS评分方法，其方法为首次评分减去PaO_2、pH两项指标，此后三次继续评分，进一步减去血钾、血钠、血肌酐或血尿素氮3项指标，由此形成保留8项或5项原有指标的简化NCIS评分法。8项指标评分满分80分，0～55分，56～72分，73～80分分别代表病情为极危重、危重、非危重。5项指标评分满分为50分，0～34分，35～45分，46～50分分别代表病情为极危重、危重、非危重。简化NCIS评分方法可以较为客观准确地反映病情，且指标获取方便，应用简单快捷，具有较高的临床价值，可以在无相应设备条件的基层医院开展此项目。

参 考 文 献

刘大为，2010. 实用重症医学［M］. 北京：人民卫生出版社：159.

王菲，胡凤华，宋国维，等，2011. 简化新生儿危重病例评分法的临床应用评价［J］. 中华急诊医学杂志，20（50）：469.

魏克伦，陈克正，等，2001. 新生儿危重病例评分法（草案）［J］. 中华儿科杂志，39（1）：42.

第十三章

结缔组织疾病评分

一、系统性红斑狼疮疾病活动度评分

系统性红斑狼疮疾病活动度评分（SLEDAI）见表 13.1。

表 13.1 系统性红斑狼疮疾病活动度评分

评分	临床表现
8	癫痫发作：最近开始发作的，除外代谢、感染、药物所致
8	精神症状：严重紊乱，干扰正常活动。除外尿毒症、药物影响
8	器质性脑病：智力的改变伴定向力、记忆力或其他智力功能的损害，并出现反复不定的临床症状，至少同时有以下两项：感觉紊乱、不连贯的松散语言、失眠或白天瞌睡、精神运动性活动增多或减少。除外代谢、感染、药物所致
8	视觉障碍：系统性红斑狼疮视网膜病变，除外高血压、感染、药物所致
8	脑神经病变：累及脑神经的新出现的感觉、运动神经病变
8	狼疮性头痛：严重持续性头痛，麻醉性止痛药无效
8	脑血管意外：新出现的脑血管意外。应除外动脉硬化
8	脉管炎：溃疡、坏疽、有触痛的手指小结节、甲周碎片状梗死、出血，或经活检、血管造影证实
4	关节炎：2 个以上关节痛和炎性体征（压痛、肿胀、渗出）
4	肌炎：近端肌痛或无力伴磷酸肌酸激酶升高，或肌电图改变，或活检证实
4	管型尿：蛋白管理、颗粒管型或红细胞管型
4	血尿：RBC>5/HP，除外结石、感染和其他原因
4	蛋白尿：>0.5g/24h，新出现或近期升高
4	脓尿：WBC>5/HP，除外感染
2	脱发：新出现或复发的异常斑片状或弥散性脱发
2	新出现皮疹：新出现或复发的炎症性皮疹
2	黏膜溃疡：新出现或复发的口腔或鼻黏膜溃疡
2	胸膜炎：胸膜炎性胸痛伴胸膜摩擦音、渗出或胸膜肥厚 心包炎：心包痛及心包摩擦音或积液（心电图或超声心动检查证实）
2	低补体：CH50、C3、C4 下降，低于正常范围最低值
2	抗 ds-DNA 抗体增加
1	发热，T>38℃
1	血小板减少
1	白细胞下降，$<3 \times 10^9$/L

临床常采用美国临床 SLEDAI 评分表对系统性红斑狼疮病情进行判断：0～4 分，基本无活动；5～9 分，轻度活动；10～14 分，中度活动；≥15 分，重度活动。

附：修正后系统性红斑狼疮的诊断标准

该诊断标准共 11 项：①颧颊部红斑；②盘状狼疮；③光敏感；④口腔溃疡；⑤非侵蚀性关节炎；⑥胸膜炎或心包炎；⑦蛋白尿（＞0.5g/d）或尿细胞管型；⑧癫痫发作或精神病，除外药物或已知的代谢紊乱；⑨溶血性贫血或白细胞减少，或淋巴细胞减少，或血小板减少；⑩抗 dsDNA 抗体阳性，或抗 Sm 抗体阳性，或抗磷脂抗体阳性（包括抗心磷脂抗体或狼疮抗凝物或至少持续 6 个月的梅毒血清试验假阳性，三者中各具备 1 项阳性）；⑪抗核抗体阳性。在任何时候和未用药物诱发"药物性狼疮"的情况下，抗核抗体滴度异常。该分类标准的 11 项中，符合 4 项和 4 项以上，除外感染、肿瘤和其他结缔组织病后，可诊断 SLE。

二、狼疮性肾炎病理慢性指数

狼疮性肾炎病理慢性指数评分见表 13.2。

表 13.2　狼疮性肾炎病理慢性指数评分

病理所见		无	轻	中	重
肾小球异常	肾小球硬化	0	1	2	3
	纤维性新月体	0	1	2	3
肾小管间质的异常	小管萎缩	0	1	2	3
	间质纤维化	0	1	2	3

慢性指数（CI）提示肾脏不可逆的损害程度，药物治疗只能阻止 CI 的持续升高，而难以使 CI 降低。CI 指数 1 分，10 年肾脏生存率 100%，2～3 分为 68%，大于 4 分则仅为 32%，即使 CI 较低也提示预后不良，而且每一项指标均对预后有提示作用，尤其是肾小管萎缩。

三、狼疮性肾炎肾脏活动性指数

狼疮性肾炎肾脏活动性指数（AI）见表 13.3。

表 13.3　狼疮性肾炎肾脏活动性指数

病理所见		无	轻	中	重
肾小球异常	细胞增殖性改变	0	1	2	3
	纤维素样坏死，核碎裂	0	2	4	6
	细胞性新月体	0	2	4	6
	透明栓子，金属环	0	1	2	3
	白细胞浸润	0	1	2	3
肾小管间质的异常	单核细胞浸润	0	1	2	3

AI 大于 12 分的患者 10 年肾脏生存率 60%，提示预后不良。

美国 NIH 狼疮性肾炎病理指数，包括活动性指数与慢性指数。活动性指数高者，肾损害进展较快，但积极治疗可以逆转。

四、伯明翰血管炎活动评分 2003

伯明翰血管炎活动评分（Birmingham vasculitis activity score，BVAS）2003 一般规则：仅当排除其他原因（如感染、高血压等）后，疾病特征是由活动性血管炎所致时对其进行评分。如果该特征是由活动性疾病所致，在框内进行评分。上述原则适用于以下所有项目。根据每一症状或体征的严重性对评分进行权重。如果所有异常是由活动性（非新发或恶化的）血管炎所致，则在"持续疾病"框内进行标记。如果任何异常为新发/恶化疾病所致，则不要在"持续疾病"框内进行标记。对部分特征而言，如果异常为新发或恶化，则需提供进一步信息（专家意见或进一步检测）。在大部分情况下，患者当时即可完成整个评分记录，但在填写部分项目时可能需要进一步的信息。请将这些项目留空直至获得进一步信息。例如，如果患者具有新发哮喘，通常需要询问耳鼻喉科医师以确定该症状是否由活动性韦格纳肉芽肿所致（表 13.4）。

表 13.4 伯明翰血管炎活动评分 2003

内容		BVAS 持续	BVAS 新发/恶化
1. 一般情况	最高评分	2	3
肌痛	肌肉疼痛	1	1
关节痛或关节炎	关节疼痛或关节炎症	1	1
发热≥38.0℃	记录到口腔/腋下体温升高。直肠温度升高 0.5℃	2	2
体重下降	与上次评估相比，体重至少下降 2kg，或最近 4 周体重至少下降 2kg（除饮食因素外）	2	2
2. 皮肤	最高评分	3	6
梗死	组织坏死或破碎性出血	1	1
紫癜	皮肤出血点、紫癜、瘀斑或黏膜瘀青	1	2
溃疡	皮肤表面痛性溃疡	1	4
坏疽	广泛组织坏死（如手指、足趾）	2	6
其他皮肤血管炎	网状青斑，皮下结节，结节红斑等	1	2
3. 黏膜/眼	最高评分	3	6
口腔溃疡/肉芽肿	阿弗他口炎，深溃疡和（或）草莓样牙龈增生，排除红斑狼疮和感染	1	2
生殖器溃疡	位于外生殖器或会阴的溃疡，排除感染	1	1
分泌腺炎症	唾液腺（与禁食无关的弥漫性、压痛性肿胀）或泪腺炎症，除外其他原因（感染）。由专业医生证实更佳	2	4
显著突眼	由眼眶炎症导致的眼球外突，若为单侧，则两眼应至少有 2mm 差距，这可能与眼外肌浸润所致的复视相关。发生近视（根据最佳视力测量，见下文）可能也是突眼的一种表现	2	4

内容		BVAS 持续	BVAS 新发/恶化
红眼巩膜（外层）炎	巩膜炎（通常需专科意见），可以畏光为首发表现	1	2
红眼结膜炎	结膜炎，除外感染、葡萄膜炎所致红眼，也除外干性结膜炎，后者并非活动性血管炎表现。通常无须专科意见	1	1
眼睑炎	眼睑炎症，除外其他原因（创伤、感染）。通常无须专科意见		
角膜炎	由专科医师评估的中央或外周角膜炎症		
视物模糊	与既往或基线情况相比，最佳视力测量的变化，需要专科意见以进一步评估	2	3
突发性视力缺失	由眼科医生诊断的突发视力缺失		6
葡萄膜炎	由眼科医生证实的葡萄膜（巩膜、睫状体、脉络膜）炎症	2	6
视网膜血管炎	专科检查或视网膜荧光血管造影所证实的视网膜血管鞘形成	2	6
视网膜血管血栓形成	视网膜血管动脉或静脉闭塞		
视网膜渗出	眼底镜检查发现视网膜软性渗出（除外硬性渗出）		
视网膜出血	眼底镜检查发现任何部位的视网膜出血		
4. 耳鼻喉	最高评分	3	6
血性鼻腔分泌物/鼻腔结痂/溃疡和（或）肉芽肿	主科医生观察到的血性、黏液脓性鼻腔分泌物，经常堵塞鼻腔的浅或深棕色结痂，鼻腔溃疡和（或）肉芽肿性损害	3	6
鼻旁窦受累	通常具有病理性影像学证据（CT、MRI、X 线、B 超）	1	2
声门下狭窄	经喉镜证实因声门下炎症狭窄所致喘鸣和声嘶	3	6
传导性耳聋	经耳镜和（或）音叉和（或）测听法证实的因中耳受累所致的听力丧失	1	3
感音性耳聋	经测听术证实的因听神经或耳迷路受损所致的听力丧失	2	6
5. 胸部	最高评分	3	6
喘息	体检时发现的喘息	1	2
结节或纤维化	经胸片证实的新发肺部病灶		3
胸腔积液/胸膜炎	胸膜疼痛和（或）体检发现胸膜摩擦音，或影像学证实的胸腔积液。需除外其他病因（感染）	2	4
浸润性病灶	经胸片、CT 证实。需除外其他病因（感染）	2	4
支气管受累	支气管假瘤或溃疡性病变，需除外感染、恶性肿瘤。光滑的狭窄性病变包括在 VDI* 评分中，声门下损害记录在耳鼻喉部分	2	4
大咯血/肺泡出血	大量肺出血，肺部游走性浸润病灶，尽可能排除其他病因	4	6
呼吸衰竭	需要人工通气的严重呼吸困难	4	6
6. 心血管	最高评分	3	6
无脉	临床发现任何血管无脉，包括可能导致肢体坏死的无脉	1	4
心脏瓣膜疾病	临床或超声心动图证实的严重的心脏瓣膜（主动脉瓣、二尖瓣、肺动脉瓣）异常	2	4
心包炎	心包疼痛和（或）体检发现心包摩擦音	1	3
缺血性心脏疼痛	典型的心脏疼痛导致心肌梗死或心绞痛的临床病史。需考虑更常见的病因可能性（如动脉粥样硬化）	2	4

续表

内容		BVAS 持续	BVAS 新发/恶化
心肌病	经超声心动图证实由室壁运动减弱所致的严重心脏功能损害	3	6
充血性心力衰竭	经病史或临床检查证实的心力衰竭	3	6
7.腹部	最高评分	4	9
假性腹膜炎	因小肠、阑尾、胆囊等穿孔/梗死或经放射学/外科/淀粉酶升高证实的胰腺炎所致假性腹膜炎/腹膜炎引起的急性腹痛	3	9
血便	新近发生的，除外炎性肠病和感染	3	9
缺血性腹痛	影像学或手术证实的具有典型缺血特征的严重腹痛,具有典型的血管瘤特征或异常血管炎特征	2	6
8.肾脏	最高评分	6	12
高血压	舒张压>95mmHg，伴或不伴有视网膜病变	1	4
蛋白尿	尿液分析中尿蛋白>+1；>0.2g/24h；排除感染	2	4
血尿	高倍镜下>10 个红细胞，除外泌尿系感染和结石	3	6
肌酐 125～249μmol/L	在第一次评估时血清肌酐 125～249μmol/L	2	4
肌酐 250～499μmol/L	在第一次评估时血清肌酐 250～499μmol/L	3	6
肌酐≥500μmol/L	在第一次评估时血清肌酐≥500μmol/L	4	8
肌酐上升>30%或肌酐清除率下降>25%	由活动性血管炎所致显著肾功能恶化		6
9.神经系统	最高评分	6	9
头痛	新发、不同以往的且持续性的头痛	1	1
脑膜炎	除外感染、出血后，因炎症性脑膜炎所致严重头痛，伴有颈抵抗	1	3
器质性意识障碍	有定向力、记忆力或其他智力功能受损，除外代谢性、精神性、药物或毒物因素	1	3
癫痫	突发脑部异常放电，产生特征性的生理改变包括强直和阵挛运动，以及特定行为改变	3	9
脑卒中	导致局部神经体征（如轻瘫、无力等）的脑血管意外。同时应考虑其他病因（如动脉粥样硬化），建议获得神经科意见	3	9
脊髓损伤	横贯性脊髓炎伴下肢无力、感觉缺失（通常存在感觉平面），并伴括约肌失控（膀胱和直肠）	3	9
脑神经麻痹	面神经麻痹、喉返神经麻痹、动眼神经麻痹等，除外感音性耳聋和炎症所致的眼部症状	3	6
周围神经病变	感觉神经病变所致手套样或袜套样感觉缺失（除外特发性、代谢性、维生素缺乏、感染性、中毒性、遗传性因素）	3	6
多发单运动神经炎	同时发生的单/多神经炎，仅在运动神经累及时进行评分，除外其他病因（糖尿病、结节病、恶性肿瘤、淀粉样变）	3	9
10.其他	其他活动性血管炎特征，请描述		

评分标准：

1. 各系统评分有最高限，超过单项最高分以最高总分计。

2. 15 分以上为活动性。

*VDI，vasculitis damage index，血管炎损伤指数。

五、类风湿关节炎分类标准

类风湿关节炎（RA）分类标准见表 13.5。

表 13.5 类风湿关节炎分类标准

关节数		血清检查		急性期反应物		病程	
1 个中-大关节	0 分	RF 及 anti-CCP 阴性	0 分	ESR 及 CRP 正常	0 分	<6 周	0 分
2～10 个中-大关节	1 分	低滴度 RF 或 anti-CCP	2 分	ESR 及 CRP 升高	1 分	≥6 周	1 分
1 个小关节	2 分	高滴度 RF 或 anti-CCP	3 分				
4～10 个小关节	3 分						
>10 小关节	5 分						

注：大关节包括肘、肩、踝、膝、髋关节。小关节包括第 2～4 跖趾关节、掌指关节、近端指间关节、拇指指间关节、腕关节。

低滴度：<3 倍正常值上限。

RF，类风湿因子；ESR，红细胞沉降率；CRP，C 反应蛋白；anti-CCP，抗 CCP 抗体。

评分标准：选择每一分类中最高分相加，总分≥6 分即可诊断 RA。

参 考 文 献

赵九良，冯云路，2014. 协和内科住院医师手册［M］. 2 版. 北京：中国协和医科大学出版社：403-404.

第十四章

产科评分

胎儿生物物理检测评分见表 14.1。

表 14.1　胎儿生物物理检测评分

项目	2 分（正常）	0 分（异常）
无应激试验（20min）	≥2 次胎动伴胎心加速≥15 次/分，持续≥15s	<2 次胎动，胎心加速<15 次/分，持续<15s
胎儿呼吸运动（30min）	≥1 次，持续≥30s	无；或持续<15s
胎动（30min）	≥3 次躯干和肢体活动（连续出现记 1 次）	≤2 次躯干和肢体活动；无活动肢体完全伸展
肌张力	≥1 次躯干和肢体伸展复屈，摊开合拢	无活动；肢体完全伸展；伸展缓慢，部分屈曲
羊水量	羊水暗区垂直直径≥2cm	无，或最大暗区垂直直径<2cm

1980 年 Manning 利用胎儿电子监护仪和 B 型超声联合检测胎儿宫内缺氧和胎儿酸中毒情况。Manning 评分法满分为 10 分，8～10 分无急慢性缺氧，6～8 分可能有急或慢性缺氧，4～6 分有急或慢性缺氧，2～4 分有急性缺氧伴慢性缺氧，0 分有急慢性缺氧。

第十五章

血液科相关评分

一、肝素相关性血小板减少症评分

评价肝素相关性血小板减少症（heparin-induced thrombocytopenia，HIT）可能性的4T临床评分系统见表15.1。

表 15.1　4T 临床评分系统

临床表现	2 分	1 分	0 分
血小板（PLT）	（20～100）×10^9/L 或减少＞50%	（10～19）×10^9/L 或减少30%～50%	＜10×10^9/L 或减少＜30%
时间（time）	5～10d，或1d内（既往接触肝素）	＞10d，或时间不详，但符合HIT	1d 内（近期未接触肝素）
血栓形成（thrombosis）	有	可能有	无
其他（others）	无其他病因	可能有其他病因	明确有其他病因

注：

0～3 分（低度可疑），继续肝素治疗，不必进一步检查。

4～5 分（中度可疑），根据临床决定是否进一步检查。

6～8 分（重度可疑），查抗 PF4/肝素复合物抗体；立即按 HIT 处理，不能因等待确证试验结果而耽误治疗。

二、中性粒细胞减少性发热判定

（一）未知病原患者疗程判定

中性粒细胞减少性发热（febrile neutropenia，FN）未知病原患者疗程判定见表15.2。

表 15.2　未知病原患者疗程判定

体温	中性粒细胞	处理
无发热	＞0.5×10^9/L	粒细胞稳定 48h 后停用抗生素
无发热	＜0.5×10^9/L	体温正常 14d 后停用抗生素并重新评价
发热	＞0.5×10^9/L	粒细胞稳定 4～5d 后停用抗生素并重新评价
发热	＜0.5×10^9/L	抗生素治疗 14d 后重新评价，若病情稳定且无明确感染可停用抗生素

（二）骨髓抑制分级（WHO 分级）

骨髓抑制分级（WHO 分级）见表 15.3。

表 15.3　骨髓抑制分级（WHO 分级）

分级	0 级	1 级	2 级	3 级	4 级
血红蛋白（×g/L）	≥110	109～95	94～80	79～65	<65
白细胞（×10^9/L）	≥4.0	3.9～3.0	2.9～2.0	1.9～1.0	<1.0
粒细胞（×10^9/L）	≥2.0	1.9～1.5	1.4～1.0	0.9～0.5	<0.5
血小板（×10^9/L）	≥100	99～75	74～50	49～25	<25

三、欧洲白血病免疫分类积分系统

欧洲白血病免疫分类积分系统见表 15.4。

表 15.4　欧洲白血病免疫分类积分系统

积分	B 淋巴细胞系	T 淋巴细胞系	髓系
2	cCD79α[*]	c/mCD3	MPO
	cIgM	抗 TCR	
	cCD22		
1	CD19	CD2	CD117
	CD20	CD5	CD13
	CD10	CD8	CD33
		CD10	CD65
0.5	TdT	TdT	CD14
	CD24	CD7	CD15
		CD1a	CD64

[*] CD79α在某些前体 T 细胞白血病/淋巴瘤也有表达。

本评分用于诊断急性双系列（或双表型）白血病，WHO 髓系肿瘤分类提出应根据欧洲白血病免疫学分型协作组（EGIL）提出的积分系统计算积分，髓系积分>2 分，淋系积分>2 分才能确立。

四、慢性淋巴细胞白血病诊断评分系统

慢性淋巴细胞白血病（chronic lymphocytic leukemia，CLL）诊断评分系统见表 15.5。

表 15.5　慢性淋巴细胞白血病诊断评分系统

指标	分组	
	1 分	0 分
smIg	弱阳性	强阳性
CD5	阳性	阴性
CD23	阳性	阴性
FMC7	阴性	阳性
CD22 或 CD79b	弱阳性	强阳性

注：采用该评分系统，92%的 CLL 病例为 4～5 分，6%的病例为 3 分，2%的病例为 1 分或 2 分；所有 B 细胞淋巴瘤病例为 1 分或 2 分。

五、慢性淋巴细胞白血病风险因素预后评分

慢性淋巴细胞白血病风险因素预后评分见表 15.6。

表 15.6　慢性淋巴细胞白血病风险因素预后评分

特征	评分			
	0	1	2	3
年龄（岁）	—	<50	50～65	>65
β_2-M（mg/L）	<ULN	1～2ULN	>2ULN	—
ALC（$\times10^9$）	<20	20～50	>50	—
性别	女性	男性	—	—
Rai 分期	0～Ⅱ	Ⅲ～Ⅳ	—	—
淋巴结区受侵数	≤2	3	—	—

注：ALC，淋巴细胞绝对计数；ULN，正常上限；β_2-M，β_2-微球蛋白；CLL 虽发展缓慢，但难以治愈，根据患者性别、起病时的年龄、血清β_2-微球蛋白、淋巴细胞绝对计数、病情分期、淋巴结区受侵犯的数量可将患者分为低危（1～3 分）、中危（4～7 分）、高危（≥8 分）。

六、国际预后指数评估系统及校正的国际预后指数

国际预后指数评估系统（IPI）目前被广泛用于评价非霍奇金淋巴瘤化疗后获得缓解长期生存的概率。其危险预后因素：年龄>60 岁、体能状态评分 2～4 分、乳酸脱氢酶（LDH）水平升高、淋巴结外累及区>1 个和疾病临床分期Ⅲ/Ⅳ（Ann Arbor 分期），每一项计 1 分（表 15.7，表 15.8）。

校正的国际预后指数（aaIPI）适用于年龄≤60 岁的患者，危险因素有三项指标：体能状态评分 2～4 分、乳酸脱氢酶（LDH）水平升高、疾病临床分期Ⅲ/Ⅳ（Ann Arbor 分期）（表 15.7，表 15.8）。

表 15.7 IPI 与 aaIPI 危险分组

危险分组	IPI 积分	aaIPI 积分
	所有患者	年龄≤60 岁患者
低	0 或 1	0
低/中	2	1
高/中	3	2
高	4 或 5	3

表 15.8 非霍奇金淋巴瘤（NHL）国际预后指数分组与预后的关系

危险度分组	国际预后指数得分（危险因素个数）	完全缓解率（%）	5 年无复发生存率（%）	5 年总生存率（%）
所有患者				
低危	0 或 1	87	70	73
低中危	2	67	50	51
中高危	3	55	49	43
高危	4 或 5	44	40	26
年龄≤60 岁				
低危	0	92	86	83
低中危	1	78	66	69
中高危	2	57	53	46
高危	3	46	58	32

七、修订的骨髓增生异常综合征国际预后积分系统

骨髓增生异常综合征（myelodysplastic syndromes，MDS）国际预后积分系统修订版（international prognostic scoring system-revised，IPSS-R）依据患者血细胞减少的数量、骨髓中原始细胞比例及染色体核型来评价预后，指导治疗。极低危：≤1.5 分，低危：1.5～≤3 分，中危：3.5～≤4.5 分，高危组：5～6 分，极高危：>6 分（表 15.9）。

表 15.9 修订的骨髓增生异常综合征国际预后积分表

	0	0.5	1	1.5	2	3	4
细胞遗传学	极好		好		中等	差	极差
骨髓原始细胞（%）	≤2		>2 且<5		5～10	>10	
血红蛋白（g/L）	≥100		80～100	<80			
中性粒细胞绝对值（×10⁹/L）	≥0.8	<0.8					
血小板（×10⁹/L）	≥100	50～100	<50				

注：细胞遗传学评分标准：极好，del（11q），—Y；好，正常核型，del（20q），del（5q），del（5q）附加另一种异常；中等，+8，del（7q），i（17q），+19 及其他 1 个或 2 个独立克隆的染色体异常；差，-7，inv（3）/t（3q）/del（3q），-7/7q—附加另一种异常，复杂异常（3 个）；极差，复杂异常（3 个以上）。

八、骨髓增生异常综合征的国际预后积分系统及中位生存和 AML 转化时间

骨髓增生异常综合征的国际预后积分系统（IPSS）见表 15.10，中位生存和急性粒细胞白血病（acute myeloblastic leukemia，AML）转化时间见表 15.11。

表 15.10 MDS 的国际预后积分系统

预后参数	积分值				
	0	0.5	1.0	1.5	2.0
骨髓原始细胞（%）	<5	5～10	—	11～20	21～30
染色体核型※	良好	中等	不良		
血细胞减少系列数#	—	0～1	2～3	—	—

※ 好：正常核型，—Y，del（5q），del（20）。不良：复杂核型（≥3 种异常核型改变）或 7 号染色体异常。中等：其他异常。

#红蛋白<100g/L，中性粒细胞绝对值<1.5×10⁹/L，血小板<100×10⁹/L。

表 15.11 按 IPSS 分组的 MDS 患者的中位生存和 AML 转化时间

危险类别	积分值	中位生存（年）	25%AML 转化（年）#
低危	0	5.7	9.4
中危-1	0.5～1.5	3.5	3.3
中危-2	1.5～2.0	1.2	1.1
高危	≥2.5	0.4	0.2

#直至该组中 25%的患者转化为 AML 的时间。

九、PLASMIC 评分

血栓性血小板减少性紫癜（thrombotic thrombocytopenic purpura，TTP）是血管性血友病因子裂解酶 ADAMTS13 活性严重降低引起的血栓性微血管病。PLASMIC 评分系统用于预测成人 ADAMTS13 活性小于 10%的可能性，以支持 TTP 诊断（表 15.12，表 15.13）。

表 15.12 PLASMIC 评分

指标	分值
血小板计数<30 000/μL	1
溶血（定义为网织红细胞计数>2.5%、结合珠蛋白无法测得或间接胆红素>2mg/dl）	1
无活动性癌症	1
无实体器官移植或干细胞移植	1
平均红细胞容积<90fl	1
国际标准化比值（INR）<1.5	1
肌酐<2.0mg/dl	1

表 15.13　评分标准

PLASMIC 评分	意义
0~4	提示 ADAMTS13 活性不小于 10%，其特异性约为 99%
4~5	预测其他疾病，如 DITMA、DIC 或 HUS
6~7	预测 ADAMTS13 活性小于 10%，其敏感性约为 91%。在适当的临床情况下，发现 MAHA 伴血小板减少，以及 ADAMTS13 严重缺乏和存在抑制因子已足以诊断获得性 TTP

注：DITMA，药物诱发的血栓性微血管病；DIC，弥散性血管内凝血；HUS，溶血性尿毒症综合征；MAHA，微血管病性溶血性贫血。

十、白血病免疫学标志积分系统（EGIL1998）

白血病免疫学标志积分系统（EGIL1998）见表 15.14。

表 15.14　白血病免疫学标志积分系统

积分	B 淋巴系	T 淋巴系	髓系
2	CyCD79a	CD3（m/cy）	MPO
	CyIgM	TCRα/β	（抗溶菌酶）
	CyCD22	TCRα/β	
1	CD19	CD2	CD117
	CD20	CD5	CD13
	CD10	CD8	CD33
		CD10	CD65
0.5	TdT	TdT	CD14
	CD24	CD7	CD15
		CD1a	CD64

注：各系别积分达 2 分可以确认该系。

参 考 文 献

赵九良，冯云路，2014. 协和内科住院医师手册 [M]. 2 版. 北京：中国协和医科大学出版社：315，318，333.

陈灏珠，林果为，王吉耀，2013. 实用内科学 [M]. 14 版. 北京：人民卫生出版社：2376，2395，2436-2437.

葛均波，徐永健，王辰，2018. 内科学 [M]. 9 版. 北京：人民卫生出版社：567，572.

第十六章

麻醉、手术相关评分

一、美国麻醉师协会分级

（一）美国麻醉师协会分级标准

美国麻醉师协会（American society of anesthesiologists，ASA）根据患者体质状况和对手术危险性进行分类，于麻醉前将患者分为 5 级（表 16.1）。

表 16.1 美国麻醉师协会分级标准

分级	临床表现	举例
Ⅰ 级	正常健康；除局部病变外，无系统性疾病	无
Ⅱ 级	有轻度或中度系统性疾病	控制良好的高血压；非复杂性糖尿病
Ⅲ 级	有严重系统性疾病，日常活动受限，但未丧失工作能力	糖尿病伴血管系统并发症；既往心肌梗死史
Ⅳ 级	有严重系统性疾病，已丧失工作能力，威胁生命安全	充血性心力衰竭；不稳定型心绞痛
Ⅴ 级	病情危急，生命难以维持的濒死患者	主动脉破裂；颅内出血伴颅内高压

注：如系急诊手术，在评定上述某级前标注"急"或"E"。

Ⅰ、Ⅱ级患者，麻醉和手术耐受力良好，麻醉经过平稳。Ⅲ级患者麻醉中有一定危险，麻醉前准备要充分，对麻醉期间可能发生的并发症要采取有效措施，积极预防。Ⅳ级患者麻醉危险性极大，Ⅴ级患者病情极危重，麻醉耐受力极差，随时有死亡的可能，麻醉和手术异常危险，麻醉前准备更重要，要做到充分、细致和周到。

（二）术前 ASA 麻醉危险度分级

术前 ASA 麻醉危险度分级，见表 16.2。

表 16.2 术前 ASA 麻醉危险度分级

分级因素	程度
年龄	2 个月至 80 岁
	2 个月内，或 80 岁以上
存在问题的系统数目	0 个
	1 个
	2 个及以上（如高血压+糖尿病），或一个主要系统（心、肺、脑）

续表

分级因素	程度
存在问题的状态	健康
	受到控制
	未控制，或末期
影响身体功能	无损
	受限制，无失调
	失调
生命危险	无
	可能有
	濒死

分级描述：

Ⅰ级：身体健康，不包括<2个月或>80岁的年龄层。

Ⅱ级：一个生理系统存在问题，但在控制中，无身体活动限制。

Ⅲ级：一个以上或一个主要系统存在问题，在控制中，身体活动受限制，但未达到失代偿状态，且无立即的生命危险。

Ⅳ级：至少有一个严重的系统存在问题，未得到控制，或达到末期状态，失代偿，可能有生命危险。

Ⅴ级：濒死状态，随时有生命危险。

（三）ASA 分级与围术期死亡率的关系

ASA 分级及患者年龄可以初步预测围术期死亡率，文献报道大于80岁的患者接受大中型非心脏手术时，年龄每增加1岁，围术期死亡率增加5%（表16.3）。

表16.3　ASA 分级与围术期死亡率的关系

ASA 分级	Ⅰ	Ⅱ	Ⅲ	Ⅳ	Ⅴ
围术期死亡率（%）	0.06~0.08	0.27~0.40	1.82~4.30	7.8~23.0	9.4~50.7

二、心血管系统相关因素评估

（一）心脏风险指数评估

1. NYHA 心功能分级（表16.4）

表16.4　NYHA 心功能分级

级别	临床表现
Ⅰ	心脏病患者的活动不受限制，平时一般活动不会引起疲乏、心悸、呼吸困难或心绞痛
Ⅱ	心脏病患者的体力活动受到轻度限制，休息时无自觉症状，但平时一般活动可引起疲乏、心悸、呼吸困难或心绞痛
Ⅲ	心脏病患者的体力活动受到明显限制，平时小幅活动（程度小于一般活动）即引起上述症状

级别	临床表现
Ⅳ	心脏病患者不能从事任何体力活动。休息状态下也会出现心力衰竭症状，体力活动后加重

评价标准：①住院率，NYHA Ⅲ～Ⅳ级患者（4793/10 000 人·年）较Ⅰ～Ⅱ级患者（3898/10 000 人年）增加16%，其因心血管事件导致的住院率增加。②死亡率，NYHA Ⅲ～Ⅳ级患者（1175/10 000 人·年）较Ⅰ～Ⅱ级患者（1501/10 000 人·年）增加29%，其因心血管事件导致的死亡率同样增加。

2. Goldman 心脏风险指数（Goldman index of cardiac risk） Goldman 心脏风险指数是预测患者围术期心脏风险的经典评估指标（表16.5）。

表16.5 Goldman 心脏风险指数

项目		分值
病史	年龄>70岁	5
	6个月内有心肌梗死病史	10
体格检查	第三心音奔马律或颈外静脉怒张	11
	明显主动脉狭窄	3
ECG	术前ECG显示非窦性心律，有房性期前收缩	7
	术前任何时候出现超过每分钟5个室性期前收缩	7
一般情况	PaO_2<60mmHg 或 $PaCO_2$>50mmHg，K^+<3.0mmol/L，或 HCO_3^-<20mmol/L，BUN>50mmol/L 或 Cr>3.0mg/dl，谷草转氨酶异常，慢性肝病，卧床	3
手术	腹腔、胸腔或主动脉手术	3
	急诊手术	4

注：1级，0～5分；2级，6～12分，3级，12～25分；4级，>25分。

3. 改良心脏风险指数（revised cardiac risk index，RCRI） 改良心脏风险指数（RCRI）简单明了，在患者术后重大心血管事件的预测中具有重要作用。如果达到或超过3项指标，围术期重大心脏并发症将显著增多（表16.6）。

表16.6 改良心脏风险指数

①缺血性心脏病史
②充血性心力衰竭史
③脑血管病史（脑卒中或一过性脑缺血发作）
④慢性肾脏疾病（血肌酐>2mg/dl）
⑤腹股沟以上血管、腹腔、胸腔手术

4. 非心脏外科操作的心脏风险分级 手术过程本身可以显著影响围术期的心脏风险，而急诊手术则会显著增加围术期的额外心脏风险。由于不同的外科手术类型会对患者产生不同的应激反应进而产生不同的影响，ACC 和 AHA 根据不同类型的非心脏外科手术操作与围术期发生心脏原因并发症或死亡的概率而将其分为高、中、低危手术（表16.7）。

表 16.7　非心脏外科操作的心脏风险分级

心脏风险[*]	外科操作
高危（经常>5%）	急诊大手术，尤其对老年患者
	主动脉和其他血管手术
	外周血管手术
	估计手术时间长且伴大量体液转移和（或）失血
中危（通常<5%）	颈动脉内膜手术
	头颈部手术
	腹腔和胸腔手术
	矫形外科手术
	前列腺手术
低危[#]（通常<1%）	内镜操作
	体表手术
	白内障手术
	乳腺手术

＊心脏风险指心源性死亡和非致命的心肌梗死的总发生情况。

＃低风险病例通常无须术前心脏检查。

5. 心功能分级及其临床意义、麻醉耐受力评定表（表 16.8）

表 16.8　心功能分级及其临床意义、麻醉耐受力评定表

心功能分级	屏气实验	临床表现	临床意义	麻醉耐受
I	>30s	体力活动不受限制	心功能正常	耐受良好
II	21~30s	体力活动轻度受限，能胜任正常活动，但不能耐受跑步或较重的体力活动，否则心慌、气短	心功能较差	麻醉处理恰当，耐受仍好
III	10~20s	体力活动明显受限，必须静坐或卧床休息，较轻度活动即可引起心慌、气短	心功能不全	麻醉前准备充分，避免增加心脏负担
IV	<10s	不能耐受任何体力活动，不能平卧，端坐呼吸，静息状态下即有心慌、气短等不适	心力衰竭	耐受极差，一般择期手术需推迟

6. 心功能分级、心脏危险因素计分、围术期心脏并发症及心脏原因死亡之间的关系（表 16.9）

表 16.9　心功能分级、心脏危险因素计分、围术期心脏并发症及心脏原因死亡之间的关系

心功能分级	Goldman 计分	心因性死亡（%）	危及生命的并发症（%）
I	0~5	0.2	0.7
II	6~12	2.0	5.0
III	13~25	2.0	11.0
IV	≥26	56	22.0

7. 心血管危险因素综合评估及处理　按照 2002 年 ACC 和 AHA 围术期心血管危险性评估指南，结合临床症状，对心脏病患者进行非心脏手术时应综合评估围术期心血管事件发生风险，根据评估结果，进行术前准备，以保证患者围术期安全（表 16.10）。

表 16.10　ACC 和 AHA 围术期心血管危险性评估指南

风险分级	低危 （心源性死亡<1%）	中危 （心源性死亡 1%～5%）	高危 （心源性死亡>5%）
风险因素	①高龄>70 岁	①轻度心绞痛	①不稳定型冠脉综合征：急性（7d）或近期（1 个月）心肌梗死，不稳定型或严重心绞痛
	②心电图（ECG）示左心室肥大、左束支传导阻滞、ST-T 异常	②心肌梗死病史或 Q 波异常	②明显心律失常：重度房室传导阻滞及心脏病伴有症状明显的室性心律失常、心室率不能控制的室上性心律失常
	③非窦性心律（心房纤颤）	③代偿性心力衰竭或有心力衰竭病史	
	④心脏功能差、活动能力低下	④糖尿病（胰岛素依赖型）	③严重瓣膜疾病
	⑤脑血管意外史（脑卒中）	⑤肾功能不全	④失代偿性心力衰竭
	⑥不能控制的高血压		
处理措施	一般无须行进一步检查 注意：对于心房颤动患者，应将心房颤动转复为窦性心律，控制过快心率，防止心力衰竭，同时关注血栓问题	需要仔细评估患者的全身状况，及早治疗伴发疾病，改善脏器功能储备 注意：陈旧性心肌梗死患者合并下列 5 个危险因素中的 3 个时，围术期易发生心血管事件：心绞痛、年龄>70 岁、糖尿病、ECG 有病理性 Q 波、需要治疗的心脏期前收缩	对于 30d 内心肌梗死患者，择期手术应至少推迟至心肌梗死后 3 个月（最好 6 个月）；对于慢性心律失常，特别是合并眩晕、晕厥的患者，建议安装起搏器；对于完全性房室传导阻滞患者，必须安装起搏器；对于室内传导阻滞，一般不予特殊处理，但必须建立一条紧急情况下可立即安装起搏器的中心静脉通路

8. 代谢当量（metabolic equivalent，MET）评价　根据 Duck 活动指数和 AHA 运动标准估计不同活动程度代谢能量需要，以 MET 为单位。心脏病患者实施非心脏手术<4MET 则患者耐受力差，手术危险性大；>4MET 则临床危险性较小（表 16.11）。

表 16.11　MET 评价

代谢当量	描述
1MET	吃饭，穿衣服，在电脑前工作
2MET	下楼梯，做饭
3MET	以每小时（3～5km）（2～3 英里）速度走 1～2 个街区
4MET	能在家中干活（清洁工作或洗衣服），进行园艺劳动
5MET	能上一层楼梯，跳舞，骑自行车
6MET	打高尔夫球，打保龄球
7MET	单打网球，打棒球
8MET	快速上楼梯，慢跑
9MET	慢速跳绳，中速骑自行车
10MET	快速游泳，快跑
11MET	打篮球，踢足球，滑雪
12MET	中长距离快跑

9. 高血压的诊断标准和分期，高血压患者的麻醉风险评估

（1）高血压的诊断标准和分期参照相关指南。

（2）高血压患者的麻醉风险评估：高血压患者进行麻醉前应对其病情做出客观评估。其风险除了与血压水平有关外，还与心血管危险因素有关。主要的危险因素有吸烟、高血脂、糖尿病、年龄大于 60 岁、男性或绝经期女性、有心血管病家族史、靶器官损害（如左心室肥厚）、心绞痛/心力衰竭及有冠状动脉重建史、脑血管病、肾病、周围血管病和视网膜病等。

①低危组：男性年龄低于 55 岁，女性年龄低于 65 岁的 1 级高血压者，10 年内发生心血管病的可能性小于 15%，如为临界高血压者风险更低。该组患者对麻醉和手术的耐受程度与非高血压患者无明显区别。②中危组：包括有不同水平的高血压和危险因素，一些患者血压水平不高但有多种危险因素，另一些患者相反，血压水平很高而无或有少量危险因素，10 年内发生心血管病等并发症的概率为 10%～15%。麻醉手术的风险与靶器官的损害程度相关。③高危组：存在 3 个危险因素的 1 级和 2 级高血压患者或不伴有其他危险因素的 3 级高血压患者，10 年内发生心血管病等并发症的概率为 20%～30%。麻醉风险较大，所以在麻醉前应详细了解病情，做好充分准备，加强麻醉中的管理，减少麻醉中和术后的心血管并发症。④极高危组：3 级高血压伴有 2～3 项危险因素，预计 10 年内心血管并发症的发生率为 30%，一般不宜做手术，否则术中、术后的死亡率高。

（二）肺动脉高压患者非心脏手术相关危险因素

肺动脉高压（pulmonary hypertension，PH）是不同病因引起的，以肺动脉压力和肺血管阻力（pulmonary vascular resistance，PVR）升高为特点的一组病理综合征，往往导致右心负荷增加、心力衰竭、心律失常甚至死亡。

1. PH 临床分类　2008 年 WHO 在美国 Dana Point 举行的第四次世界 PH 会议经过讨论达成共识，对 PH 的诊断分类进行更新，分为动脉性肺动脉高压（PAH）、左心疾病相关性 PH、肺部疾病和（或）低氧相关性 PH、慢性血栓栓塞性 PH 和不明原因多因素相关 PH 五大类（表 16.12）。

表 16.12　WHO 的 PH 临床分类（美国 Dana Point，2008 年）

1 PAH

 1.1 特发性 PAH

 1.2 遗传性 PAH

 1.3 药物和毒物诱导 PAH

 1.4 相关因素所致 PAH

  1.4.1 结缔组织病

  1.4.2 HIV 感染

  1.4.3 门静脉高压

  1.4.4 先天性心脏病

1.4.5 血吸虫病

1.4.6 慢性溶血性贫血

1.5 新生儿持续性 PH

2 左心疾病相关性 PH

2.1 收缩性心功能不全

2.2 舒张性心功能不全

2.3 心脏瓣膜病

3 肺部疾病和（或）低氧相关性 PH

3.1 慢性阻塞性肺疾病

3.2 间质性肺病

3.3 其他混合性肺疾病

3.4 睡眠呼吸障碍

3.5 肺泡低通气综合征

3.6 慢性高原病

3.7 肺发育异常

4 慢性血栓栓塞性 PH

5 不明原因多因素相关 PH

5.1 血液病：骨髓增殖性疾病、脾切除后

5.2 全身性疾病：结节病、肺朗格汉斯细胞组织细胞增生症、肺淋巴管平滑肌瘤病、神经纤维瘤病、血管炎

5.3 代谢性疾病：糖原贮积症、戈谢病、甲状腺疾病

5.4 其他：肿瘤阻塞、纤维性纵隔炎、长期透析的慢性肾衰竭

注：PH，肺动脉高压；PAH，动脉性肺动脉高压；HIV，人类免疫缺陷病毒。

2. PH 的血流动力学分类 2009 年，欧洲呼吸学会和 ESC 根据患者的肺毛细血管楔压（pulmonary capillary wedge pressure，PCEP）和心排血量（cardiac output，CO）的不同，制定了 PH 的血流动力学分类，并和 WHO 分类相对应（表 16.13）。

表 16.13 PH 的血流动力学分类

定义	血流动力学特点	WHO 临床分类
PH	MPAP≥25mmHg	适用于所有分类
	CO 正常或降低	
毛细血管前 PH	MPAP≥25mmHg	适用第 1、3、4 或第 5 类
	PCWP≤15mmHg	
	CO 正常或降低	

续表

定义	血流动力学特点	WHO 临床分类
毛细血管后 PH	MPAP≥25mmHg	适用第 2 类
	PCWP>15mmHg	
	CO 正常或降低	
被动性	TPG≤12mmHg	
主动性	TPG>12mmHg	

注：PH，肺动脉高压；MPAP，肺动脉平均压；CO，心排血量；PCWP：肺毛细血管楔压；TPG：跨肺压。

3. PH 患者行非心脏手术围术期并发症发病率和病死率的预测因素 PH 患者行非心脏手术围术期并发症发病率和病死率显著增加，相关回顾性研究发现，围术期病死率为 7%～10%，并发症发病率为 15%～42%，并发症包括术后呼吸衰竭、心力衰竭、血流动力学波动、心律失常、肾功能不全、败血症、心肌缺血或心肌梗死、拔管延迟、重症监护室（ICU）滞留、住院时间延长等（表 16.14）。

表 16.14 围术期并发症发病率和病死率的预测因素

1 患者自身因素

　1.1 肺栓塞史、冠状动脉粥样硬化性心脏病、慢性肾功能不全

　1.2 NYHA 功能分级Ⅱ级以上

　1.3 ASA 分级＞Ⅱ级

　1.4 心电轴右偏、右心室肥大

　1.5 PVR

　1.6 血流动力学指标：PAP、RVSP/SBP≥0.66、RVIMP≥0.75

2 手术因素

　2.1 急诊手术

　2.2 中高风险手术

　2.3 麻醉手术时间>3h

　2.4 术中需用缩血管药物

注：PVR，肺血管阻力；PAP，肺动脉压；RVSP，右心室收缩压；SBP，收缩压；RVIMP，右心室心肌工作能力指数；ASA 分级，美国麻醉医师协会病情评估分级。

4. 评价 PH 患者病情严重程度、稳定性和预后的重要参数 见表 16.15。

表 16.15 评价 PH 患者病情严重程度、稳定性和预后的重要参数

预后相关因素	预后较好	预后较差
右心室衰竭的临床证据	无	有
症状进展速度	慢	快
晕厥	无	有
WHO 心功能分级	Ⅰ 级或Ⅱ级	Ⅳ级
6MWT	>500m	<300m
血浆 BNP、NT-proBNP 水平	正常或接近正常	明显升高

预后相关因素	预后较好	预后较差
超声心动图	无心包积液，TAPSE＞2.0cm	有心包积液，TAPSE＜1.5cm
血流动力学	RAP＜8mmHg，CI≥2.5L/（min·m²）	RAP＞15mmHg，CI≤2.0L/（min·m²）

注：PH，肺动脉高压；6MWT，6min 步行距离试验；BNP，B 型尿钠肽；NT-proBNP，N 端 B 型利钠肽原；TAPSE，三尖瓣收缩期位移；RAP，右房压；CI，心脏指数。

5. 围术期血流动力学优化目标　见表 16.16。

表 16.16　围术期血流动力学优化目标

1. MAP≥60mmHg

2. SBP≥80mmHg

3. RAP＜10mmHg

4. MPAP＜35mmHg

5. PVR/SVR＜0.5（如有可能）

6. PCWP 8～12mmHg

7. CI≥2.2L/(min·m)

注：MAP，平均动脉压；SBP，收缩压；RAP，右房压；MPAP，肺动脉平均压；PVR/SVR，肺血管阻力/全身血管阻力；PCWP，肺毛细血管楔压；CI，心脏指数。

三、Arozullah 术后呼吸衰竭预测评分

Arozullah 术后呼吸衰竭预测评分（Arozullah respiratory failure index）见表 16.17 和表 16.18。

表 16.17　Arozullah 术后呼吸衰竭预测评分

预测因子	评分
腹主动脉瘤手术	27
胸科手术	21
神经外科、上腹部、外周血管手术	14
颈部手术	11
急诊手术	11
白蛋白＜30g/L	9
尿素氮＞30mg/dl	8
部分或完全的依赖性功能状态	7
COPD 病史	6
年龄≥70 岁	6
年龄 60～69 岁	4
手术时间＞180min	10

表 16.18 预测急性呼吸衰竭

Arozullah 评分	术后急性呼吸衰竭发生率（%）
≤10	0.5
11~19	1.8
20~27	4.2
28~40	10.1
>40	26.6

四、肝脏、肾脏功能及肝肾疾病评估

（一）肝脏功能评估

从临床实践看，①轻度肝功能不全的患者对麻醉和手术的耐受力影响不大。②中度肝功能不全或濒于失代偿时，麻醉和手术耐受力显著减退，术后容易出现腹水、黄疸、出血、切口裂开、无尿，甚至昏迷等严重并发症。因此，手术前需要经过较长时间的准备，方允许施行择期手术。③重度肝功能不全如晚期肝硬化，常并存严重营养不良、消瘦、贫血、低蛋白血症、大量腹水、凝血机制障碍、全身出血或肝性脑病前期等征象，手术危险性极高。有关肝功能损害程度，可采用肝硬化严重程度 Child-Pugh 分级加以评定（表 16.19）。按该表计算累计分：A 级为 5~6 分；B 级为 7~9 分；C 级为 10~15 分。A 级手术危险度小，预后较好，B 级手术危险度中等，C 级手术危险度大，预后差。

表 16.19 肝硬化严重程度 Child-Pugh 分级

临床生化指标	1 分	2 分	3 分
肝性脑病（级）	无	1~2	3~4
腹水	无	轻度	中、重度
总胆红素（μmol/L）	<34	34~51	>51
白蛋白（g/L）	>35	28~35	<28
凝血酶原时间（s）	<4	4~6	>6

（二）肾脏功能评估

术前应根据病史、体格检查和实验室检查综合判断肾功能，衡量患者对麻醉和手术的耐受性。多数情况下，与麻醉和手术相关的肾功能改变是可逆的。但术前如已存在肾功能受损或存在损害肾功能的因素如严重创伤，则麻醉和手术可加重对肾功能的影响。围术期多种因素都可诱发急性肾衰竭（表 16.20）。

麻醉药对循环的抑制、手术创伤和失血、低血压、输血反应和脱水等因素都可导致肾血流减少，并产生某些肾毒性物质，由此可引起暂时性肾功能减退。大量使用某些抗生素、大面积烧伤、创伤或并发败血症时，均足以导致肾损害。如果原已存在肾病，则损害将更显著。对慢性肾衰竭或急性肾病患者，原则上应禁忌施行任何择期手术。近年来，在人工肾透析治疗的前提下，慢性肾衰竭已不再是择期手术的绝对禁忌证，但总体而言，对麻醉和手术的耐受力仍差。

表 16.20　围术期诱发急性肾衰竭的因素

1. 老年患者，肾功能代偿，但 GFR 已经减退
2. 原有慢性肾疾病
　　若 CCr＞50ml/min，无特殊
　　若 CCr 为 25～50ml/min，早期肾功能减退，围术期保持肾血流量
　　若 CCr＜20ml/min，患者已经存在肾功能不全，需要血液透析
3. 心功能不全或需要心脏手术
4. 需要血管造影或进行血管手术
5. 严重创伤和烧伤
6. 低血容量（休克、感染、肝硬化）
7. 恶性高热

五、手 术 分 级

根据《医疗机构手术分级管理办法（试行）》第七条规定，根据风险性和难易程度不同，将手术分为四级：

一级手术是指风险较低、过程简单、技术难度低的手术；

二级手术是指有一定风险、过程复杂程度一般、有一定技术难度的手术；

三级手术是指风险较高、过程较复杂、难度较大的手术；

四级手术是指风险高、过程复杂、难度大的手术。

六、择期手术术前建议禁食时间

择期手术前应常规禁食、禁饮，以避免围术期发生胃内容物的反流、呕吐或误吸。

（一）中华医学会麻醉学分会手术麻醉前建议禁食时间

手术麻醉前建议禁食时间见表 16.21。

表 16.21　手术麻醉前建议禁食时间

摄入物	最短禁食时间（适用于所有年龄）
清淡的液体*	2h
母乳	4h
牛奶和配方奶	6h
淀粉类固体食物	6h
脂肪类固体食物	8h

* 清淡的液体包括水、无果肉果汁、碳酸饮料、清茶和黑咖啡。

（二）部分国际医学机构推荐的禁食时间

部分国际医学机构推荐的禁食时间见表 16.22。

表 16.22　部分国际医学机构推荐的禁食时间

医学机构	清液体（h）	母乳（h）	配方奶（h）	易消化固体（h）	不易消化固体（h）
美国麻醉学会	2	4	6	6	8
美国麻醉师协会	2	4	6	6	8
美国儿科学会	2	4	6	6	8
加拿大麻醉医师协会	2	4	6	6	8
欧洲麻醉学会	2	4	6	6	8
英国皇家护理学院	2	4	6	6	8
斯堪的纳维亚指南	2	4	4	6	8
澳大利亚麻醉学会	2	4	6	8	
新西兰麻醉学会	2	4	6	8	

七、气道及建立人工气道相关评估

（一）困难气道评估

气道评估的方法很多，包括张口度、颈部活动度、下颌骨水平长度、甲颏间距、颏胸间距、身高-甲颏间距比例、上下唇咬合试验，Mallampati 困难气道分级法，Cormack-Lehane 评分和 Wilson 综合评估法等。但这些评估方法都有各自的局限性，因此通常需将这些变量结合起来，才更能提高气道评估的敏感度与准确性。

1. 困难面罩通气（difficult mask ventilation，DMV）　有经验的麻醉医师在无他人帮助的情况下，经过多次或超过 1min 的努力，仍不能获得有效的面罩通气。根据面罩通气的难易程度将面罩通气分为 4 级，1～2 级可获得良好通气，3～4 级为困难面罩通气（表 16.23）。喉罩的应用可改善大部分的困难面罩通气。

表 16.23　面罩通气分级

分级	定义	描述
1	通气顺畅	仰卧嗅物位，单手扣面罩即可获得良好通气
2	轻微受阻	置入口咽和（或）鼻咽通气道，单手扣面罩；或单人双手托下颌，扣紧面罩同时打开麻醉机呼吸器，即可获得良好通气
3	显著受阻	以上方法无法获得良好通气，需要双人加压辅助通气，能够维持 $SpO_2 \geqslant 90\%$。
4	通气失败	双人加压辅助通气不能维持 $SpO_2 \geqslant 90\%$。

注：

（1）该分级在 Han. R 与 Kheterpal. S 的通气分级基础上进行修改后制定，1～2 级通过三项中间指标（手握气囊的阻力、胸腹起伏和 $ETCO_2$ 波形）确定，3～4 级以 SpO_2 是否 $\geqslant 90\%$ 而定。

（2）良好通气是指排除面罩封闭不严、过度漏气等因素，三次面罩正压通气的阻力适当（气道阻力 $\leqslant 20cmH_2O$）、胸腹起伏良好、$ETCO_2$ 波形规则。

（3）双人加压辅助通气是指在嗅物位下置入口咽和（或）鼻咽通气道，由双人四手，用力托下颌面罩并加压通气。

2. 困难面罩通气（DMV）危险因素　见表 16.24。

表 16.24　困难面罩通气危险因素

年龄＞55 岁
打鼾病史
蓄络腮胡
无牙
肥胖（BMI＞26kg/m²）
Mallampati 分级Ⅲ或Ⅳ级
下颌前伸能力受限
甲颏距离过短（＜6cm）

注：当具备两项以上危险因素时，提示 DMV 的可能性较大。

3. Mallampati 困难气道分级法　具体方法：患者端坐，头取正常中间位，尽量张大口和伸舌（但不发声），由观察者平视患者口咽部，以能见到的口咽部结构进行分级（表 16.25）。

表 16.25　Mallampati 困难气道分级法

分级	显露情况
1 级	可以看到软腭、咽腭弓、腭垂、硬腭
2 级	可以看到软腭、腭垂、硬腭
3 级	可以看到软腭、硬腭
4 级	仅见硬腭

4. Cormack-Lehane 分级（C-L 分级）　1984 年 Cormack 根据直接喉镜检查喉部解剖结构显露情况，提出四级分类法（表 16.26）。

表 16.26　Cormack-Lehane 分级（C-L 分级）

分级	显露情况
C-L1 级	可窥见大部分声门
C-L2 级	仅能窥见声门后联合，看不到声门，轻压喉头时，可窥见勺状软骨
C-L3 级	仅能窥见会厌，不能窥见声门
C-L4 级	不能窥见喉部任何解剖结构

5. W-C-L 分级　1988 年 Wilson 对 C-L 分级进行修正，将困难气道分为五级（表 16.27）。

尚有其他简单预测方法，如有无肥胖、短颈、舌体肥大、小下颌，以及甲颏间距测量、颏胸间距测量等，同样也存在缺乏精确定量标准的问题。

表 16.27　困难气道 W-C-L 分级

分级	显露情况
W-C-L1 级	能窥见全部声门
W-C-L2 级	能窥见声带的一半
W-C-L3 级	仅能窥见勺状软骨
W-C-L4 级	仅能窥见会厌，不能窥见声门
W-C-L5 级	不能窥见喉部任何解剖部分

6. CM 联合评估气道　评估方法：术前 1d 对患者进行详细访视，通过询问病史、查体，明确气道与周围组织的相互关系，有无手术致头颈部解剖明显改变、头颈部放疗史、气道困难病史或其他表现，如张口呼吸困难、声音改变、呼吸睡眠暂停、不能耐受运动等，并将 CT 与 Mallampati 困难气道分级相结合，形成 CM 联合评估表，对患者的气道进行综合预测，若评估＞3 分，则预测存在困难气道（表 16.28）。

表 16.28　CM 联合评估表

项目	0 分	1 分	2 分
病史	无气道困难史	疑有气道困难史	有气道困难史
CT	肿瘤无外侵	气管未受累	气管受累
Mallampati 分级	I 或 II 级	III 级	IV 级

（二）呼吸困难评估

1. 博格量表（Borg scale）　见表 16.29。

表 16.29　博格量表

评分	呼吸困难
0	一点也不觉得呼吸困难或疲劳
0.5	非常非常轻微的呼吸困难或疲劳，几乎难以察觉
1	非常轻微的呼吸困难或疲劳
2	轻度的呼吸困难或疲劳
3	中度的呼吸困难或疲劳
4	略严重的呼吸困难或疲劳
5	严重的呼吸困难或疲劳
6～8	非常严重的呼吸困难或疲劳
9	非常非常严重的呼吸困难或疲劳
10	极度的呼吸困难或疲劳，达到极限

2. 阻塞性睡眠呼吸暂停（obstructive sleep apnea，OSA）评分系统　OSA 是一种以在睡眠过程中出现以上呼吸道周期性部分或完全阻塞为特征的综合征，表现为反复的睡眠——呼吸暂停——觉醒——恢复气道通畅——睡眠，可导致患者白天嗜睡或出现攻击性

及易分心的行为。气道阻塞可导致睡眠相关的血氧饱和度降低、发作性高碳酸血症及心血管功能紊乱。OSA 患者围术期风险是否增高取决于患者 OSA 的严重程度、诊断或治疗手段的创伤程度，以及术后镇痛药的使用（表 16.30）。

表 16.30 阻塞性睡眠呼吸暂停评分系统

项目	评分
A.根据睡眠监测的睡眠呼吸暂停严重度（未行监测时依据临床指征）（评分 0～3 分）	
OSA 严重程度	
无	0
轻度	1
中度	2
重度	3
B.手术及麻醉的损伤程度（评分 0～3 分）	
手术及麻醉类型	
局麻或周围神经阻滞麻醉下的浅表手术（无镇静）	0
中度镇静或全麻下的浅表手术	1
腰麻或硬膜外麻醉下的外周手术（中度以下镇静）	1
全麻下的外周手术	2
中度镇静下的气道手术	2
大手术、全身麻醉	3
气道手术、全身麻醉	3
C.术后阿片类药物的需求（评分 0～3 分）	
阿片类药物需求	
无	0
低剂量口服	1
大剂量口服	3
D.围术期风险评估：总分值=A 项得分+B、C 项得分多者	

（三）气道狭窄程度四度分类法（表 16.31）

表 16.31 气道狭窄程度分类

分类	阻塞程度
Ⅰ度	狭窄横截面面积/正常管腔面积＜50%
Ⅱ度	狭窄横截面面积/正常管腔面积 51%～70%
Ⅲ度	狭窄横截面面积/正常管腔面积 71%～99%
Ⅳ度	完全阻塞

（四）气管插管条件评分标准（表 16.32）

表 16.32　气管插管条件评分标准

项目		3 分	2 分	1 分
喉镜置入	下颌松弛情况	完全松弛	轻微收缩	僵硬
	镜片抵抗	无	轻微抵抗	完全抵抗
声带	位置	打开	中间	关闭
	活动	无	移动	一直关闭
插管反应	肢体运动	无	轻微	严重
	呛咳	无	轻微	严重

评分标准：两项及以上指标评分均为 3 分者为优，有一项指标评分为 2 分者为良，有一项指标评分为 1 分者为差。

（五）肌震颤程度分级

肌震颤程度分级见表 16.33。

表 16.33　肌震颤程度分级

分级	临床表现
3 级	躯干与肢体强烈收缩
2 级	躯干与肢体轻微收缩
1 级	手指非常细小的活动
0 级	未见肌肉成束收缩

（六）全麻插管患者术后声嘶及咽喉痛评分

全麻插管患者术后声嘶及咽喉痛评分见表 16.34 和表 16.35。

表 16.34　插管患者术后声嘶评分

症状	评分
无声嘶	0
仅患者注意到的声嘶	1
周围观察者可明显观察到的声嘶	2
失声	3

表 16.35　插管患者术后咽喉痛评分

症状	评分
无咽喉痛	0
较感冒轻微的咽喉痛	1
与感冒相似的咽喉痛	2
较感冒严重的咽喉痛	3

（七）清醒气管插管的临床适应证

对于已知困难气道同时需要实施气管插管的患者，公认最为安全的方式仍是清醒气管插管。清醒气管插管的临床适应证详见表 16.36。

表 16.36　清醒气管插管的临床适应证

1. 既往有困难气管插管的病史
2. 通过体检预计有困难气道
　张口小
　下颌退缩、发育不良
　巨舌
　短颈，颈部肌肉发达
　颈部活动受限（风湿性关节炎，强直性脊柱炎，颈椎融合）
　先天性气道异常
　病态肥胖
　气道病理学异常（气管软化）
　气道肿块（舌部，扁桃体及咽部恶性肿瘤；巨大甲状腺肿；纵隔肿块）
　上气道阻塞
3. 颈椎不稳定
4. 面部及上气道损伤
5. 可预计的面罩通气困难
6. 严重误吸
7. 严重的血流动力学不稳定
8. 呼吸衰竭

（八）小儿气管插管的内径和深度

小儿呼吸道的解剖与成人有所不同，施行气管插管有其特点，应予区别对待。气管导管的选择和插管深度可根据患儿年龄估计（表 16.37）。

表 16.37　小儿气管插管的内径和深度

患儿及年龄	内径（mm）	长度（cm）	
		经口	经鼻
早产儿	2.5～3.0	9～10	12～13.5
足月新生儿	3.0	10～11	13～14
1～3 个月	3.0～3.5	11～12	14～15
3～12 个月	3.5～4.0	12～13	15～16
1～2 岁	4.0～4.5	14	16
4 岁	5.0	15	17
6 岁	5.5	17	19
8 岁	6.0	19	21
10 岁	6.5	20	22

新生儿到 1 岁时主支气管（从声门至隆凸）长度变异很大（5～9cm），因此插管深度应视患儿具体情况而定。一般大多数 3 个月至 2 岁患儿，门齿位于气管导管 10cm 标记处时导管口正好在隆凸上方。早产儿和足月新生儿插管稍短些，2 岁患儿插至 12cm 处较合适。＞2 岁的患儿可用下式估算（cm）：年龄（岁）/2+12 或体重（kg）/5+12。

体重低于 15kg 的患儿一般多采用经鼻腔气管内插管，该法具有留置时间长、易于固定、可清洁口腔卫生、术后较易耐受等特点。主要缺点是插管时可引起鼻腔出血。

八、麻醉效果及镇静镇痛常见评分

（一）全身麻醉效果评级标准

全身麻醉效果评级标准见表 16.38。

表 16.38　全身麻醉效果评级标准

	Ⅰ级	Ⅱ级	Ⅲ级
麻醉诱导	麻醉诱导平稳、无躁动、无呛咳及血流动力学的变化，插管顺利、无损伤	麻醉诱导时稍有呛咳和血流动力学改变	麻醉诱导经过不平稳，插管有呛咳、躁动，血流动力学不稳定，应激反应强烈
麻醉维持	麻醉维持期深浅适度，既无明显的应激反应，又无呼吸循环的抑制，肌松良好，为手术提供良好的条件	麻醉维持期深浅掌握不够熟练，血流动力学有改变，肌松尚可，配合手术欠理想	麻醉维持期深浅掌握不熟练，致使应激反应激烈，呼吸和循环抑制或很不稳定，肌松不良，配合手术勉强
麻醉苏醒	麻醉结束，苏醒期平稳，没有过早或过迟苏醒，呼吸和循环各项监测正常，肌松恢复良好，拔管恰当，无不良反应	麻醉结束缝皮时患者略有躁动，血压和呼吸稍有不平稳	麻醉结束，患者苏醒冗长，伴有呼吸抑制或缝皮时患者躁动、呛咳；被迫进行拔管，拔管后呼吸恢复欠佳
有无并发症	无并发症	难以防止的轻度并发症	产生严重并发症

（二）椎管内麻醉（硬、腰、骶）效果评级标准

椎管内麻醉（硬、腰、骶）效果评级标准见表 16.39。

表 16.39　椎管内麻醉（硬、腰、骶）效果评级标准

Ⅰ级	Ⅱ级	Ⅲ级	Ⅳ级
麻醉完善、无痛、肌松良好、安静，为手术提供良好条件，心肺功能和血流动力学保持相对稳定	麻醉欠完善，有轻度疼痛表现，肌松欠佳，有内脏牵引痛，需用镇静剂，血流动力学有波动（非病情所致）	麻醉不完善，疼痛明显或肌松较差，呻吟、躁动，辅用药后，情况有改善，但不够理想，勉强完成手术	需更改其他麻醉方法，才能完成手术

（三）神经阻滞效果评级标准（颈丛、臂丛、下肢神经等）

神经阻滞效果评级标准（颈丛、臂丛、下肢神经等）见表 16.40。

表 16.40 神经阻滞效果评级标准（颈丛、臂丛、下肢神经等）

I 级	II 级	III 级	IV 级
阻滞范围完善，患者无痛、安静，肌松满意，为手术提供良好条件	阻滞范围欠完善，肌松效果欠满意，患者有疼痛表情	阻滞范围不完善，疼痛较明显，肌松效果较差，患者出现呻吟、躁动，辅助用药后，情况有所改善，但不够理想，勉强完成手术	麻醉失败，需改用其他麻醉方法后才能完成手术

（四）运动阻滞评分法

1. Bromage 运动阻滞评分法　见表 16.41。

表 16.41　Bromage 运动阻滞评分法

无运动神经阻滞	0 级
不能抬腿	1 级
不能弯曲膝部	2 级
不能弯曲踝关节	3 级

2. 改良的 Bromage 运动阻滞评分法　见表 16.42。

表 16.42　改良的 Bromage 运动阻滞评分法

阻滞程度	评分
完全阻滞（不能屈曲踝关节和膝关节）	6 分
接近完全阻滞（仅能屈曲踝关节）	5 分
部分阻滞（仅能屈曲踝关节和膝关节）	4 分
髋关节功能明显减弱	3 分
仰卧时髋关节可完全屈曲	2 分
站立时膝关节可部分屈曲	1 分

（五）内脏牵拉反应分级

0 级——患者安静，无痛及不适感，无恶心及呕吐。

1 级——轻度不适，恶心，无牵拉痛、呕吐。

2 级——诉恶心，轻度牵拉痛，无呕吐。

3 级——牵拉痛明显，有恶心、呕吐、鼓肠。

（六）清醒镇静评分

清醒镇静（observer's assessment of alertness/sedation，OAA/S）评分见表 16.43。

表 16.43　清醒镇静（OAA/S）评分

OAA/S 分	应答	言语	表情	眼睛	镇静程度
5	反应迅速	正常	正常	正常	清醒
4	呼之能应，但反应较慢	有点慢	放松	放松	轻度镇静
3	大声呼唤能应	较慢	反应慢	上睑下垂	中度镇静
2	只对摇晃身体有反应	言语不清	—	—	深度镇静
1	—	—	—	—	全身麻醉

（七）常见镇痛镇静评分

1. 视觉模拟法（VAS）评分　详见第一章。

2. Ramsay 镇静评分　详见第一章。

3. 数字评分法（NRS）　详见第一章。

4. 小儿疼痛评估

（1）自我评估

a. 视觉模拟法（VAS）评分：详见第一章。一般适用于 8 岁及以上儿童。

b. 数字评分法（NRS）：详见第一章。适用于 8 岁及以上儿童，是临床麻醉常用也是最简单的疼痛评估方法之一。

c. 语言等级评定表（VRS）：将描述疼痛强度的词汇通过口述表达。一般 3 岁以上的孩子就能较好地描述疼痛，但对疼痛强度的判断不一定很准确。当患儿有能力自述疼痛程度时，其口头的描述应作为药物治疗的首要参考依据。

（2）面部表情评估：医务工作者或患儿照顾者根据患儿的面部表情，与六张代表从幸福微笑直至痛苦流泪不同面部表情图比对后进行疼痛评分。

a. FACES 脸谱疼痛评估法：主要适用于 3～18 岁儿童，婴幼儿或者交流有困难的患儿也适用，分值 0～10 分（图 16.1）。但需注意的是，患儿可能因为恐惧，饥饿或其他压力失去"笑脸"，疼痛评估时应排除这些因素的影响。

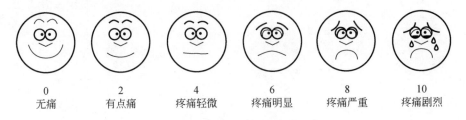

图 16.1　FACES 脸谱疼痛评估法

b. Bieri 改良面部表情评分法：可用于 4～12 岁患儿，分值为 0～10 分（图 16.2）。

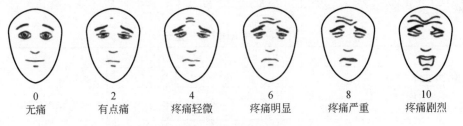

图 16.2　Bieri 改良面部表情评分法

c. Ocucher 疼痛评分：是将垂直的 0～10 的数字量表和面部表情结合的一种评分方法，还有专门用不同亚洲儿童面部表情制作的评分尺。其与面部表情评分及 VAS 评分有很好的相关性（图 16.3）。此量表可以较好地评估患儿术后或使用镇痛药物后的疼痛程度变化情况。但一般只适用能数到 100 的 6 岁以上儿童。

d. Manchester 疼痛评分：是在 Ocucher 评分的基础上用大熊猫面部表情替代了儿童的

面像，将不同面部表情的大熊猫放在梯子上，越到梯子的上端疼痛越严重，同时孩子的活动也受到影响。分值 0～10 分，其适用范围同 Ocucher 评分（图 16-4）。

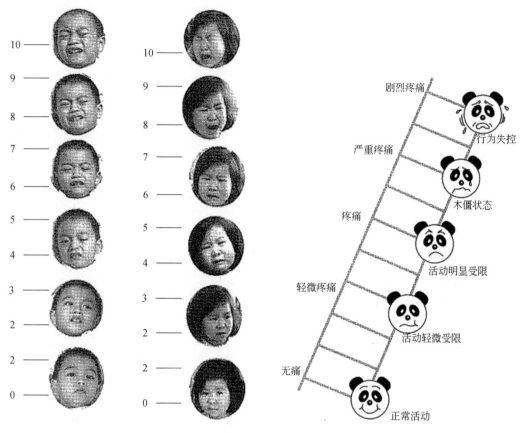

图 16.3　Ocucher 疼痛评分　　　　图 16.4　Manchester 疼痛评分

（3）行为学评分：是一种结合小儿的表情、动作行为等进行评分的方法。

a. CRIES 评分：通过哭泣、呼吸、循环体征、面部表情和睡眠情况等进行评估。分值 0～10 分，分值越高，疼痛越严重。推荐用于婴幼儿术后疼痛评估（表 16.44）。

表 16.44　CRIES 评估量表

项目	0 分	1 分	2 分
哭泣（crying）	无	哭泣声音响亮，音调高	不易被安慰
维持 SpO_2>95%是否需要吸氧（requires O_2 saturation）	否	氧浓度<30%	氧浓度>30%
循环体征（increased vital signs）	HR 和 BP 小于或等于术前水平	HR 和 BP 较术前水平升高<20%	HR 和 BP 较术前水平升高>20%
表情（expression）	无特殊	表情痛苦	表情非常痛苦/呻吟
睡眠困难（sleeplessness）	无	经常清醒	始终清醒

b. PLACC 评分法：常用于 1～18 岁患者术后疼痛的评估，是住院手术患者首推的评估方法。分值 1～10 分。分值越高，认为疼痛越严重（表 16.45）。

表 16.45 PLACC 评分法

项目	0分	1分	2分
脸（face）	微笑或无表情	偶尔出现痛苦表情，皱眉，不愿交流	持续或经常出现下腭颤抖或紧咬下腭
腿（leg）	放松或轻松姿势	不安、紧张，维持于不舒服的姿势	踢腿或腿部拖动
活动度（activity）	安静卧床，正常体位或轻松活动	扭动、翻来覆去、紧张	身体痉挛，呈弓形、僵硬
哭闹（cry）	不哭（清醒或睡眠中）	呻吟、抽泣、偶尔诉痛	哭泣不停，甚至尖叫，诉痛不止
可安慰性（consolability）	满足，放松	偶尔抚摸拥抱和言语可以被安慰	难于被安慰

c. CHEOPS 疼痛评分：本疼痛行为评分包含 6 项疼痛行为类别。每个类别的分值为 0～2分或者 1～3分，分值 4～13 分，总分低于 6 分认为没有疼痛。推荐用于 1～18 岁儿童，但评估内容较复杂（表 16.46）。

表 16.46 CHEOPS 疼痛评分

项目		评分	描述
哭	不哭	1	没有哭闹
	悲啼	2	悲啼或不出声地哭
	哭泣	2	哭但哭声不大或者抽噎地哭
	尖叫	3	放开大哭，呜咽，或者有/无抱怨
面部表情	镇定的	1	面部表情正常
	鬼脸	2	明确的负面面部表情
	微笑的	0	明确的正面面部表情
言语	无	1	不说话
	抱怨其他	1	抱怨，和疼痛无关，如"我想见妈妈"或"我口干"
	抱怨以上疼痛	2	抱怨疼痛
	抱怨两者	2	抱怨疼痛，也抱怨其他内容，如"好痛，我想我妈妈"
	积极表现	0	孩子诉说的积极话语或谈论除疼痛外的其他事情
躯干	中立的	1	身体（不是四肢）静止，躯干没有活动
	弯曲的	2	身体呈移动或弯曲的姿势运动
	紧张的	2	身体弯曲成弓形或僵硬的
	战栗的	2	身体在发抖或不自主地摇动
	笔直的	2	孩子处于垂直位或直立位
	强迫体位	2	身体强迫体位
触摸	无触摸	1	孩子没有触摸或抓伤口
	伸手	2	孩子伸手拿东西，但不是抓伤口
	触摸	2	孩子轻轻地抚摸伤口或伤口区域
	抓	2	孩子剧烈地抓伤口
	受限制的	2	孩子的手被限制

续表

项目		评分	描述
腿	中立的	1	腿处于任何放松的姿势，包括轻轻地游泳或分腿随意运动
	扭曲/踢	2	腿和（或）除去足或双足，确定的不舒服或不自在的运动
	拖动/紧张的	2	腿紧张的和（或）紧紧地拖动身体和保持不动
	直立	2	直立、蜷缩、跪位
	受限制的	2	孩子的腿被束缚

d. Comfort 评分：通过观察患儿警觉程度、平静或激动、呼吸反应、体动、血压、心率、肌肉张力、面部紧张程度等，了解患儿镇静舒适程度，往往用于辅助上文介绍的各种疼痛评分。该评分主要用于小儿 ICU 患者的观察，从新生儿到 17 岁患者都适用。评分共包括 8 个项目，每一个项目评分为 1～5 分，总分为 40 分。将镇静程度分为 3 级：8～16 分为深度镇静；17～26 分为轻度镇静；27～40 分为镇静不足、躁动。其中，Comfort 评分 17～26 分（轻度镇静）为镇静满意（表 16.47）。

表 16.47 Comfort 疼痛评分

项目	1 分	2 分	3 分	4 分	5 分
警觉程度	深睡眠	浅睡眠	昏昏欲睡	完全清醒和警觉	高度警觉
平静或激动	平静	轻度焦虑	焦虑	非常焦虑	惊恐
呼吸反应	无咳嗽或无自主呼吸	轻微的自主呼吸或对机械通气无反应	偶尔咳嗽或呼吸对抗	呼吸对抗活跃，频繁咳嗽	严重呼吸对抗、咳嗽/憋气
体动	无体动	偶尔轻微体动	频繁轻微体动	四肢有力活动	躯干及头部有力活动
血压	低于基础值	始终在基础值	偶尔升高超过15%或更多（观察期间 1～3 次）	频繁升高超过15%或更多（＞3 次）	持续升高超过15%
心率	低于基础值	始终在基础值	偶尔升高超过15%或更多（观察期间 1～3 次）	频繁升高超过15%或更多（＞3 次）	持续升高超过15%
肌肉张力	肌肉完全放松，没有张力	肌肉张力减低	肌肉张力正常	肌肉张力增加，手指和足趾弯曲	肌肉极度僵硬，手指和足趾弯曲
面部紧张程度	面部肌肉完全放松	面部肌肉张力正常，无面部肌肉紧张	面部部分肌肉张力增加	面部全部肌肉张力增加	面部扭曲，表情痛苦

e. NIPS 评分——新生儿疼痛评估量表：见表 16.48。

表 16.48 NIPS 评分——新生儿疼痛评估量表

项目	行为	定义	评分
面部表情	肌肉放松	面部表情平静，中性表情	0
	皱眉头	面部肌肉紧张，眉头和下巴皮肤都有皱起（负面的面部表情——鼻子、嘴巴和下巴）	1

续表

项目	行为	定义	评分
哭闹	不哭	安静、不哭	0
	呜咽	间断、轻微地哭泣	1
	大哭	大声尖叫、声音不断、响亮的、刺耳的、持续的	2
呼吸形态	放松	孩子平常的状态	0
	呼吸形态改变	不规则、比平常快、噎住、屏气	1
手臂	放松或受限	没有肌肉的僵直，偶尔手臂随机运动	0
	屈曲、伸展	紧张、手臂伸直、很快地伸展或屈曲	1
腿	放松或受限	没有肌肉的僵直，偶尔腿部随机运动	0
	屈曲、伸展	紧张、手臂伸直、很快地伸展或屈曲	1
觉醒的状态	入睡、觉醒	安静、平和、平静地入睡或觉醒	0
	紧急、局促不安	激惹	1

NIPS 评分适用于婴儿、幼儿或任何不会讲话的孩子，对于严重的生长发育迟缓或严重的智力障碍，NIPS 在使用的时候要与家长合作，以便更好地评价孩子的疼痛行为。

（4）生理学评估：疼痛评估的生理学参数包括心率、呼吸、心率变异度、皮质醇变化、皮层诱发活动等，但这些参数受行为学的影响较大。在疼痛评估时，生理学指标必须与其他评估手段联合使用。

5. 新生儿神经适应能力评分（neurological and adaptive capacity score，NACS）　分娩镇痛已经越来越多地应用于临床，但新生儿 Apgar 评分和脐血血气测定仅能粗略反映分娩镇痛药物或方法对新生儿的影响，对轻微和延迟出现的抑制更不敏感，对新生儿远期行为是否有影响，尚需进一步观察。新生儿 Apgar 评分和脐血血气分析都在正常范围内并不表示神经行为正常，许多 Apgar 评分正常的新生儿可出现神经行为方面的异常。为此，近年来产科专家更强调新生儿神经适应能力评分（neurological and adaptive capacity score，NACS）的重要性（表 16.49）。NACS 由 Amiel Tison 于 1982 年提出，基于 20 个标准，从 5 个方面进行评估，NACS 总分为 35~40 分者被认为是神经系统正常的新生儿。

表 16.49　新生儿神经适应能力评分

项目	标准	0分	1分	2分
1. 新生儿行为能力（①~⑥项）	①对光的习惯形成：在睡眠状态下，重复用手电筒照射新生儿的眼睛，最多 12 次，观察和记录反应开始、减弱甚至消失的照射次数	≥11 次	7~10 次	≤6 次
	②对格格声的习惯形成：新生儿处于睡眠状态，距其 15~20cm 处，短暂而响亮地摇格格声红塑料盒，最多重复 12 次	观察和评分同①		
	③非生物性听定向反应（对格格声反应）：在安静觉醒状态下重复用柔和的格格声在新生儿视线外（约 10cm 处）连续轻轻地给予刺激，观察其头和眼睛转向声源的能力	头和眼睛不能转向格格声方向	转向格格声方向，但转动<60°	转向格格声方向，转动≥60°

续表

项目	标准	0分	1分	2分
1. 新生儿行为能力（①～⑥项）	④生物性视和听定向反应（对说话的人脸反应）：在安静觉醒状态下，检查者和新生儿面对面，相距 20cm，用柔和而高调的声音说话，从新生儿的中线位慢慢向左右两侧移动，移动时连续发声，观察新生儿和眼球追随检查者的脸和声音移动方向的能力	评分同③		
	⑤非生物性视定向反应（对红球的反应）：检查者手持红球面对新生儿，相距 20cm	观察和评分同①		
	⑥安慰：是指哭闹的新生儿对外界安慰的反应	经安慰哭闹不能停止，即使抱在怀里也无济于事	哭闹停止非常困难	安慰后较易停止哭闹
2. 被动肌张力（⑦～⑩项），必须在觉醒状态下进行，受检新生儿应处于中线位，以免引出不对称的错误结果	⑦围巾征：一手托住新生儿的颈部和头部，使其保持正中位，半卧位姿势，将新生儿手拉向对侧肩部，观察肘关节和中线的关系	上肢环绕颈部	新生儿肘部略过中线	肘部未达中线
	⑧前臂弹回：只有新生儿双上肢呈屈曲姿势时才能进行，检查者用手拉直新生儿双上肢，然后松开，使其弹回到原来的屈曲位，观察弹回的速度	无弹回	弹回速度慢，>3s	双上肢弹回活跃，≤3s，并能重复进行
	⑨下肢弹回：只有当髋关节呈屈曲位时才能检查，新生儿仰卧，检查者用双手牵拉新生儿双小腿使之尽量伸展，然后松开，观察弹回的速度	评分同⑧		
	⑩腘角：新生儿平卧，骨盆不能抬起，屈曲呈胸膝位，固定膝关节在腹部两侧，然后举起小腿测量腘窝的角度	>110℃	110～90℃	≤90℃
3. 主动肌张力（⑪～⑭项）	⑪头竖立反应（颈屈、伸肌主动收缩）：检查者双手抓握新生儿上臂及胸部，两手上缘在新生儿乳头水平，拉其从仰卧位到坐位姿势，观察到颈部屈伸肌收缩将头抬起，记录头和躯干维持在一个轴线上的时间（单位 s）	无反应或异常	有头竖立动作	头和躯干保持平衡1～2s 以上
	⑫手握持：仰卧位，检查者的食指从尺侧插入其手掌，观察其抓握的情况	无抓握	抓握力弱	非常容易抓握并能重复
	⑬牵拉反应：在做手握持基础上得到有力的抓握时，检查者抬高双食指约 40cm，则新生儿会屈曲自己的上肢使其身体完全离开桌面	无此反应	只提起部分身体	提起全部身体
	⑭支持反应：检查者用手抓握新生儿前胸，拇指和其他手指分别在两个腋下，支持新生儿呈直立姿势，观察新生儿下肢和躯干是否主动收缩以支持躯体的重量并维持几秒	无反应	不完全或短暂、直立时下肢屈曲或头不能竖立	能有力地支撑全部身体、头竖立
4. 原始反射（⑮～⑰项）	⑮自动踏步：上述支持反应阳性后，新生儿躯干在直立位置或稍微往前倾，当足接触到硬的平面即可引出自动迈步的动作 放置反应：取其直立位，使新生儿的足背碰到桌子的边缘，该足有迈上桌的动作	无反应	反应弱	反应好
	⑯拥抱反射	无	弱	强
	⑰吸吮反射	无	弱	强
5. 一般反应（⑱～⑳项）	⑱觉醒度	无	弱	强
	⑲哭	无	弱	强
	⑳活动度	无	弱	强

九、疼痛治疗效果的评估

疼痛是一种情绪上的主观体验，受到多种因素的影响。给予治疗后，如何评估疼痛缓解的程度是临床医生关心的问题，也是评价一种治疗方法优劣的参考标准。临床常见的评价疼痛缓解的方法有以下几种。

（一）根据疗效评估

1.显效　根据 VAS 评分法，疼痛减轻 2 度以上。

2.中效　根据 VAS 评分法，疼痛减轻 1 度。

3.微效　疼痛稍有缓解。

4.无效　疼痛无缓解。

（二）疼痛缓解度的四级评估法

1.完全缓解（complete response，CR）　疼痛完全消失。

2.部分缓解（partial response，PR）　疼痛明显改善，正常生活、工作及睡眠不受影响。

3.轻度缓解（minimal response，MR）　疼痛稍有缓解，仍影响正常生活、工作及休息。

4.无效（no response，NR）　疼痛无任何改善。

（三）疼痛缓解度的五级评估法

0 度：未缓解。

1 度：轻度缓解。

2 度：中度缓解。

3 度：明显缓解。

4 度：完全缓解。

（四）VAS 加权计算方法

疼痛减轻的百分数（加权值）=（A-B）/A×100%，其中 A 为治疗前 VAS 评分值，B 为治疗后 VAS 评分值

1.临床治愈　加权值＞75%。

2.显效　加权值 50%～75%。

3.有效　加权值 25%～50%。

4.无效　加权值＜25%。

临床上治疗慢性疼痛的方法虽然非常多，但想完全治愈疼痛目前看来似乎是一件不可能的事情，因为疼痛是一种纯粹的主观感觉，同样诊断的疼痛患者，对实施同样的治疗方案后可能会产生完全不同的治疗效果。对每一种治疗技术都要客观地对待，不同文化背景的患者选择恰当的疗效评估方法，客观、严谨、科学地评价疼痛的治疗效果。

十、麻醉苏醒及舒适度常用评分

（一）患者清醒程度分级

0 级——患者入睡，呼唤无任何反应。

1 级——患者入睡，呼唤时有肢体运动或睁眼、头颈部移动。

2 级——患者清醒，有 1 级表现，同时能张口伸舌。

3 级——患者清醒，有 2 级表现，并能说出自己的年龄或姓名。

4 级——患者清醒，有 3 级表现，并能认识环境中的人或自己所处的位置。

（二）全麻患者清醒程度及带气管插管状态评分

全麻患者清醒程度及带气管插管状态评分见表 16.50。

表 16.50　清醒程度及带气管插管状态评分

评分	意识	语言	指令	颅内压	不良反应
3	清醒	清晰	准确完成	正常	无
2	尚清醒	尚清晰	尚准确	轻微升高	轻痛、恶心
1	模糊	含糊不清	反应迟钝	明显升高	疼痛、呕吐
0	不清醒	不能讲话	不听指令	脑胀	疼痛、躁动

评分标准：优，15～13 分；良，12～10 分；差，9～5 分；失败，<5 分。

（三）术后苏醒评估项目（post operative recovery）相关评分

1. Steward 苏醒评分　见表 16.51。

表 16.51　Steward 苏醒评分

项目	内容	评分
清醒程度	完全苏醒	2
	对刺激有反应	1
	对刺激无反应	0
呼吸道通畅程度	可按医师吩咐咳嗽	2
	不用支持可以维持呼吸道通畅	1
	呼吸道需要予以支持	0
肢体活动度	肢体能做有意识的活动	2
	肢体无意识地活动	1
	肢体无活动	0

注：评分在 4 分以上方能离开手术室或恢复室。

2. 术后苏醒评估项目 见表 16.52。

表 16.52 术后苏醒评估项目

项目	内容	评分
四肢活动度	自发性或命令可活动四肢	2
	自发性或命令可活动两肢	1
	四肢都不会动	0
呼吸功能	可做深呼吸或咳嗽	2
	呼吸困难或呼吸浅、慢	1
	完全无呼吸	0
收缩血压	术前血压的 20% 以内	2
	术前血压的 20%～50%	1
	术前血压的 50% 以外	0
意识状态	完全清醒	2
	可叫醒	1
	有反应	0
皮肤颜色	粉红色	2
	苍白、灰黑色、黄疸色	1
	发绀的青紫色	0

3. 麻醉恢复评分（改良 Aldrete 评分） 见表 16.53。

表 16.53 麻醉恢复评分（改良 Aldrete 评分）

观察指标	0 分	1 分	2 分
肌力	无肌体活动	能活动两个肢体，有限抬头	能活动四肢与抬头
呼吸	需辅助呼吸	保持呼吸道通畅	正常呼吸与咳嗽
循环（MAP 与术前比较）	>±50%	±（20%～49%）	<±20%
脉搏血氧饱和度	<90%	>90%	>92%
神志	无任何反应	嗜睡、对刺激有反应	清醒

注：MAP，平均动脉压。

4. Ⅰ期麻醉恢复室（PACU）和Ⅱ期 PACU 分流评分 麻醉恢复期并发症很多，发生率前 3 位分别是术后恶心呕吐（构成比 41.3%）、上呼吸道梗阻（构成比 29.1%）和低血压（构成比 11.4%），其他并发症包括延迟苏醒、低氧血症（吸空气时 $SpO_2 < 90\%$）、疼痛、严重高血压（舒张压 >110mmHg）、心律失常、少尿、低体温及谵妄等。因此一个设备完善的 PACU、训练有素的医疗团队和一套严密、科学的患者评估系统是麻醉恢复期患者安全的保障，也是现代麻醉的基本要求。一般由经治麻醉科医师决定患者在Ⅰ期和Ⅱ期的分流（表 16.54），麻醉恢复期患者进入"快通道"（fast track，跳过Ⅰ期直接进入Ⅱ期）需要评分至少达 12 分（任一单项分均不低于 1 分）。

表 16.54 Ⅰ期 PACU 和 Ⅱ 期 PACU 分流评分

评分项目	评分标准	分值
意识水平	清醒，定向力完整	2
	轻微刺激可唤醒	1
	仅对触觉刺激有反应	0
肢体活动能力	能遵照指令活动所有肢体	2
	肢体活动较无力	1
	不能自由活动肢体	0
循环状态	MAP 波动幅度＜基础值的 15%	2
	MAP 波动幅度为基础值的 15%～30%	1
	MAP 波动幅度＞基础值的 30%	0
呼吸状态	能深呼吸	2
	呼吸过快，但能正常咳嗽	1
	呼吸困难，咳嗽微弱	0
氧合状态	吸空气时 SpO_2＞90%	2
	需要吸氧（鼻导管）	1
	吸氧时 SpO_2＜90%	0
术后疼痛	无疼痛，或有轻微不适	2
	中重度疼痛，需要使用静脉镇痛药	1
	持续重度疼痛	0
术后恶心呕吐	无症状，或轻微恶心但无呕吐	2
	一过性呕吐或干呕	1
	持续性中重度恶心呕吐	0
总分		

5. PACU 患者转出标准：PADSS（post anesthetic discharge scoring system）评分系统 1995 年由 Frances Chung 针对日间手术患者提出的一种术后出院评分系统，在北美国家日间手术患者出院评分体系中具有重要的参考价值（表 16.55）。该评分系统通过生命体征、活动能力、术后恶心呕吐、术后疼痛和外科伤口出血情况，对术后患者进行评分。每项 0～2 分，最高 10 分。9 分为达到转出标准。

表 16.55 PADSS 评分系统

评分项目	评分标准	分值
生命体征	血压波动幅度＜基础值的 20%	2
	血压波动幅度为基础值的 20%～40%	1
	血压波动幅度＞基础值的 40%	0

续表

评分项目	评分标准	分值
活动能力	步态稳定、无眩晕感，与术前状态一致	2
	需要帮助	1
	无法行走	0
术后恶心呕吐	轻度，不需治疗	2
	中度，治疗后可控制	1
	重度，治疗无效	0
术后疼痛	VAS=0～3 分	2
	VAS=4～6 分	1
	VAS=7～10 分	0
外科伤口出血情况	轻度，无须处理	2
	中度，敷料更换 2 次以后无继续出血	1
	重度，敷料更换 3 次以后仍然继续出血	0
总分		

注：VAS，视觉模拟评分。

（四）门诊镇静/麻醉离院评分量表

门诊镇静/麻醉离院评分量表见表 16.56。

表 16.56　门诊镇静/麻醉离院评分量表

项目	内容	评分
生命体征（血压和心率）	变化在术前数值的 0～20%	2
	变化在术前数值的 21%～40%	1
	变化超出术前数值的 41%	0
运动功能	步态稳定/没有头晕	2
	需要帮助	1
	不能行走/头晕	0
恶心呕吐	轻微	2
	中等	1
	严重	0
疼痛	轻微	2
	中等	1
	严重	0
手术出血	轻微	2
	中等	1
	严重	0

注：一般情况下，如果评分超过 9 分，患者可由亲友陪同离院。

十一、麻醉后并发症及舒适度评分

（一）临床肺部感染评分（CPIS）

详见第六章。

（二）骨科手术患者深静脉血栓形成的危险分层

AHA 统计分析，每年 200 万名美国人发生深静脉血栓（DVT），DVT 为仅次于心血管和脑血管发病率的第三常见的急性血管疾病。DVT 危险因素众多，详见第七章心血管功能评分（Wells 深静脉血栓的临床评分）。我国每年数百万例骨科大手术患者中约 50%出现 DVT。骨科手术患者深静脉血栓形成的危险分层见表 16.57。

表 16.57　骨科手术患者深静脉血栓形成的危险分层

危险度	骨科手术患者深静脉血栓形成的危险
低度危险	手术时间<30min，无危险因素，<40 岁
中度危险	手术时间<30min，无危险因素，40~60 岁
	手术时间<30min，有危险因素
	手术时间>30min，无危险因素，<40 岁
高度危险	手术时间<30min，有危险因素，<40 岁
	手术时间>30min，有危险因素，40~60 岁
极高度危险	骨科大手术、重度创伤、脊髓损伤
	手术时间>30min，有多项危险因素，>40 岁

可以看出，骨科严重创伤患者均为高度或极高度危险。

（三）伯格曼舒适度评分及 24h 满意度评分

1.伯格曼舒适度评分（Bruggrmann comfort scale，BCS）　见表 16.58。

表 16.58　伯格曼舒适度评分（BCS）

评分项目	评分
持续疼痛	0
安静时无痛，深呼吸或咳嗽时疼痛严重	1
平卧安静时无痛，深呼吸或咳嗽及转动体位时轻度疼痛	2
深呼吸亦无痛	3
咳嗽时亦无痛	4

2. 患者 24h 满意度评分　术后 24h 访视，由患者对麻醉苏醒期间的满意度进行评分（表 16.59）。

表 16.59　患者 24h 满意度评分

满意度	总体评分
非常满意	9~10
满意	6~8
一般	4~5
不满意	<3

参 考 文 献

巴塞姆·阿卜杜拉马勒克，D. 约翰·道尔，2014. 耳鼻咽喉科手术麻醉 [M]. 李天佐，李文献主译. 上海：上海世界图书出版公司：59.

范丹，谢滨蓉，兰志勋，2006. 不同剂量罗库溴铵用于气管插管的临床观察 [J]. 临床麻醉学杂志，22（7）：701-702.

费青，吴周全，邹志清，2015. 羟考酮与芬太尼用于下肢骨折术后镇痛效果的比较 [J]. 临床麻醉学杂志，31（3）：296.

黄正坤，张云仙，郭恒，等，2015. 胸骨后巨大甲状腺肿瘤患者手术麻醉的临床观察 [J]. 临床麻醉学杂志，31（11）：1126.

李新宇，张莉，崔云凤，等，2015. 右美托咪定混合罗哌卡因骶管阻滞用于小儿围术期镇痛管理的评价[J]. 中华麻醉学杂志，35（2）：195.

刘进，邓小明，2014. 中国麻醉学指南与专家共识 [M]. 北京：人民卫生出版社：74，82-83，280-285.

吴新民，2014. 麻醉学高级教程 [M]. 北京：人民军医出版社：379，384.

杨承祥，2011. 麻醉与舒适医疗 [M]. 北京：北京大学医学出版社：459.

曾先明，朱运河，李玉明，2015. 肺高压患者非心脏手术的围术期麻醉进展 [J]. 国际麻醉学与复苏杂志，36（3）：260-263.

郑刚，赵晶，2015. 欧美国家麻醉后恢复病房患者评估及转出指南的解读 [J]. 中华麻醉学杂志，35（3）：270-273.

朱蓓蓓，夏小萍，顾小萍，等，2015. 氟哌利多预先给药对妇科腔镜手术术后镇痛及舒适度的影响 [J]. 国际麻醉学与复苏杂志，36（5）：409.

Ahmed A，2007. A propensity matched study of New York Heart Association class and natural history end points in heart failure [J]. Am J Cardiol，99（4），549-553.

Arozullah AM，Daley J，Henderson WG，et al，2000. Multifactorial risk index for predicting postoperation respiratory failure in men after major noncardiac surgery. The National Veterans Administration Surgical Quality Improvement Program [J]. Ann Surg，232（2）：242-253.

Fleisher LA，Beckman JA，Brown KA，et al，2007. Acc/AHA 2007 Guidelines on Perioperatioe Cardiovascular Evaluation and Care for Noncardiac SUrgery [J]. Circulation，116（17）：418-499.

Goldman L，Caldera DL，Nussbaum SR，et al，1977. Multifactorial index of cardiac risk in noncardiac surgical procedares [J]. N Engl J Med [M]，297（16）：845-850.

Lee TH，Marcantonio ER，Mangione CM，et al，1999. Derivation and prospectioe validation of a simple index for prediction of cardiac risk of major non cardiac surgery [J]. Circulation，100（10）：1043-1049.

Myer CR，O'Connor DM，Cottone RT，1994. Proposed grading system for subglottic stenosis based on endortracheal tube sizes［J］. Ann Otol Rhinol Laryngol，103：319-323.

Saracino A，2007. Review of dyspnoea quantification in the emergency department：is a rating scale for breathlessness suitable for use as admission prediction tool［J］. Emerg Med Australas，19（5）：394-404.

Stenton C，2008. The MRC breathlessness scale［J］. Occup Med （Lond），58（3）：226-227.

Stout DM，Bishop MJ，Dwersteg JF，et al，1987. Correlation of endotracheal tube size with sore throat and hoarseness following general anesthesia［J］. Anesthesiology，67（3）：419-421.

第十七章

内分泌相关评分

一、胰岛素敏感性评分

本评分以患者临床征象为基础进行评估（表 17.1）。

表 17.1　胰岛素敏感性评分

高血压或心肌梗死	2分
2 型糖尿病家族史	2分
腰围/臀围（WHR）＞0.85	1分
高血压（＞140/90mmHg）	1分
高甘油三酯（＞1.9mmol/L）	1分
高尿酸血症（＞386.8mmol/L）	1分
脂肪肝	1分

注：若总分≥3 分疑为有胰岛素抵抗，可做口服葡萄糖耐量试验（OGTT），如证实为糖尿病（DM）或糖耐量减低（IGT）即可考虑胰岛素抵抗。如血糖正常可测定血胰岛素水平，如≥15μU/ml 则也可认为胰岛素抵抗。如总分＜3 分认为胰岛素抵抗的可能性不大。

二、密歇根糖尿病神经病变评分

密歇根糖尿病神经病变评分（Michigan diabetic neuropathy score，MDNS）见表 17.2。

表 17.2　密歇根糖尿病神经病变评分

足外观	正常	0分
	畸形、干燥、感染	1分
	溃疡	1分
踝反射	正常	0分
	重叩击出现	0.5分
	消失	1分

续表

大拇指振动觉	正常	0分
	减弱	0.5分
	消失	1分

注：积分＞2分则认为有神经病变，诊断特异性为95%，敏感性为80%。

三、糖尿病神经病变严重程度评分体系

糖尿病神经病变严重程度评分体系见表17.3。

表 17.3　糖尿病神经病变严重程度评分体系

评分体系	内容
症状分	足部疼痛、无力、发麻、针刺感、上肢症状、共济失调
反射分	膝反射、踝反射
感觉试验分	温度觉、针刺觉、轻触觉、振动觉、位置觉

注：症状分，每出现一项计1分，不出现计0分；反射分，每一项反射消失计2分，减退计1分，正常计0分，最高计4分；感觉试验分，每出现一项异常计1分，无异常计0分，得分越高，神经功能受损越严重。总分最高19分。

四、Graves 眼病评估

（一）Graves 眼病病情评估

Graves 眼病病情评估见表17.4。

表 17.4　Graves 眼病病情评估

分级	眼睑挛缩	软组织受累	突眼*	复视	角膜暴露	视神经
轻度	<2mm	轻度	<3mm	无或一过性	无	正常
中度	≥2mm	中度	≥3mm	非持续性	轻度	正常
重度	≥2mm	重度	≥3mm	持续性	轻度	正常
威胁视力	≥2mm	重度	≥3mm	持续性	严重	压迫

*超过参考值的突度。中国人群眼球突出参考值：女性，16mm；男性，18.6mm。

（二）Graves 眼病临床活动状态评估

Graves 眼病临床活动状态评估（CAS）见表17.5。

表 17.5　Graves 眼病临床活动状态评估

序号	项目	本次就诊	与上次就诊比较	评分
1	球后疼痛＞4 周	√		1
2	眼球运动时疼痛＞4 周	√		1
3	眼睑充血	√		1
4	结膜充血	√		1
5	眼睑肿胀	√		1
6	复视（球结膜水肿）	√		1
7	泪阜肿大	√		1
8	突眼度增加＞2mm		√	1
9	任一方向眼球运动减少 5°		√	1
10	视力表视力下降≥1 行		√	1

注：CAS≥3 分即为 Graves 眼病活动期。

五、甲状腺危象诊断

甲状腺危象诊断积分法见表 17.6 和表 17.7。

表 17.6　甲状腺危象诊断积分法

指标	内容	得分
体温（℃）	37.2～37.7	5
	37.8～38.2	10
	38.3～38.8	15
	38.9～39.4	20
	39.5～39.9	25
	≥40.0	30
中枢神经系统表现	无异常	0
	轻度异常：烦躁	10
	中度异常：定向障碍、精神失常、重度昏睡	20
	严重：抽搐、昏迷	30
胃肠道或肝功能异常	无异常表现	0
	轻度：腹泻、恶心、呕吐、腹痛	10
	严重：无法解释的黄疸	20

续表

指标		内容	得分
心血管功能障碍	心动过速（次/分）	90～109	5
		110～119	10
		120～129	15
		130～139	20
		≥140	25
	充血性心力衰竭	无心力衰竭	0
		轻度：足部水肿	5
		中度：两肺底啰音	10
		重度：肺水肿	15
	心房颤动	无	0
		有	10
应激事件		无	0
		有	10

表 17.7 判断标准

总分	判断结果
≤24	可排除甲状腺危象
25～44	为甲状腺危象前期
≥45 分	提示为甲状腺危象

六、痛风诊断量表

痛风诊断量表见表 17.8 和表 17.9。

表 17.8 痛风诊断量表（单关节炎患者）

项目	得分
男性	2
明确的关节疼痛病史	2
起病不足 1 天	0.5
关节红肿	1
第一跖趾关节受累	2.5
高血压或≥1 项心血管疾病	1.5
血尿酸>5.88mg/dl（0.35mmol/L）	3.5

表 17.9 判断标准

≤4 分	4~8 分	≥8 分
排除痛风	疑似痛风	确诊痛风
考虑其他诊断，如双水焦磷酸钙沉积症、反应性关节炎、感染性关节炎、类风湿关节炎（RA）、骨性关节炎（OA）、银屑病性关节炎（PsA）等	行关节液结晶检查明确诊断 若条件有限，则严密随访以明确诊断	执行包括心血管疾病风险评估在内的痛风患者管理

参 考 文 献

朱继红，周倩云，2011. 急诊科疑难病例分析［M］. 北京：人民卫生出版社：33.

第十八章

康复医学评定量表

一、压疮评定

（一）压疮分级

压疮依其病理过程分为 4 级。

1 级：皮肤完整，出现指压不会变白的红印。

2 级：表皮或真皮受损，但尚未穿透真皮层。

3 级：表皮或真皮全部受损，穿入皮下组织，但尚未穿透筋膜及肌肉层。

4 级：全皮层损害，涉及肌肉、骨头。

根据伤口的颜色对压疮愈合发展的过程进行以下分类。

1. 红色伤口 伤口基底部为健康的红色肉芽组织，清洁或正在愈合的伤口属于此类。

2. 黄色伤口 伤口基底部为脱落细胞和死亡细菌，一般黄色伤口又指感染伤口。

3. 黑色伤口 伤口有黑色的坏死组织和黑痂，如糖尿病足干性坏疽、深度压疮表面的坏死痂皮。

4. 粉色伤口 已有新生的上皮组织覆盖。

（二）临床分度

Ⅰ度：表皮无损伤，只是皮肤发红，但解除压迫 30min 以上发红尚无改善者，此期为急性炎症反应期。

Ⅱ度：表皮发红、糜烂，有水疱，组织缺损未及真皮，创面湿润，呈粉红色，伴有疼痛，无坏死组织。

Ⅲ度：由真皮达皮下，为喷火口状的组织缺损，伴有渗出液和感染，但几乎无疼痛，有坏死组织。

Ⅳ度：深达肌腱及骨，有渗出液和感染，有坏死组织，如有神经损伤则伴有剧烈疼痛。

（三）压疮的分期与处理工作指引

压疮的分期及处理见表 18.1。

表 18.1　压疮的分期及处理

分期	临床表现	处理
第 I 期	血流受阻，皮肤完整，出现指压不会变白的红印 临床表现：皮肤完整但发红	避免再受压，可以不用敷料；透明敷料或薄的亲水性敷料
第 II 期	表皮或真皮受损，但尚未穿透真皮层 临床表现：疼痛、水疱、破皮或小浅凹	小水疱（直径<5mm）：消毒后粘贴透气性薄膜敷料 大水疱（直径>5mm）：注射器抽出液体，粘贴透气性薄膜敷料，如康乐保透明贴 真皮层破损者：选择水胶体敷料（如康乐保溃疡粉）或藻酸盐敷料
第 III 期	表皮或真皮全部受损，穿入皮下组织，但尚未穿透真皮层 临床表现：有不规则形状的深凹，伤口基部与伤口边缘连接处可能有潜行凹洞，可有坏死组织及渗液，但伤口基部基本无痛感	原则：彻底清创，控制感染，促进愈合 焦痂：水凝胶进行自溶性清创，如康乐保清创胶 伤口有黄色腐肉、渗液多：高吸收敷料，如藻酸盐敷料、渗液吸收贴 合并感染：银离子敷料或使用含碘敷料，但不能长期使用，使用 1～2 次炎症控制后应停用；细菌培养及药敏试验 创面大且深的伤口：基底肉芽好者，可行外科植皮
第 IV 期	全皮层损害，涉及筋膜、肌肉、骨 临床表现：肌肉或骨暴露，可有坏死组织，潜行深洞、瘘管、渗出液	

二、平衡功能评定

（一）Fugl-Meyer 平衡功能评定

Fugl-Meyer 平衡功能评定见表 18.2。

表 18.2　Fugl-Meyer 平衡功能评定

测试项目	评分标准	得分
1. 无支撑坐位	0 分：不能保持坐位	
	1 分：能坐，但少于 5min	
	2 分：能坚持坐 5min	
2. 健侧"展翅"反应	0 分：肩部无外展或肘关节无伸展	
	1 分：反应减弱	
	2 分：反应正常	
3. 患侧"展翅"反应	0 分：肩部无外展或肘关节无伸展	
	1 分：反应减弱	
	2 分：反应正常	
4. 支撑站位	0 分：不能站立	
	1 分：在他人的最大支撑下可站立	
	2 分：由他人稍支撑即能站立 1min	
5. 无支撑站立	0 分：不能站立	
	1 分：不能站立 1min 或身体摇晃	
	2 分：能平衡站立 1min 以上	

续表

测试项目	评分标准	得分
6. 健侧站立	0 分：不能维持 1～2s	
	1 分：平衡站稳达 4～9s	
	2 分：平衡站立超过 10s	
7. 患侧站立	0 分：不能维持 1～2s	
	1 分：平衡站稳达 4～9s	
	2 分：平衡站立超过 10s	

（二）Berg 平衡量表

Berg 平衡量表见表 18.3。

表 18.3　Berg 平衡量表

项目		得分
1. 由坐位到站位 指导：起立，尝试不用手支撑 评分：选出分类的最低分数	能够站立，无须用手可维持平衡	4
	能够站立，用手可以维持平衡	3
	能够站立，用手可以维持平衡，但要尝试数次	2
	站立或维持稳定需要少量辅助	1
	站立需要中等到很多辅助	0
2. 无扶持站立 指导：无扶持站立 2min 评分：选出分类的最低分数，如果受试者可安全站立 2min，本项满分，直接进入站位到坐位	能够站立 2min	4
	能够站立 2min，需要监护	3
	能够站立 30s，不需扶持	2
	能够站立 30s，不需扶持，需要多次尝试	1
	无辅助，不能站立 30s	0
3. 无扶持坐位，双脚落地 指导：双臂抱于胸前保持坐位 2min 评分：选出分类的最低分数	能够坐 2min	4
	能够坐 2min，需监护	3
	能够坐 30s	2
	能够坐 10s	1
	能够坐 10s，需扶持	0
4. 由站位到坐位 指导：坐下 评分：选出分类的最低分数	维持平稳坐位，基本不用手扶持	4
	需用手控制下滑	3
	用腿的后侧抵住椅子以控制下滑	2
	可独立保持坐位但不能控制下滑	1
	坐位需要辅助	0

续表

	项目	得分
5. 位置移动 指导：从椅子移动到床上，再从床上移动到椅子上，可用手或不用手 评分：选出分类的最低分数	位置移动较少用手	4
	位置移动必须用手	3
	位置移动需言语提示或监护	2
	需要 1 人辅助	1
	需要 2 人监护或辅助	0
6. 无扶持站立，闭眼 指导：闭眼，无扶持静立 10s 评分：选出分类的最低分数	能够站立 10s	4
	能够站立 10s，需监护	3
	能够站立 3s	2
	闭眼不能坚持 3s，但可站稳	1
	需帮助防止跌倒	0
7. 双足并拢站立不需扶持 指导：双足并拢站立不需扶持 评分：选出分类的最低分数	可双足并拢站立 1min	4
	双足并拢站立 1min，需监护	3
	双足并拢站立不能坚持 30s	2
	到站位需要帮助，双足并拢可站立 15s	1
	到站位需要帮助，双足并拢站立不足 15s	0
8. 手臂前伸 指导：手臂上举 90°，尽可能伸手取远处的物品（检查者将直尺置于指尖处，臂前伸时勿触及直尺。测量身体尽量前伸时的距离） 评分：选出分类的最低分数	可前伸 10cm	4
	可前伸 5cm	3
	可前伸超过 2cm	2
	前伸，需监护	1
	需帮助避免跌倒	0
9. 自地面拾物 指导：拾起足前的鞋子 评分：选出分类的最低分数	可轻松拾起	4
	可拾起，需要监护	3
	不能拾起，差 2.54～5.08cm（1～2in），可保持平衡	2
	不能拾起，尝试时需监护	1
	不能尝试/需要辅助以避免跌倒	0
10. 躯干不动，转头左右后顾 指导：交替转头，左右后顾 评分：选出分类的最低分数	左右后顾时重心移动平稳	4
	只能一侧后顾，另一侧有少量重心移动	3
	只能转到侧面，但可维持平衡	2
	转头时需要监护	1
	需要辅助避免跌倒	0
11. 转身 360° 指导：转身 360°，停顿，反向旋转 360° 评分：选出分类的最低分数	双侧都可在 4s 内完成	4
	一侧可在 4s 内完成	3
	能完成转身，但速度慢	2
	转身时需密切监护或言语提示	1
	转身时需要辅助，无扶持站立时动态移动重心	0

续表

项目		得分
12. 计数脚底接触板凳的次数 指导：每只脚交替放于板凳上，直到每只脚能踏上板凳 4 次 评分：选出分类的最低分数	可独自站立，20s 内踏 8 次	4
	可独自站立，踏 8 次超过 20s	3
	监护下，无辅助可踏 4 次	2
	最简单的辅助可踏 2 次	1
	需要辅助才能避免跌倒，不能尝试踏凳	0
13. 无扶持站立，一只脚在前 指导：双脚前后位站立，如果困难，增加双足前后距离 评分：选出分类的最低分数	双足可前后接触位站立 30s	4
	双足前后站立不能接触，站立 30s	3
	可迈小步后独立坚持 30s	2
	迈步需要帮助，坚持 15s	1
	站立或迈步失衡	0
14. 单腿站立 指导：不需扶物，单腿站立 评分：选出分类的最低分数	可抬腿，坚持超过 10s	4
	可抬腿 5～10s	3
	可抬腿超过 3s	2
	尝试抬腿，不能坚持 3s，但可独自站立	1
	不能尝试/需要辅助避免跌倒	0

注：36 分及以下提示有 100%的跌倒危险。

三、日常生活活动能力评定（改良 Barthel 指数评定）

日常生活活动能力评定（改良 Barthel 指数评定）见表 18.4。

表 18.4 改良 Barthel 指数评定

评定项目	完全依赖 （1 级）	最大帮助 （2 级）	中等帮助 （3 级）	最小帮助 （4 级）	完全独立 （5 级）
修饰	0	1	3	4	5
洗澡	0	1	3	4	5
进食	0	2	5	8	10
用厕	0	2	5	8	10
穿衣	0	2	5	8	10
大便控制	0	2	5	8	10
小便控制	0	2	5	8	10
上下楼梯	0	2	5	8	10
床椅转移	0	3	8	12	15
平地行走	0	3	8	12	15
坐轮椅*	0	1	3	4	5

*表示仅在不能行走时才评定此项。

基本的评级标准：每个活动的评级可分 5 级（5 分），不同的级别代表了不同程度的独立能力，最低的是 1 级，而最高是 5 级。级数越高，代表独立能力越高。

四、汉语失语症检查表

（一）汉语失语症检查表见表 18.5。

表 18.5 语言-认知障碍评定系列表

汉语失语症检查表（ABC 法）

一、谈话（流畅度 9～27 分、信息量 0～6 分）

1. 问答（录音）

问题	回答	特征	备注
（1）您好些了吗？			
（2）您以前来过这里吗？			
（3）您叫什么名字？			
（4）您多大岁数了？			
（5）您家住在什么地方？			
（6）您做什么工作（或退休前做什么工作）？			
（7）您简单说说您的病是怎么得的，或您怎么不好？			
（8）让患者看图片，叙述。			

信息量：

评分	表现
0 分	哑
1 分	刻板言语，或难以听懂的错语、咕噜声，不表达任何信息
2 分	部分表达信息，少量实质词，偶有短句，或有大量错语
3 分	能简单表达信息，电报式，或较多错语，找词明显困难
4 分	能表达意思，句子大多完整，有轻度找词困难，少量错语，或难以扩展
5 分	能表达思想，能扩展，无错语，偶有找词困难，或主观困难
6 分	正常

流畅度：

L	1	2	3
语量	＜50 字/分	51～99 字/分	＞100 字/分
语调	不正常	轻度不正常	正常
发音	构音困难	轻度不正常	正常
短语长短	短（1～2 字）		正常（3～4 字以上）
用力程度	明显费力	中度费力	不费力
强迫言语	无		有
用词	实质词	少量实质词	缺实质词
文法	无	少量文法	有
错语	无	偶有	有

注：9～13，非流利；14～20，中间型；21～27，流利。

2. 系列语言

	实数数	备注
从 1 数到 21		
总分　　/21 分		

二、理解

1. 是/否问题（共 60 分）

Ⅰ 问题、答案、表达方式与评分		表达方式					
问题	正确答案	言语	手	头	闭眼	评分	言语特征
（1）你的名字是张小红吗？	否					2	
（2）你的名字是李华明吗？	否					2	
（3）你的名字是（真名）吗？	是					2	
（4）你家住在前门/鼓楼吗？	否					2	
（5）你家住在（正确地名）吗？	是					2	
（6）你住在通州/延庆吗？	否					2	
（7）你是大夫吗？	否					2	
（8）我是大夫吗？	是					2	
（9）我是男的/女的吗？	否					2	
（10）这个房间的灯亮着吗？	是					2	
（11）这个房间的门是关着的吗？	否					2	
（12）这儿是旅馆吗？	否					2	
（13）这儿是医院吗？	是					2	
（14）你穿的衣服是红/蓝色的吗？	否					2	
（15）纸在火中燃烧吗？	是					4	
（16）每年中秋节在端午节前先过吗？	否					4	
（17）您吃香蕉时先剥皮吗？	是					4	
（18）在本地七月下雪吗？	否					4	
（19）马比狗大吗？	是					4	
（20）农民用斧头割草吗？	否					4	
（21）一斤面比二斤面重吗？	否					4	
（22）冰在水里会沉吗？	否					4	
总分						/60	

注：提问后 5 秒内未回答为 0 分（答错为 0 分，且记×），5 秒后回答正确给原分的一半。

2. 听辨认（共90分，45项，每项2分）

实物	<5s 2分	>5s 1分	0分	图形	<5s 2分	>5s 1分	0分	图画	<5s 2分	>5s 1分	0分
梳子				圆				钥匙			
铅笔				方				火柴			
钥匙				三角				梳子			
火柴				螺旋				铅笔			
花				五星				花			
动作	<5s 2分	>5s 1分	0分	颜色	<5s 2分	>5s 1分	0分	家具	<5s 2分	>5s 1分	0分
吸烟				红				窗户			
喝水				黄				椅子			
跑步				蓝				电灯			
睡觉				绿				桌子			
摔倒				黑				床			
身体	<5s 2分	>5s 1分	0分	身体	<5s 2分	>5s 1分	0分	身体	<5s 2分	>5s 1分	0分
耳朵				中指				右耳			
鼻子				胳膊肘				左眼			
肩膀				眉毛				左拇指			
眼睛				小指				右手腕			
手腕				拇指				右中指			

听辨认总分：＿＿＿＿／90分。

3. 口头指令（共80分）

Ⅱ指令和评分	总分	评分	备注
（1）把手举起来	2		
（2）闭上眼睛	2		
（3）指一下房顶	2		
2　　　2　　　2 （4）指一下门，然后再指窗户	6		
2　　　2　　　2 （5）摸一下铅笔，然后再摸一下钥匙	6		
4　　　2　　　4 （6）把纸翻过来，再把梳子放在纸上	10		
5　　　　　5 （7）用钥匙指梳子，然后放回原处	10		
5　　　　　7 （8）用梳子指铅笔，然后交叉放在一起	12		

续表

Ⅱ指令和评分	总分	评分	备注
2 4 2 4 （9）<u>用铅笔指纸一角</u>，<u>然后放在另一角处</u>	12		
2 10 6 （10）<u>把钥匙放在铅笔和梳子中间</u>，<u>再用纸盖上</u>	18		
总分	/80 分		

三、复述（共 100 分）

1. 词复述（共 24 分）

题号	问题	满分	评分	言语特征	备注
（1）	门	1			
（2）	床	1			
（3）	尺	1			
（4）	哥	1			
（5）	窗户	2			
（6）	汽车	2			
（7）	八十	2			
（8）	新鲜	2			
（9）	天安门	3			
（10）	四十七	3			
（11）	拖拉机	3			
（12）	活蛤蟆	3			
	总分				

2. 句复述（共 76 分）

题号	问题	满分	评分	言语特征
（1）	听说过	3		
（2）	别告诉他	4		
（3）	掉到水里啦	5		
（4）	吃完饭就去遛弯	7		
（5）	办公室电话铃响着吧	9		
（6）	他出去以后还没有回来	10		

续表

题号	问题	满分	评分	言语特征
(7)	吃葡萄不吐葡萄皮	8		
(8)	所机全微他合（每秒 2 个字）	12		
(9)	当他回到家的时候，发现屋子里坐满了朋友	18		
	总分			

复述总分：_____/100 分。

四、命名

1. 词命名（共 40 分，20 项）

实物	反应 2	触摸 1	提示 0.5	实物	反应 2	触摸 1	提示 0.5	身体	反应 2	触摸 1	提示 0.5	图片	反应 2	触摸 1	提示 0.5
铅笔				皮尺				头发				跑步			
纽扣				别针				耳朵				睡觉			
牙刷				橡皮				手腕				吸烟			
火柴				表带				拇指				摔跤			
钥匙				发卡				中指				喝水			
	词命名总分		/40 分												

2. 列名　记录前半分钟和后半分钟说出的蔬菜名____，____。

3. 颜色命名（共 12 分）　请告诉我，这是什么颜色？红____ 黄____ 黑____ 蓝____ 白____ 绿____

评分____

问题	答案	评分 2	言语特征
1. 晴天的天空是____的？	蓝		
2. 春天的草是____的？	绿		
3. 煤是____的？	黑		
4. 稻谷熟了是____的？	黄		
5. 牛奶是____的？	白		
6. 少先队员的领巾是____的？	红		
总分			

颜色命名总分：_____/12 分。

4. 反应命名（共 10 分）

问题	答案	评分 2	言语特征
1. 您切菜用什么？	刀		
2. 看什么可以知道几点了？	钟、表		

续表

问题	答案	评分2	言语特征
3. 用什么点烟?	火柴、打火机		
4. 天黑了什么可以使房间亮?	电灯、蜡烛		
5. 到哪儿能买到药?	医院、药店		
总分　　　　/10分			

五、阅读

1. 视-读（共10分，每项1分）

内容	评分1	言语特征	内容	评分1	言语特征
明			妹		
肚			鸭		
动			村		
和			砂		
睛			转		
总分			/10分		

2. 听字-辨认（共10分，每字1分）

目标词		备选词					得分	备注
（第）47		17	74	14	47	407		
（水）田		由	甲	申	电	田		
（喝）水		永	水	本	木	术		
成（功）		戊	成	戌	咸	威		
唱（歌）		倡	昌	唱	畅	常		
（棉）被		背	被	披	杯	倍		
（铅）笔		币	必	笔	比	毕		
（电）灯		登	灯	邓	瞪	等		
（您）好		佳	良	棒	冠	好		
坏（人）		次	差	坏	下	未		
总分		/10分						

3. 字-画匹配（共40分，共20项，朗读、配画各1分）

图画	朗读	配画	图形	朗读	配画	动作	朗读	配画	颜色	朗读	配画
钥匙			圆形			喝水			黑		
铅笔			方块			跑步			红		
火柴			三角			睡觉			黄		
梳子			螺旋			吸烟			绿		
菊花			五星			摔倒			蓝		
总分				朗读　/20分				配画　/20分			

4. 读指令，并执行（共 30 分）

内容	朗读	执行	言语特征
（1）闭眼	1	1	
（2）摸右耳	1	1	
1　　　2 （3）指门，再指窗户	3	3	
2　　　　2 （4）先摸铅笔，后摸钥匙	4	4	
3　　　　　3 （5）用梳子指铅笔，然后交叉放在一起	6	6	
总分	/15 分	/15 分	

5. 读句选答案填空（共 30 分）

句子	答案	评分	备注
（1）苹果是……的	原、圆、圆圈、方	2	
（2）解放军带……	呛、枪、强、仓	2	
（3）老王修理汽车和卡车，他是……	清洁工、司机、机器、修理工	6	
（4）孙悟空本领高强，会七十二变，若不是……唐僧怎管得住他	想取经、紧箍咒、如来佛、猪八戒	10	
（5）中国地大物博，人口众多，但是人均可耕地少，因此，应该珍惜……	经济、水源、承包、土地	10	
总分		/30 分	

六、书写

1. 写姓名、地址（共 10 分）

	评分	特征
姓名 3		
地址 7		
总分	/10 分	

2. 抄写（共 10 分，每字 1 分）　　北京是世界闻名的都市　　_____/10 分

3. 系列书写 1～24（最高 20 分）　　　　　　　　　　　　_____/20 分

4. 听写（共 34 分）

（1）偏旁（共 5 分）

立人 1	言 1	提手 1	走之 1	土 1	总分

（2）数字（共 7 分）

各 1 分		各 2 分		总分
7	15	42	193	1860

（3）字（共 5 分，每字 1 分）

火柴	铅笔	嘴的口	方块	黄颜色	总分

（4）词（共 10 分，每字 1 分）

梳子	钥匙	睡觉	跑步	五星	总分

（5）短句（共 7 分，每字 1 分）

春风吹绿了树叶	评分：　　　　分

听写总分：_____/34 分。

5. 看图写字（共 20 分，每图 2 分）　　____/20 分。

6. 写病情（最高 5 分）　　　　____/5 分。

七、结构与空间（共 19 分）

1. 照图画（共 10 分）

图一 1	图二 2	图三 3	图四 4	总分
				/10 分

2. 摆方块（共 9 分）

方块一 1.5	方块二 3	方块三 4.5	总分
			/9 分

结构与空间总分：_____/19 分。

八、运用（最高 30 分）

1. 面部（共 8 分）

	执行 2	模仿 1	用实物 0.5	未完成 0	备注
咳嗽					
吹灭火柴					
鼓腮					
用吸管吸水					
总分					

2. 上肢（共 8 分）

	执行 2	模仿 1	用实物 0.5	未完成 0	备注
挥手再见					
致礼					
刷牙					
梳头					
总分					

3. 复杂（共 14 分）

	得分	备注
假装划火柴（3），点烟（3）		
假装把信纸叠起来（3），放进信封（3），封好（2）		
总分		

运用总分：____/30 分

九、计算（每题 2 分，共 24 分）

加法			减法			备注
5+4=9, 20, 1, 8	6+7=12, 13, 52, 14	9+3=6, 17, 12, 21	6-2=8, 4, 12, 3	8-3=5, 11, 24, 16	11-7=18, 4, 8, 17	
乘法			除法			
4×2=6, 2, 8, 1	6×7=13, 21, 2, 42	8×3=5, 11, 24, 40	9÷3=12, 3, 6, 27	64÷8=40, 56, 8, 32	35÷7=5, 28, 12, 21	
总分		/24 分				

（二）汉语失语症失语类型鉴别诊断流程（图 18.1）

总评：全部测验完毕后，以言语正常对照组的值作为 100%，计算出患者的得分相当于言语正常组的百分率，与图 18.1 相比较，就可以得出患者相近的失语类型。

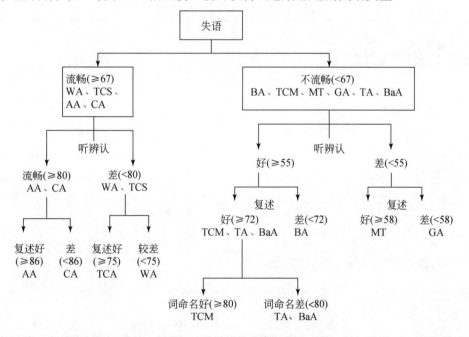

图 18.1　失语症诊断流程

注：BA，Broca aphasia，Broca 失语，运动性失语；WA，Wernicke aphasia，Wernicke 失语，又称感觉性失语；
CA，conduction aphasia，传导性失语，也称中央性失语；GA，global aphasia，完全性失语；TCM，transcortical motor，
经皮质运动性失语；TCS，transcortical sensory，经皮质感觉性失语；MT，mixed transcortical，经皮质混合性失语；
AA，anomic aphasia，命名性失语；SCA，subcortical aphasia，皮质下失语；TA，thalamic aphasia，丘脑性失语；
BaA，basal ganglion aphasia，基底性失语

五、Holden 步行功能分级

（一）Hoffer 步行能力评定

Hoffer 步行能力评定见表 18.6。

表 18.6　Hoffer 步行能力评定

I	不能步行（nonambulator），完全不能步行
II	非功能性步行（nonfunctional ambulator），借助于膝-踝-足矫形器（KAFO）、手杖等能在室内行走，又称治疗性步行
III	家庭性步行（household ambulator），借助于踝-足矫形器（AFO）、手杖等能在室内行走自如，但在室外不能长时间行走
IV	社区性步行（community ambulator），借助于 AFO、手杖或独立在室外和社区内行走，进行散步、去公园、去诊所、购物等活动，但时间不能持久，如需要离开社区长时间步行仍需坐轮椅

（二）Holden 步行功能分类

Holden 步行功能分类见表 18.7。

表 18.7　Holden 步行功能分类

0 级	无功能，患者不能走，需要使用轮椅或 2 人协助才能走
I 级	需大量持续性的帮助，需使用双拐或需要 1 人连续不断地搀扶才能行走或保持平衡
II 级	需少量帮助，能行走但平衡不佳，不安全，需 1 人在旁给予持续或间断的接触身体的帮助或需使用膝-踝-足矫形器（KAFO）、踝-足矫形器（AFO）、单拐、手杖等以保持平衡和保证安全
III 级	需监护或语言指导，能行走，但不正常或不够安全，需 1 人监护或用语言指导，但不接触身体
IV 级	平地上能独立，在平地上能独立行走，但在上下斜坡、在不平的地面上行走或上下楼梯时仍有困难，需他人帮助或监护
V 级	完全独立，在任何地方都能独立行走

六、痉挛评定量表

（一）修订的 Ashworth 痉挛评定量表

修订的 Ashworth 痉挛评定量表见表 18.8。

表 18.8　修订的 Ashworth 痉挛评定量表

0 级	无肌张力增加
I 级	肌张力轻度增加：受累部分被动屈伸时，在 ROM 之末（即肌肉接近最长距离时）呈现出最小的阻力或出现突然卡住和释放
I ＋级	肌张力轻度增加：在 ROM 后 50% 范围内（肌肉在偏长的位置时）突然卡住，继续进行 PROM 始终有小阻力

续表

II级	肌张力增加较明显：在 PROM 的大部分范围内均觉肌张力增加，但受累部分的活动仍算容易进行
III级	肌张力严重增高：PROM 检查困难
IV级	僵直：僵直于屈或伸的位置，不能活动

注：ROM，range of motion，关节活动范围；PROM，passive range of motion，被动关节活动范围。

（二）Clonus 分级法

Clonus 分级法见表 18.9。

表 18.9　Clonus 分级法

0级	无阵挛
I级	阵挛持续 1～4s
II级	持续 5～9s
III级	持续 10～14s
IV级	持续＞15s

七、心功能评定

美国心脏病学协会心脏功能分级及治疗分级见表 18.10。

表 18.10　美国心脏病学协会心脏功能分级及治疗分级

		临床情况	持续-间歇活动的能量消耗（kcal/min）	最大代谢当量（MET）
功能分级	I	患有心脏疾病，其体力活动不受限制。一般体力活动不引起疲劳、心悸、呼吸困难或心绞痛	4.0～6.0	6.5
	II	患有心脏疾病，其体力活动稍受限制，休息时感到舒适。一般体力活动时，引起疲劳、心悸、呼吸困难或心绞痛	3.0～4.0	4.5
	III	患有心脏疾病，其体力活动大受限制，休息时感到舒适，较一般体力活动为轻时，即可引起疲劳、心悸、呼吸困难或心绞痛	2.0～3.0	3.0
	IV	患有心脏疾病，不能从事任何体力活动，在休息时也有心功能不全或心绞痛症状，任何体力活动均可使症状加重	1.0～2.0	1.5
治疗分级	A	患有心脏疾病，其体力活动不应受任何限制		
	B	患有心脏疾病，其一般体力活动不应受限，但应避免重度或竞赛性用力		
	C	患有心脏疾病，其一般体力活动应中度受限，较为费力的活动应予中止		
	D	患有心脏疾病，其一般体力活动应严格受到限制		
	E	患有心脏疾病，必须完全休息，限于卧床或坐椅子		

八、肺功能评定

（一）呼吸困难分级

呼吸困难分级见表 18.11。

表 18.11　呼吸困难分级

1	正常	
2-	轻度	能上楼梯，从第 1 层到第 5 层
2		能上楼梯，从第 1 层到第 4 层
2+		能上楼梯，从第 1 层到第 3 层
3-	中度	如按自己速度不休息能走 1km
3		如按自己速度不休息能走 500m
3+		如按自己速度不休息能走 200m
4-	重度	走走歇歇能走 200m
4		走走歇歇能走 100m
4+		走走歇歇能走 50m
5-	极重度	起床，做身边的事感到呼吸困难
5		卧床，做身边的事感到呼吸困难
5+		卧床，说话也感到呼吸困难

（二）呼吸功能分级评定

呼吸功能分级评定见表 18.12。

表 18.12　呼吸功能分级评定

分级	表现
零级	活动如正常人，对日常生活无影响，无气短
Ⅰ级	一般劳动时较正常人容易出现气短
Ⅱ级	较快行走或登楼，上坡时气短
Ⅲ级	慢走 100m 以内即有气短
Ⅳ级	讲话、穿衣等轻微活动时气短
Ⅴ级	安静时也出现气短，不能平卧

（三）主观呼吸功能障碍程度评定

主观呼吸功能障碍程度评定通常采用 6 级制。

0 级：有不同程度肺气肿，但对日常生活无影响，无气短。

1 级：较剧烈劳动或运动时出现气短。

2 级：速度较快或上楼、上坡时出现气短。

3 级：慢走即有气短。

4 级：讲话或穿衣等轻微动作时出现气短。

5 级：安静时出现气短，无法平卧。

九、Brunnstrom 脑卒中恢复分级

Brunnstrom 脑卒中恢复分级见表 18.13。

表 18.13 Brunnstrom 脑卒中恢复分级

分级	上肢	手	下肢
I	无任何运动	无任何运动	无任何运动
II	仅出现联合反应的模式	仅有极细微的屈曲	仅有极少的随意运动
III	可随意发起协同运动	可作钩状抓握，但不能伸指	在坐位和站位上，有髋、膝、踝的协同性屈曲
IV	出现脱离协同运动的活动： 1. 肩 0°，肘屈 90°，前臂可旋前旋后 2. 在肘伸直的情况下肩可前屈 90° 3. 手背可触及腰骶部	能侧捏及伸开拇指，手指有半随意的小范围的伸展	在坐位上，可屈膝 90°以上，可使足后滑到椅子下方。在足跟不离地的情况下能背屈踝
V	出现相对独立于协同运动的活动： 1. 肘伸直的肩可外展 90° 2. 在肘伸直、肩前屈 30°～90°的情况下，前臂可旋前旋后 3. 肘伸直、前臂中立位，臂可上举过头	可作球状和圆柱状抓握，手指可集团伸展，但不能单独伸展	健腿站，患腿可先屈膝后伸髋；在伸直膝的情况下，可背屈踝，可将踵放在向前迈一小步的位置上
VI	运动协调近于正常，手指指鼻无明显辨距不良，但速度比健侧慢（≤5s）	所有抓握均能完成，但速度和准确性比健侧差	在站立位可使髋外展到超出抬起该侧骨盆所能达到的范围；在坐位上，在伸直膝的情况下可内外旋下肢，合并足的内外翻

十、Frenchay 构音评定总结表

Frenchay 构音评定总结表见表 18.14。

表 18.14 Frenchay 构音评定总结表

↑ 功能 正常		反射	呼吸	唇				颌	软腭		喉			舌				言语				速度
	a																					
	b																					
	c																					
	d																					
	e																					
功能 异常 ↓		咳嗽	吞咽	流涎	静止状态	言语	静止状态	唇角外展	闭唇鼓腮	交替发音	言语	静止状态	言语	流质饮食	抬高	言语	发音时间	音调	音量	言语	静止状态	伸舌	上下运动	两侧运动	交替运动	言语	读字	读句子	会话	速度

评分标准：正常，27～28/28a；轻度障碍，18～26/28a；中度障碍，14～17/28a；重度障碍，7～13/28a；极重度障碍，0～6/28a。

构音障碍类型：　　　　　　　严重程度分级：

十一、肌肉力量评定

（一）MRC（The UK Medical Research Council）分级评定标准（表 18.15）

表 18.15 MRC 分级评定标准

分级	表现
5	能对抗的阻力与正常相应肌肉的相同，且能做全范围的活动
5-	能对抗的阻力与 5 级相同，但活动范围<100%而大于 50%
4+	在活动的初、中期能对抗的阻力与 4 级相同，但在末期能对抗 5 级的阻力
4	能对抗阻力，但其大小达不到 5 级的水平
4-	能对抗的阻力与 4 级相同，但活动范围<100%而大于 50%
3+	能抗重力做全关节活动范围的活动，并能在运动末期对抗一定的阻力
3	能做抗重力运动，且能完成最大 100%的活动范围，但不能对抗任何阻力
3-	能做抗重力运动，但活动范围<100%而大于 50%
2+	能做抗重力运动，但活动范围<50%
2	不能抗重力，但在消除重力影响后能做全关节活动范围的活动
2-	在消除重力影响下能活动，但活动范围<100%而大于 50%
1	触诊能发现有肌肉收缩，但不能引起任何关节活动
0	无任何肌肉收缩迹象
5	能对抗的阻力与正常相应肌肉的相同（充分阻力），且能做全范围的活动
5-	能对抗较充分阻力稍小的阻力，活动范围最大 100%
4+	能对抗比中等程度稍大的阻力，活动范围最大 100%
4	能对抗中等程度阻力，活动范围最大 100%
4-	能对抗比轻度稍大的阻力，活动范围最大 100%
3+	能抗重力做全关节活动范围的活动，并能在运动末期对抗轻度的阻力
3	能做抗重力运动，且能完成最大 100%的活动范围，但不能对抗任何阻力
3-	能做抗重力运动，但活动范围<100%而大于 50%
2+	能做抗重力运动，但活动范围<50%
2	不能抗重力，但在消除重力影响后能做全关节活动范围的活动
2-	即使在消除重力影响下能活动，但活动范围<100%而大于 50%
1+	触诊能发现有强力肌肉收缩，但不能引起任何关节活动
1	触诊能发现有肌肉收缩，但不能引起任何关节活动
0	无任何肌肉收缩迹象

（二）Lovett 分级评定标准

0 级：无可测知的肌肉收缩；

1 级：有轻微收缩，但不能引起关节活动；

2 级：在减重状态下能做关节全范围运动；

3 级：能抗重力做关节全范围运动，但不能抗阻力；

4 级：能抗重力，抗一定阻力运动；

5 级：能抗重力，抗充分阻力运动。

十二、BDAE 失语症严重程度分级

BDAE 失语症严重程度分级见表 18.16。

表 18.16　BDAE 失语症严重程度分级

分级	语言表现
0	无有意义的言语，无听觉理解能力
1	言语交流中有不连续的言语表达，但大部分需要听者去推测、询问和猜测；可交流的信息有限、听者在言语交流中感到困难
2	在听者的帮助下，可能进行熟悉话题的交谈。但对陌生话题常常不能表达出自己的思想，使患者与检查者都感到进行言语交流有困难
3	在仅需要少量帮助或无帮助下，患者可以讨论几乎所有的日常问题。但由于言语和（或）理解能力的减弱，使某些谈话出现困难或不大可能进行
4	言语流利，但可观察到有理解障碍，但思想和言语表达尚无明显限制
5	有极少的可分辨出的言语障碍，患者主观上感到有点儿困难，但听者不一定能明显觉察到

十三、Carroll 手功能试验

Carroll 手功能试验见表 18.17。

表 18.17　Carroll 手功能试验

分类	方法	实验用品规格（cm）	重量（g）
一、抓握	1. 抓起正方体木块	10×10×10	576
	2. 抓起正方体木块	7.5×7.5×7.5	243
	3. 抓起正方体木块	5×5×5	72
	4. 抓起正方体木块	2.5×2.5×2.5	9
二、握	5. 握圆柱体	直径 4，长 15	500
	6. 握圆柱体	直径 2.2，长 10	125
三、侧捏	7. 用拇指与食指侧捏起石板条	11×2.5×1	61
四、捏	8. 捏起木球	直径 7.5	100

续表

分类	方法	实验用品规格（cm）	重量（g）
	9～24. 分别用拇指与食指、中指、环指和小指捏起 4 个不同大小的玻璃球或钢球	直径± 1.6 直径±1.1 直径± 0.6 直径±0.4	6.3 6.6 1.0 0.34
五、放置	25. 把一个钢垫圈套在钉子上	外径 3.5，内径 1.5，厚 0.25±	14.5
	26. 把熨斗放在架子上		2730
六、旋前和旋后	27. 把壶里的水倒进一个杯子里	2.84L	
	28. 把杯里的水倒进另一个杯子里（旋后）	273ml	
	29. 把杯里的水倒进前一个杯子里（旋后）	273ml	
	30. 把手依次放在头后		
	31. 把手放在头顶		
	32. 把手放在嘴上		
	33. 写上自己的名字		

评分标准：
0 分　　全部不能完成
1 分　　只能完成一部分
2 分　　能完成但动作慢或笨拙
3 分　　能正确地完成

功能级的确定：
1 级　　微弱　　　0～25 分
2 级　　很差　　　26～50 分
3 级　　差　　　　51～75 分
4 级　　部分　　　76～89 分
5 级　　完全　　　90～98 分
6 级　　最大　　　99 分（利手）
96 分（非利手）

十四、Fugl-Meyer 运动功能评分

Fugl-Meyer 运动功能评分见表 18.18，其临床意义见表 18.19。

表 18.18　Fugl-Meyer 运动功能评分

部位	运动功能检查	评分标准	评分
上肢（坐位）			
Ⅰ 上肢反射活动	（1）肱二头肌腱反射	0 分：不能引出反射活动 2 分：能够引出反射活动	
	（2）肱三头肌腱反射		
Ⅱ 屈肌共同运动	（1）肩关节上提	0 分：完全不能进行 1 分：部分完成 2 分：无停顿充分完成	
	（2）肩关节后缩		
	（3）外展（至少 90°）		
	（4）外旋		
	（5）肘关节屈曲		
	（6）前臂旋后		

续表

部位	运动功能检查	评分标准	评分
III伸肌共同运动	（1）肩关节内收内旋	0分：完全不能进行 1分：部分完成 2分：无停顿充分完成	
	（2）肘关节伸展		
	（3）前臂旋前		
IV伴有共同运动的活动	（1）手触腰椎	0分：没有明显活动 1分：手必须通过髂前上棘 2分：能顺利进行	
	（2）肩关节屈曲90°（肘关节0°时）	0分：开始时手臂立即外展或肘关节屈曲 1分：肩关节外展及肘关节屈曲发生较晚 2分：能顺利充分进行	
	（3）肩关节0°、肘关节90°时前臂旋前或旋后	0分：在进行该活动时肩关节0°但肘关节不能保持90°和完全不能完成该动作 1分：肩关节正确位时能在一定范围内主动完成该动作 2分：完全旋前或旋后活动自如	
V分离运动	（1）肩关节外展90°、肘关节于0°位时前臂旋前	0分：一开始时肘关节就屈曲，前臂偏离方向不能旋前 1分：可部分完成这个动作或者在活动时肘关节屈曲或前臂不能旋前 2分：顺利完成	
	（2）肩关节屈曲90°～180°、肘关于于0°位时前臂旋前或旋后	0分：开始时肘关节屈曲或肩关节外展发生 1分：在肩部屈曲时，肘关节屈曲，肩关节外展 2分：顺利完成	
	（3）肩关节屈曲30°～90°、肘关节0°位时前臂旋前或旋后	0分：前臂旋前或旋后完全不能进行或肩肘位不正确 1分：能在要求肢位时部分完成旋前或旋后 2分：顺利完成	
VI正常反射活动（该阶段者要得2分那么在第V阶段必须得6分）	（1）肱二头肌腱反射	0分：至少2～3个反射明显亢进 1分：1个反射明显亢进或至少2个反射活跃 2分：反射活跃不超过1个并且无反射亢进	
	（2）指屈反射		
	（3）肱三头肌腱反射		
腕			
VII腕稳定性	（1）肘关节90°，肩关节0°	0分：不能背屈腕关节达15° 1分：可完成腕背屈，但不能抗阻 2分：有些轻微阻力仍可保持腕背屈	
	（2）肘关节90°，肩关节0°时屈伸腕	0分：不能随意运动 1分：不能在全关节范围内活动腕关节 2分：能平滑地不停顿地进行	
	（3）肘关节0°，肩关节30°	评分同（1）项	
	（4）肘关节0°，肩关节30°屈伸腕	评分同（2）项	
	（5）腕环行运动	0分：不能进行 1分：活动费力或不完全 2分：正常进行	

续表

部位	运动功能检查	评分标准	评分
手			
Ⅷ手运动	(1) 手指共同屈曲	0分：不能屈曲 1分：能屈曲但不充分 2分：（与健侧比较）能完全主动屈曲	
	(2) 手指共同伸展	0分：不能伸 1分：能放松主动屈曲手指 2分：能充分主动伸展	
	(3) 握力 1：掌指关节伸展并且近端和远端指间关节屈曲，检测抗阻握力	0分：不能保持要求位置 1分：握力微弱 2分：能够抵抗相当大的阻力抓握	
	(4) 握力 2：所有关节于 0°位时，拇指内收	0分：不能进行 1分：能捏住一张纸，但不能抵抗拉力 2分：可牢牢捏住纸	
	(5) 握力 3：患者拇食指可夹住一支铅笔	评分方法同握力（2）项	
	(6) 握力 4：能握住一个圆筒物体	评分方法同握力（2）、（3）项	
	(7) 握力 5：查握球形物体，如网球	评分方法同握力（2）、（3）、（4）项	
Ⅸ手协调性与速度：指鼻试验（快速连续进行 5 次）	(1) 震颤	0分：明显震颤 1分：轻度震颤 2分：无震颤	
	(2) 辨距不良	0分：明显的或不规则辨距障碍 1分：轻度的规则的辨距障碍 2分：无辨距障碍	
	(3) 速度	0分：较健侧慢 6 秒 1分：较健侧慢 2~5 秒 2分：两侧差别小于 2 秒	
下肢（仰卧位）			
Ⅰ 反射活动	(1) 跟腱反射	0分：无反射活动 2分：反射活动	
	(2) （髌）膝腱反射		
ⅡA 屈肌共同运动	(1) 髋关节屈曲	0分：不能进行 1分：部分进行 2分：充分进行	
	(2) 膝关节屈曲		
	(3) 踝关节背屈		
ⅡB 伸肌共同运动（抗阻运动）	(1) 髋关节伸展	0分：没有运动 1分：微弱运动 2分：几乎与对侧相同	
	(2) 髋关节内收		
	(3) 膝关节伸展		
	(4) 踝关节跖屈		

续表

部位	运动功能检查	评分标准	评分
坐位			
III联合的共同运动	（1）膝关节屈曲大于90°	0分：无主动活动 1分：膝关节能从微伸位屈曲但不能超过90° 2分：膝关节屈曲大于90°	
	（2）踝背屈	0分：不能主动背屈 1分：不完全主动屈曲 2分：正常背屈	
站位			
IV分离运动（髋关节0度）	（1）膝关节屈曲	0分：在髋关节伸展位不能屈膝 1分：髋关节不屈曲，膝能屈曲但不到90°或在进行时髋关节屈曲 2分：能自如运动	
	（2）踝背屈	0分：不能主动活动 1分：能部分背屈 2分：能充分背屈	
坐位			
V正常反射	（1）膝部屈肌 （2）膝腱反射 （3）跟腱反射	0分：2~3个反射明显亢进 1分：1个反射亢进或2个反射活跃 2分：不超过1个反射活跃	
仰卧位			
VI协调/速度：跟-膝-胫试验（连续重复5次）	（1）震颤	0分：明显震颤 1分：轻度震颤 2分：无震颤	
	（2）辨距障碍	0分：明显的不规则的辨距障碍 1分：轻度的规则的辨距障碍 2分：无辨距障碍	
	（3）速度	0分：较健侧慢6秒 1分：较健侧慢2~5秒 2分：两侧差别小于2秒	

上肢（共33项，各项最高分为2分，共66分）

下肢（共17项，各项最高分为2分，共34分）

运动功能积分：上肢   下肢   总分

表 18.19 Fugl-Meyer 运动功能评分的临床意义

运动评分	分级	临床意义
<50	I	严重运动障碍
50~84	II	明显运动障碍
85~95	III	中度运动障碍
96~99	IV	轻度运动障碍

十五、下腰痛评价表

下腰痛评价表（JOA）见表 18.20。

表 18.20 下腰痛评价表

项目	得分		
主观症状（9 分）			
腰部疼痛（LBP）（3 分）			
无	3		
偶有轻痛	2		
频发静止痛或偶发严重疼痛	1		
频发或持续性严重疼痛	0		
腿痛或麻（3 分）			
无	3		
偶有轻度腿痛	2		
频发轻度腿痛或偶有重度腿痛	1		
频发或持续重度腿痛	0		
步行能力（3 分）			
正常	3		
能步行 500m 以上，可有痛、麻、肌弱	2		
步行＜500 m，有痛、麻、肌弱	1		
步行＜100 m，有痛、麻、肌弱	0		
体征（6 分）			
直腿抬高（包括腘绳肌紧张）（2 分）			
正常	2		
30～70	1		
＜30	0		
感觉障碍（2 分）			
无	2		
轻度	1		
明显	0		
运动障碍（MMT）（2 分）			
正常（5 级）	2		
4 级	1		
0～3 级	0		
日常生活活动（ADL）受限（14 分）	重	轻	无
卧位转身	0	1	2
站立	0	1	2
洗漱	0	1	2
身体前倾站立	0	1	2

续表

项目	重	轻	无
坐 1h	0	1	2
举物、持物	0	1	2
膀胱功能（-6 分）			
正常		0	
轻度失控		-3	
严重失控		-6	
总分			

评分标准： 满分 29 分 <10 分为差，10~15 分为中度 16~24 分为良好 25~29 分为优	治疗改善率＝｛（治疗后评分－治疗前评分）÷ ［满分（29）－治疗前评分］｝×100% ≥75%为优 50%~74%为良 25%~49%为中 0%~24%为差

十六、Rivermead 行为记忆功能评定表

Rivermead 行为记忆功能评定表见表 18.21。

表 18.21　Rivermead 行为记忆功能评定表

检查项目	操作方法	评分标准
1. 记住姓和名	让患者看一张人像照片，并告知他照片上人的姓和名。延迟一段时间后让他回答照片上人的姓和名，延迟期间让他看一些其他东西	姓和名均答对，2 分；仅答出姓或名 1 分；否则 0 分
2. 记住藏起的物品	向患者借一些属于他个人的梳子、铅笔、手帕、治疗时间表等不贵重的物品，当着他的面藏在抽屉或柜橱内，然后让他进行一些与此无关的活动，结束前问患者上述物品放于何处	正确指出所藏的地点，1 分；否则 0 分
3. 记住预约的申请	告诉患者，医生将闹钟定于 20min 后闹钟响，让他 20min 后听到闹钟响时提出一次预约的申请，如向医生问"您能告诉我什么时候再来就诊吗"	钟响当时能提出正确问题，1 分；否则 0 分
4. 记住一段短的路线	让患者看着医生手拿一信封在屋内走一条分 5 段的路线：椅子→门→窗前→书桌，并在书桌上放下信封→椅子→从书桌上拿信封放到患者面前。让患者照样做	5 段全记住，1 分；否则 0 分
5. 延迟后记住一段短路线	方法同 4，但不立刻让患者重复，而是延迟一段时间再让他重复，延迟期间和他谈一些其他事	评分：全记住，1 分；否则 0 分
6. 记住一项任务	即观察 4.中放信封的地点是否对	立即和延迟后都对，1 分；否则 0 分
7. 学一种新技能	找一个可设定时间、月、日的计算器或大一些的电子表，让患者学习确定月、日、时和分（操作顺序可依所用工具的要求而定）。①按下设定（set）钮；②输入月份，如为 3 月，输入 3；③输入日，如为 16，输入 16；④按下仪器上的日期（date）钮，通知仪器这是日期；⑤输入时间，如为 1 时 54 分，输入 1-5-4；按下时刻（time）钮，告诉仪器这是时刻。然后按下复位钮，消除一切输入，让患者尝试 3 次	3 次内成功，1 分；否则 0 分

续表

检查项目	操作方法	评分标准
8. 定向	问患者下列问题：①今年是哪一年？②本月是哪个月？③今日是星期几？④今日是本月的几号？⑤现在我们在哪里？⑥现在我们在哪个城市？⑦您多大年纪？⑧您何年出生？⑨现在总理的名字是什么？⑩现在谁是国家主席？	①②③④⑤⑥⑦全对，1分；否则0分
9. 日期	问8.中的第④题时记下错、对	正确给1分，否则0分
10. 辨认面孔	让患者细看一些面部照片，每张看5s，一共看5张。然后逐张问他这是男的还是女的？是不到40岁，还是大于40岁？然后给患者10张面部照片，其中有5张是刚看过的，让他找出来	全对1分；否则0分
11. 认识图画	让患者看10张用线条图绘的物体画，每次一张，每张看5s，让他叫出每图中的物体的名字。延迟后让患者从20张图画中找出刚看过的10张	全对1分；否则0分

注：以上11题除第一题最高为2分外，余各最高为1分，故满分为12分。正常人总分9~12分，平均10.12分，标准差为1.16。脑损伤时至少3项不能完成，总分0~9分，平均3.76分，标准差为2.84。对脑损伤的患者最难的是1、2、3、10题，对第2题尤感困难。

十七、伯恩斯忧郁症清单

伯恩斯忧郁症清单见表18.22。

表18.22　伯恩斯忧郁症清单

内　容	没有0	轻度1	中度2	严重3
1. 悲伤：你是否一直感到伤心或悲哀？				
2. 泄气：你是否感到前景渺茫？				
3. 缺乏自尊：你是否觉得自己没有价值或自以为是一个失败者？				
4. 自卑：你是否觉得力不从心或自叹比不上别人？				
5. 内疚：你是否对任何事都自责？				
6. 犹豫：你是否在做决定时犹豫不决？				
7. 焦躁不安：这段时间你是否一直处于愤怒和不满状态？				
8. 对生活丧失兴趣：你对事业、家庭、爱好或朋友是否丧失了兴趣？				
9. 丧失动机：你是否感到一蹶不振，做事情毫无动力？				
10. 自我印象可怜：你是否以为自己已衰老或失去魅力？				
11. 食欲变化：你是否感到食欲不振？或情不自禁地暴饮暴食？				
12. 睡眠变化：你是否患有失眠症？或整天感到体力不支，昏昏欲睡？				
13. 丧失性欲：你是否丧失了对性的兴趣？				

续表

内　容	没有 0	轻度 1	中度 2	严重 3
14. 臆想症：你是否经常担心自己的健康？				
15. 自杀冲动：你是否认为生存没有价值，或生不如死？				
总分				

评分标准：

0～4 分：没有忧郁症；

5～10 分：偶尔有忧郁情绪；

11～20 分：有轻度忧郁症；

21～30 分：有中度忧郁症；

31～45 分：有严重忧郁症并需要立即治疗。

十八、额叶功能评定表

额叶功能评定表（frontal assessment battery，FAB）见表 18.23。

表 18.23　额叶功能评定表

检查项目	操作方法	评分标准	
1. 类似性（概念化）	下面两个或三个物体有什么类似 A. 香蕉和橘子 B. 桌子和椅子 C. 郁金香、玫瑰和月季	3 题正确 2 题正确 1 题正确 没有正确	3 分 2 分 1 分 0 分
2. 词汇流畅性（心理灵活性）	尽可能多的说出以"一"（yi）字或"大"字开头的词（60s）	多于 9 个 6～9 个 3～5 个 3 个以下	3 分 2 分 1 分 0 分
3. 运动序列测试（程序性控制）	检查者坐在患者前面，说"仔细看我如何做"，用左手做 3 次"拳-刀-掌"动作；"现在用你的右手先跟我做同样序列动作，然后再自己做"，3 次同时做后，让患者自己做	单独连续完成 6 次 单独连续完成 3～5 次 患者自己失败，同时做时 3 次正确 同时做也无法达到 3 次	3 分 2 分 1 分 0 分
4. 不一致性指令（对干扰的敏感性）	我拍 1 下你就拍 2 下，试行 3 次，即 1-1-1，我拍 2 下你拍 1 下，试行 2-2-2，我们正式开始：1-1-2-1-2-2-2-1-1-2	全正确 1～2 个错误 3 个以上错误 连续像检查者一样拍起码 4 次	3 分 2 分 1 分 0 分
5. Go-No Go 试验（抑制性控制）	当我拍 1 下时你拍 1 下，试行 1-1-1，当我拍 2 下时你不用拍，试行 2-2-2，我们正式开始：1-1-2-1-2-2-2-1-1-2	全正确 1～2 个错误 3 个以上错误 连续像检查者一样拍起码 4 次	3 分 2 分 1 分 0 分
6. 抓握行为（环境自主性）	坐在患者前，使其双手掌向上放在膝盖上，检查者不说任何话或看着患者，用双手触摸患者手掌，观察患者是否自动抓握，如果有则重新试一次，说"现在请别抓我的手"	患者没有抓手 患者迟疑并问该怎么做 患者毫不犹豫抓握 在第二次不让抓握时再次抓握	3 分 2 分 1 分 0 分

十九、功能综合评定量表

功能综合评定量表 （functional comprehensive assessment，FCA）见表 18.24。

表 18.24 功能综合评定量表

评测内容	月 日	月 日	月 日
A. 自我照料			
1. 进食			
2. 修饰			
3. 洗澡			
4. 穿上衣			
5. 穿下衣			
6. 用厕			
B. 括约肌控制			
7. 排便管理			
8. 排尿管理			
C. 转移			
9. 床椅转移			
10. 卫生间			
11. 浴池/浴室			
D. 行走			
12. 步行/轮椅			
13. 上下楼梯			
运动功能评分合计			
E. 交流			
14. 视听理解			
15. 语言表达			
F. 社会认知			
16. 社会往来			
17. 解决问题			
18. 记忆能力			
认知功能评定合计			
总分			

评分标准：每个项目最高评分 6 分，最低评分 1 分，总分 108 分。6 分表示患者能完全独立完成项目，不需要帮助；5 分表示能独立完成，不需帮助，但需要借助一些器械，或仅需监护、提示、哄劝等不接触身体的帮助；4 分需要较少的帮助（患者能完成 75% 或以上）；3 分需要中等程度的帮助（患者能完成 50% 或以上）；2 分需要最大程度的帮助（患者只能完成 25% 或以上）；1 分完全依赖帮助或无法进行测试（患者只能完成 25% 以下）。

二十、关节活动度检查和徒手肌力检查

关节活动度（ROM）检查和徒手肌力（MM）检查见表 18.25 和表 18.26。

表 18.25　关节活动度检查和徒手肌力检查（1）

右　侧		部位	检查项目	ROM 正常值（°）	参与收缩的主要肌肉	神经支配节段	左　侧	
MM-T	ROM-T						ROM-T	MM-T
		颈	前屈	0～60	胸锁乳突肌	C_1～C_3		
			后伸	0～70	头最长肌、头颈半棘肌	C_1～C_3		
			旋转	0～60		C_1～C_3		
			侧屈	0～45		C_1～C_3		
		躯干	后伸	0～20	背伸肌群	C_1～C_5		
			屈曲	0～60	背屈肌群	C_1～C_5		
			侧屈	0～40	棘旁肌群	C_1～C_5		
			旋转	0～30	肋间肌、腹内外斜肌	C_1～C_5		
		肩	前屈	0～180	三角肌前部、喙肱肌	C_5～C_7		
			后伸	0～50	三角肌后部、背阔肌	C_5～C_7		
			外展	0～180	三角肌中部、冈上肌	C_5～C_7		
			内旋	0～90	大圆肌、肩胛下肌	C_5～C_7		
			外旋	0～90	小圆肌、冈下肌	C_5～C_7		
		肘	屈曲	0～150	肱二头肌、肱肌、桡侧腕屈肌	C_5～C_6		
			伸展	0	肱三头肌、肘肌	C_6～C_8		
		前臂	旋前	0～90	旋前圆肌、旋前方肌	C_5～C_7		
			旋后	0～90	旋后肌、桡侧腕长伸肌	C_5～C_7		
		腕	掌屈	0～90	桡尺侧腕伸肌、掌长肌	C_7、C_8		
			背伸	0～70	桡尺侧腕伸肌、指伸肌	C_5～C_7		
			桡偏	0～25	桡侧腕屈肌、腕长短伸肌	C_5～C_7		
			尺偏	0～30	尺侧腕屈肌、伸肌	C_8、T_1		
		四指	MP 屈曲	0～90	蚓状肌	C_8、T_1		
			PIP 屈曲	0～100	指浅屈肌	C_7、C_8、T_1		
			DIP 屈曲	0～80	指深屈肌	C_8、T_1		

表 18.26　关节活动力度测量表（2）

右侧		部位	检查项目	ROM正常值（°）	参与收缩的主要肌肉	神经支配节段	左侧	
MM-T	ROM-T						ROM-T	MM-T
		拇指	MP 屈曲	0～60	拇短屈肌	C_8、T_1		
			DIP 屈曲	0～80	拇长屈肌	C_8、T_1		
			掌侧身展	0～90	拇长短展肌	C_8、T_1		
			掌侧内收	0	拇长屈肌、对掌肌	C_8、T_1		
			桡侧外展	0～60	拇长短伸肌	C_7、C_8		
			尺侧内收	0	拇内收肌	C_8、T_1		
		髋	屈曲	0～125	髂腰肌	L_2、L_3		
			伸展	0～15	臀大肌、股二头肌	L_5、S_2		
			外展	0～45	臀中肌、缝匠肌	L_4、S_1		
			内收	0～45	大收肌、长短收肌	L_2、L_3		
			外旋	0～45	臀大肌、梨状肌、闭孔内外肌	L_5、S_2		
			内旋	0～45	臀小肌、阔筋膜张肌	L_4、S_1		
		膝	屈曲	0～150	腘绳肌	L_5、S_1、S_2		
			伸展	0	股四头肌	L_2～L_4		
		踝	背屈	0～20	胫骨前肌、踇趾长伸肌	L_4～S_1		
			跖屈	0～45	腓肠肌	S_1、S_2		
			内翻	0～35	腓骨后肌	L_5、S_1		
			外翻	0～25	腓骨长短肌	L_4、S_1		
		趾	屈曲	0～50	踇趾屈肌群	L_5、S_1		
			伸展	0～50	踇趾伸肌群	L_5、S_1		

注：ROM "/" 上方记录主动关节活动度（AROM），下方记录被动关节活动度（PROM）。

二十一、肌痉挛（牵张反射）评价记录表

肌痉挛（牵张反射）评价记录表见表 18.27。

表 18.27 肌痉挛（牵张反射）评价记录表

右 侧			检测肌肉（群）/腱反射	左 侧		
第3次	第2次	第1次		第1次	第2次	第3次
			肩内收肌群			
			肱二头肌			
			肱三头肌			
			屈腕/指肌群			
			屈髋肌群			
			髋内收肌群			
			股四头肌			
			腘绳肌			
			小腿三头肌			
			肱二头肌反射			
			肱三头肌反射			
			桡骨膜反射			
			膝腱反射			
			跟腱反射			
			踝阵挛			
			髌阵挛			

注：

1. 若评为 0 级时，应注意"正常/轻度迟缓/中到重度迟缓"。

2. 每次评价时间、室温尽可能相近。

3. 腱反射：消失（－），轻度低下（±），正常（＋），稍亢进（＋＋），亢进（＋＋＋），显著亢进（＋＋＋＋）。

二十二、肌围度检测记录表

肌围度检测记录表见表 18.28。

表 18.28 肌围度检测记录表

右 侧				部 位			左 侧			
第1次	第2次	第3次	第4次				第1次	第2次	第3次	第4次
				上臂	鹰嘴突上	（cm）				
				前臂	鹰嘴突下	（cm）				
				大腿	髌上	（cm）				
				小腿	髌下	（cm）				

注：

1. 记录数字应精确到小数点后 1 位数。

2. "/"上方记录伸展值，下方记录屈曲值。

二十三、脊髓损伤步行指数表

脊髓损伤步行指数见表 18.29。

表 18.29 脊髓损伤步行指数表

级别	表现	缩写
1	平行杠内行走，穿戴支具，有两人给予身体上的帮助，走不到 10m	//B2 10
2	平行杠内行走，穿戴支具，有两人给予身体上的帮助，达到 10m	//B2
3	平行杠内行走，有一人给予身体上的帮助，达到 10m	//B1
4	用助行器行走，穿戴支具，有一人给予身体上的帮助，达到 10m	WB1
5	平行杠内行走，不戴支具，有一人给予身体上的帮助，达到 10m	//NB1
6	平行杠内行走，穿戴支具，没有给予身体上的帮助，达到 10m	//B0
7	用两个拐杖行走，穿戴支具，有一人给予身体上的帮助，到 10m	2CB1
8	用助行器行走，不戴支具，有一人给予身体上的帮助，到 10m	WNB1
9	用助行器行走，穿戴支具，没有人给予身体上的帮助，达到 10m	WB0
10	平行杠内行走，不戴支具，没有身体上的帮助，达到 10m	//NB0
11	用一个拐杖行走，穿戴支具，有一人给予身体上的帮助，达到 10m	1CB1
12	用两个拐杖行走，不戴支具，有一人给予身体上的帮助，达到 10m	2CNB1
13	用两个拐杖行走，穿戴支具，没有人给予身体上的帮助，达到 10m	2CB0
14	用助行器行走，不戴支具，没有给予身体上的帮助，达到 10m	WNB0
15	用一个拐杖行走，不戴支具，有一人给予身体上的帮助，达到 10m	1CNB1
16	用一个拐杖行走，穿戴支具，没有人给予身体上的帮助，达到 10m	1CB0
17	用两个拐杖行走，不戴支具，没有人给予身体上的帮助，达到 10m	2CNB0
18	不用任何器械行走，不戴支具，有一人给予身体上的帮助，达到 10m	NDNB1
19	用一个拐杖行走，不戴支具，没有人给予身体上的帮助，达到 10m	1CNB0
20	不用任何器械行走，不戴支具，没有人给予身体上的帮助，达到 10m	NDNB0

二十四、简易吞咽功能评定

洼田饮水试验：让患者喝 1～2 勺水，如无问题，嘱患者取坐位，将 30ml 温水递给患者，让其"像平常一样喝下"，记录饮水情况：

Ⅰ级：可一口喝完，无噎呛；

Ⅱ级：分两次以上喝完，无噎呛；

Ⅲ级：能一次喝完，但有噎呛；

Ⅳ级：分两次以上喝完，且有噎呛；

Ⅴ级：常常噎呛，难以全部喝完。

评定标准：

若 5s 内喝完为正常，超过 5s，则可疑有吞咽障碍；Ⅱ级也为可疑；Ⅲ、Ⅳ、Ⅴ级则确定有吞咽障碍。如饮用一勺水就噎呛，可休息后再进行，两次均噎呛属异常。

二十五、颈部功能障碍评估

颈部功能障碍评估见表 18.30。

表 18.30　颈部功能障碍评估

疼痛强度	工作
现在没有疼痛	我可以做很多我想做的事
现在疼痛非常轻微	我只能做我平常的工作但不能做更多
现在是中度疼痛	我几乎能做我平常的工作，但不能做更多
现在是颇严重的疼痛	我无法做平常的工作
现在非常疼痛	我几乎无法做一点平常的工作
现在是严重的无法想象的疼痛	我无法工作
生活自理（清洗、穿衣等）	专注
我可以正常地完全自理而不会引起额外的疼痛	集中注意力无任何困难
我可以正常地完全自理但会引起额外的疼痛	集中注意力有一点困难
完全自理时会引发疼痛所以我会缓慢而小心	集中注意力相当困难
基本能自理但常需要别人帮助	集中注意力会很困难
基本不能自理，需要别人照顾	集中注意力非常困难
完全不能自理	完全无法集中注意力
抬举	开车
举重物时不会引起任何疼痛	开车时颈部不会疼痛
举重物时会造成额外的疼痛	想要开多久都可以，但颈部轻微疼痛
因疼痛无法从地板上举起重物，但可以举起桌上重物	开车时颈部有较中度疼痛
只能举起很轻的东西	因为较明显的颈部疼痛无法随时开车
无法举起或拿起任何东西	因严重颈痛几乎无法开车
	完全无法开车
阅读	娱乐
阅读时没有颈部疼痛且时间不受限制	能够从事所有娱乐活动而没有颈部疼痛
阅读时有轻微颈部疼痛且时间不受限制	能够从事所有娱乐活动伴随轻微颈部疼痛
阅读时有中度颈部疼痛且时间不受限制	因颈部疼痛能从事大多数日常娱乐活动
阅读时有中度颈部疼痛且时间不能太长	只能从事部分娱乐活动但会伴随颈部疼痛
因颈部严重疼痛几乎无法阅读	因颈部疼痛，几乎没办法参加娱乐活动
无法阅读	完全无法参加娱乐活动
头痛	睡眠
无头痛	正常
仅有轻微头痛但不频繁	会受到稍微影响（睡眠减少<1h）
有中度头痛但不频繁	会受到轻微影响（睡眠减少1～2h）
有中度头痛且发生频繁	会受到中度影响（睡眠减少2～3h）
几乎随时都有头痛	会受到很大影响（睡眠减少3～5h）
	会受到明显影响（睡眠减少5～7h）

积分

评分标准：所有项目都是由上往下分数递增，最上面的分值为 0 分而最下面的分值为 5 分（抬举、头痛两项为 4 分）。项目的分数相加为最终积分。积分越高，残疾程度越大。

二十六、Rivermead 运动指数

Rivermead 运动指数见表 18.31。

表 18.31　Rivermead 运动指数

评估内容	评分标准	得分
1. 床上翻身	自己从仰卧位转成侧卧位	
2. 卧位→坐位	自己从卧位坐起来，并坐在床边	
3. 坐位平衡	自己坐在床边 10s	
4. 坐位→站位	在 15s 内从椅子上站起来并保持站立 15s（必要时可手扶物体或用助具）	
5. 独自站立	独自站立 10s	
6. 体位转移	不用帮助，自己从床转移到椅子上，再回到床上	
7. 室内借助助行器等行走	在室内行走 10m（可以借助助行器、室内家具、但不用他人帮助）	
8. 上楼梯	自己上一层楼的楼梯	
9. 室内平地行走	不用他人帮助，在平地上行走	
10. 室内独自行走	在室内独自行走 10m（不用任何帮助，包括夹板、助行器、家具或其他人的帮助）	
11. 地上拾物	自己走 5m，拾起掉在地上的物体，再走回来	
12. 室外不平地面行走	自己在不平整的地面上行走（如草地、砂石地、斜坡等）	
13. 洗澡	自己进出浴室并自己洗澡	
14. 上下 4 阶楼梯	不用他人帮助，不抓扶手上下 4 阶楼梯（必要时可用助行器）	
15. 跑步	跑或快速走 10m 而没有跛行或者出现跛行不到 4s	

评分标准：能完成得 1 分，不能完成得 0 分。

二十七、偏瘫患者上下肢功能检查综合评价表（上田敏法）

偏瘫患者上下肢功能检查综合评价表（上田敏法）见表 18.32。

表 18.32　偏瘫患者上下肢功能检查综合评价表

偏瘫上、下肢功能检查结果			偏瘫恢复等级综合判定				
检查内容		检查结果	综合判定（stage）	第 1 次	第 2 次	第 3 次	第 4 次
				月　日	月　日	月　日	月　日
1	联合反应	不充分，2、3、4 也不充分	I	0	0	0	0
	联合反应	充分	II-1	1	1	1	1
2	随意收缩	充分	II-2	2	2	2	2
3	联带运动	一项不能，另一项不充分	III-1	3	3	3	3
		一项不能，另一项充分或两项都不充分	III-2	4	4	4	4
4		一项充分，另一项不充分	III-3	5	5	5	5
		两项都充分	III-4	6	6	6	6

续表

偏瘫上、下肢功能检查结果			偏瘫恢复等级综合判定				
检查内容		检查结果	综合判定（stage）	第1次 月　日	第2次 月　日	第3次 月　日	第4次 月　日
5 6 7	部分分离运动	一项充分	IV-1	7	7	7	7
		两项都充分	IV-2	8	8	8	8
8 9 10	分离运动	一项充分	V-1	9	9	9	9
		两项充分	V-2	10	10	10	10
		三项充分	V-3	11	11	11	11
11	速度检查	8、9、10都充分，且速度检查也充分	VI	12	12	12	12

注：

1. 上肢检查结果用△标记。

2. 下肢检查结果用○标记。

二十八、腕关节功能评估

评价过去一周当中手腕疼痛活动困难的总分，从0分（没有疼痛或困难）到10分（从未体验过的剧痛，或你没办法做这个工作）（表18.33）。

表18.33　腕关节功能评估

疼痛：	
休息时	0　1　2　3　4　5　6　7　8　9　10
做一个会重复手腕运动的工作时	0　1　2　3　4　5　6　7　8　9　10
当举重物时	0　1　2　3　4　5　6　7　8　9　10
当疼痛最严重时	0　1　2　3　4　5　6　7　8　9　10
你的疼痛发生有多频繁？	0　1　2　3　4　5　6　7　8　9　10
功能——特殊活动：	
用患侧手转开门把	0　1　2　3　4　5　6　7　8　9　10
用患侧手拿刀切肉	0　1　2　3　4　5　6　7　8　9　10
扣牢衬衫上的纽扣	0　1　2　3　4　5　6　7　8　9　10
用患侧手推起离开座椅	0　1　2　3　4　5　6　7　8　9　10
用患侧手提一个4.5kg的东西	0　1　2　3　4　5　6　7　8　9　10
以患侧手使用化妆室的卫生纸	0　1　2　3　4　5　6　7　8　9　10
功能——一般活动：	
生活自理（穿衣、盥洗）	0　1　2　3　4　5　6　7　8　9　10
家务事（清洗）	0　1　2　3　4　5　6　7　8　9　10

续表

功能——一般活动：	
工作（你的工作或每天的工作）	0　1　2　3　4　5　6　7　8　9　10
娱乐性活动	0　1　2　3　4　5　6　7　8　9　10
积分	0　1　2　3　4　5　6　7　8　9　10

疼痛　　　　　　　/50
功能　　　　　　　/50
总计 PRWE 积分：　　　　　/100

评分：每个部分可以单独进行评分，或累加进行总体评估，积分可以加总计算和以百分比评分。两种方法都是积分越高预后越差

二十九、腕管综合征功能评估

腕管综合征功能评估见表 18.34。

表 18.34　腕管综合征功能评估

在夜里你的手或手腕有多痛？	在过去两周内有几次因为手或手腕疼痛在夜间醒来？	手或手腕的疼痛是否在白天特别明显？
1. 没有疼痛	1. 从未发生	1. 没有疼痛
2. 轻度疼痛	2. 1 次	2. 轻度疼痛
3. 中度疼痛	3. 2～3 次	3. 中度疼痛
4. 严重疼痛	4. 4～5 次	4. 严重疼痛
5. 非常严重的疼痛	5. 多于 5 次	5. 非常严重的疼痛
白天手或手腕疼痛的次数有多频繁？	白天一次疼痛发作时间平均有多长？	你的手是否有麻木感？
1. 从未发生	1. 从来没有疼痛	1. 没有麻木
2. 1 次	2. 少于 10min	2. 轻度麻木
3. 2～3 次	3. 10～60min	3. 中度麻木
4. 4～5 次	4. 多于 60min	4. 严重麻木
5. 多于 5 次		5. 非常严重的麻木
你的手或手腕是否感到无力？	你的手是否有刺痛感？	晚上麻木或刺痛感有多严重？
1. 没有无力	1. 没有刺痛	1. 没有麻木/刺痛
2. 稍微无力	2. 稍微刺痛	2. 稍微麻木/刺痛
3. 中度无力	3. 中度刺痛	3. 中度麻木/刺痛
4. 严重无力	4. 严重刺痛	4. 严重麻木/刺痛
5. 非常严重的无力	5. 非常严重的刺痛	5. 非常严重的麻木/刺痛
在过去 2 周内有几次因为手或手腕麻木或刺痛在夜间醒来？	你是否在抓或使用像钥匙或铅笔等小东西时有困难？	评分：总积分相加并除以 11，平均积分越高损伤越严重
3. 从未发生	1. 没有困难	积分：
4. 1 次	2. 稍微困难	注：文字左侧序号代表分值
5. 2～3 次	3. 中度困难	
6. 4～5 次	4. 严重困难	
7. 多于 5 次	5. 非常严重的困难	

三十、长谷川式智力检查表

长谷川式智力检查表见表 18.35。

表 18.35　长谷川式智力检查表

顺序	问题	得分			
1	你叫什么名字？	0	3		
2	今天是几月几日？星期几？	0	3		
3	这里是什么地方？	0	2.5		
4	你多大年纪？（3～4 年内误差为正确）	0	2		
5	最近发生了什么事？	0	2.5		
6	你在哪里出生？	0	2		
7	中华人民共和国何时成立？	0	3.5		
8	一年有多少天？（或一小时有多少分钟）	0	2.5		
9	中国的总理是谁？	0	3		
10	计算从 100 依次减 7 100-7＝93　　　　93-7＝86	0	2	4	
11	逆读数字（6—8—2，3—5—2）	0	2	4	
12	五件物品测试 逐一说出牙刷、硬币、钥匙、勺、梳子的名称，然后将物品隐藏，再说出物品名称	0 2.5	0.5	1.5 3.5	

评分标准：正常 31～32.5 分；临界 22～30.5 分；痴呆前期 10.5～21.5 分；痴呆 0～10 分

注：1～9 题答对给右侧分；10、11 题答对一题得 2 分，答对两题得 4 分；12 题答对两题得 0.5 分，答对三题得 1.5 分

三十一、植物状态评分

植物状态评分见表 18.36。

表 18.36　植物状态评分

肢体运动	无	0	情感反应	无	0
	刺激后运动	1		偶流泪	1
	无目的随意运动	2		能哭笑	2
	有目的随意运动	3		正常情感反应	3
执行指令	无	0	眼球运动	无	0
	微弱动作	1		偶有眼球追踪	1
	能执行简单指令	2		经常眼球追踪	2
	能执行各种指令	3		有意注视	3

续表

语言	无	0	吞咽	无	0
	能哼哼出声	1		能吞咽液体	1
	能说单词	2		能吞咽稠食	2
	能说整句	3		能咀嚼	3

评分标准：

18 分为正常

≥12 分为基本痊愈

提高 6～11 分，但<12 分为显效

提高 1～5 分，但<12 分为有效

其余为无变化、恶化、死亡

12～18 分：基本恢复

10～11 分：脱离植物状态

8～9 分：过渡性植物状态

3～7 分：不完全性植物状态

<3 分：完全性植物状态

最小意识状态（MCS）：是一种意识的严重改变情况，有极小但很明确的自我和环境觉醒的行为证据

要点：以下的一种或后 3 种条件必须显而易见，并且可重复或持续出现

（1）执行简单指令

（2）无论对错，能用手势或语言活动表示"是/否"

（3）语言表达可以被理解

（4）在情景下可能发生的动作或情感反应并非由反射性活动引起

三十二、足部功能指数

足部功能指数见表 18.37。

表 18.37　足部功能指数

根据过去一周的经历，将从事下列每个工作的情况，用视觉模拟量表进行评分

（两个端点对应"0 分""10 分"，相应的含义在下面分别说明）

1.疼痛子表

你的足部疼痛有多严重？

0————————————————10

（没有疼痛）　　　　　　　　　　（可以想象到的最严重的疼痛）

最痛的时候	
起床	
走路时	
赤足站立时	
穿鞋走路时	
穿鞋站立时	
穿护具走路时	
穿护具站立时	

2.失能子表

从事下列工作你有多困难：

0————————————————10

（没有困难）　　　　　　　　　　（太困难了，无法做到）

在屋子里走路	
在外面走路	
走 2000m	

续表

上楼梯	
下楼梯	
踮脚尖站	
从椅子上站起来	
走上路阶石	
快走	

3.活动受限子表

因为你的足部问题，你有多长时间……

0 —————————————————————— 10

（没有） （一直这样到）

整天待在屋里	
整天卧床	
受限的活动	
在室内使用辅具	
在室外使用辅具	

总积分：_____

评分：汇总所有积分→除以项目总数（排除不适用的项目）→乘以100

分数越高，损伤越严重

评分：取总分，所有积分×100。

三十三、Oswestry 腰痛评估量表

Oswestry 腰痛评估量表见表 18.38。

表 18.38 Oswestry 腰痛评估量表

疼痛强度	站立
——疼痛轻微不需要服止痛药	——正常站立
——疼痛可引起不适，但仍不需要止痛药	——正常站立，但会有疼痛
——止痛药能够完全缓解疼痛	——不能正常站立，但站立能坚持 1h
——止痛药能够中度缓解疼痛	——不能正常站立，但站立能坚持 0.5h
——止痛药只能非常轻微地缓解疼痛	——不能正常站立，但站立能坚持 10min
——止痛药不能缓解疼痛	——疼痛致使完全不能站立
生活自理能力（洁漱、穿衣等）	睡眠
——完全生活自理，且无明显疼痛	——疼痛不影响入睡
——完全生活自理，且有明显疼痛	——只能依赖药物入睡
——疼痛使生活自理时动作缓慢	——即使吃了药，也只有<6h 的睡眠
——基本生活自理，但有时需要他人协助	——即使吃了药，也只有<4h 的睡眠
——只有在他人协助下才能完成生活自理	——即使吃了药，也只有<2h 的睡眠
——完全不能生活自理，完全卧床	——疼痛致使完全不能入睡

续表

抬举重物	性生活
——可以举起重物，不会造成疼痛	——性生活正常且无明显疼痛
——可以举起重物，但会造成明显疼痛	——性生活正常但有轻微疼痛
——因疼痛无法从地板上举起重物，但从桌上可以举起	——性生活基本正常，但有非常明显疼痛
——疼痛会阻止其从地板上举起重物，但在一个方向的位置就可以举起	——疼痛严重影响性生活
——无法举起或拿起任何东西	——疼痛导致几乎没有性生活
	——疼痛完全妨碍性生活
走路	社交生活
——行走正常	——社交生活正常无明显疼痛
——疼痛致连续行走少于 1.6km	——社交生活正常但有明显疼痛
——疼痛致连续行走少于 0.8km	——疼痛致使无法参加活动量大的社交生活（如跳舞），除此以外并不影响其他的社交活动
——疼痛致连续行走少于 0.4km	
——只能靠使用手杖走路	——疼痛限制社交生活，不能经常出门
——多数时间卧床，而且必须缓慢地移动到厕所	——疼痛限制社交生活，只能待在家里
	——因为疼痛，没有社交生活
坐下	旅游
——能无限制地坐在任何椅子上	——可以到处旅游且无明显疼痛
——能无限制地坐在特定椅子上	——可以到处旅游但有明显疼痛
——由于疼痛，不能坐超过 1h	——疼痛很不舒服，但可以完成超过 2h 的旅程
——由于疼痛，不能坐超过 0.5h	——疼痛使旅程少于 1h
——由于疼痛，不能坐超过 10min	——疼痛使旅程少于 30min
——疼痛致使完全无法坐下	——疼痛导致完全无法外出，除非去看医生或去医院

积分：

计分：所有项目都是由上往下分数递增，最上面分值为 0 和最下面分值为 5，加和得总积分后乘以 2 为最终得分
结果：0～20=最低程度障碍；20～40=中度障碍；40～60=严重障碍；60～80=残疾；80～100=卧床或症状严重

三十四、Lyshom 膝部评分系统

Lyshom 膝部评分系统（Lyshom Knee Rsting System）见表 18.39。

表 18.39　Lyshom 膝部评分系统

下列哪一项描述最符合你今天的膝部功能？		评分
跛行	没有	5
	轻微或周期性的	3
	严重的和持续的	0
支持	没有	5
	需要手杖或拐杖	2
	无法负重	0
绞索	没有	15
	有卡住的感觉但是没有锁住	10
	偶尔锁住	6
	时常锁住	2
	做检查时关节锁住	0

续表

下列哪一项描述最符合你今天的膝部功能？		得分
不稳定	从未发生步行时腿软的情况	25
	几乎不会发生于身体活动时	20
	时常发生于身体活动时	15
	偶尔发生于日常活动时	10
	常发生于日常活动时	5
	每 1 步	0
下列哪一项描述最符合你今天的膝部功能？疼痛	没有	25
	间歇发生于费力的活动时	20
	明显发生于费力的活动时	15
	明显发生于走路>2m	10
	明显发生于走路<2m	5
	持续的	0
肿胀	没有	10
	发生于费力活动后	6
	发生于日常活动后	2
	持续的	0
上下楼梯	没有问题	10
	轻微的问题	6
	每上 1 阶	2
	无法上楼梯	0
蹲下	没有问题	5
	轻微的问题	4
	膝部无法屈曲>90°	2
	无法蹲下	0

总分：

评分：各个项目的积分相加，总分越高代表功能越好

三十五、西安大略和麦克马斯特大学骨关节炎指数

西安大略和麦克马斯特大学（Western Ontario and McMaster University，WOMAC）骨关节炎指数见表 18.40。

表 18.40　西安大略和麦克马斯特大学骨关节炎指数

提示：请在各个类别的活动中根据下列困难程度的等级来评分：
0=没有；2=中度；3=非常；4=极度

疼痛	走路	
	上楼梯	
	夜间发生	
	休息	
	负重	

续表

僵硬	晨僵	
	晨僵发生在一天中较晚的时候	
身体功能	下楼梯	
	上楼梯	
	由坐姿站起来	
	站立	
	屈身向地板	
	走在平面上	
	进/出车子	
	购物	
	穿袜子	
	躺在床上	
	脱袜子	
	起床	
	入/出浴	
	坐下	
	进/出厕所	
	负担重的家务事	
	负担轻的家务事	

积分：

评分：各个项目的得分相加得到总分，总分越高，能力丧失程度越严重

三十六、评估踝部受伤的动作试验记录与评分标准

评估踝部受伤的动作试验记录与评分标准见表 18.41。

表 18.41　评估踝部受伤的动作试验记录与评分标准

受伤踝部的主要评估		你是否可以正常行走？	
没有症状	15	是	15
轻微的症状	10		
中度的症状	5	否	0
严重的症状	0		
你是否可以正常跑步？		走下楼梯？（从第 2 阶开始至第 44 阶所用时间）	
是	15	<18s	10
否	0	18～20s	5
		>20s	0

续表

提起受伤的脚跟		提起受伤的脚趾	
>40s	10	>40s	10
30～39s	5	30～39s	5
<30s	0	<30s	0
用受伤脚单脚站立		踝关节的松弛度	
>55s	10	稳定（5mm）	10
50～54s	5	中度松弛（6～10mm）	5
<50s	0	严重松弛（>10mm）	0
受伤脚的足背屈活动范围			
≥10°	10		
5°～9°	5		
<5°	0		

评分：各项得分相加

最佳=85～100；良好=70～80；普通=50～60；不良<50

三十七、关节活动度的测量

关节活动度的测量见表 18.42。

表 18.42　关节活动度的测量

关节	运动	测量姿位	量角器放置标志			0点	正常值
			中心	近端	远端		
肩	屈、伸	解剖位，背贴立柱站立	肩峰	腋中（铅垂线）	肱骨外上髁	两尺相重	屈180°、伸50°
	外展	同上	同上	同上	同上	同上	外展180°
	内旋、外旋	仰卧，肩外展肘屈90°	鹰嘴	铅垂线	尺骨茎突	同上	内旋90°、外旋90°
肘	屈、伸	解剖位	肱骨外上髁	骨峰	尺骨茎突	两尺成一直线	屈150°、伸0°
腕	屈、伸	解剖位	桡骨茎突	前臂纵轴	第二掌骨头	两尺成一直线	屈90°、伸90°
	尺偏、桡偏	解剖位	腕关节中点	同上	第三掌骨头	同上	桡屈25°、尺屈65°
髋	屈	仰卧，对侧髋过伸	股骨大粗隆	水平线	股骨外侧髁	两尺成一直线	屈125°
	伸	仰卧，对侧髋屈曲	同上	同上	同上	同上	伸15°
	内收、外展	仰卧，避免大腿旋转	髂前上棘	对侧髂前上棘	髌骨中心	两尺成直角	内收45°、外展45°
	内旋、外旋	仰卧，两小腿桌缘外下垂	髌骨下端	铅垂线	胫骨前缘	两尺相重	内旋45°、外旋45°

关节	运动	测量姿位	量角器放置标志			0点	正常值
			中心	近端	远端		
膝	屈、伸	仰卧	股骨外踝	股骨大粗隆	外踝	两尺成一直线	屈150°、伸0°
踝	屈、伸	仰卧	内踝	股骨内踝	第一跖骨头	两尺成直角	屈150°、伸0°
	内翻、外翻	俯卧	踝后方两踝中点	小腿后纵轴	足跟中点	两尺成一直线	内翻35°、外翻25°